"十二五"职业教育国家规划教材

经全国职业教育教材审定委员会审定

供护理、助产及相关专业使用

健 康 评 估

（第2版）

U0229678

主　编　王　峰

副主编　李文慧　刘丽明　张义友

编　者　（按姓氏汉语拼音排序）

苍　薇（黑龙江省林业卫生学校）

谷玉红（石河子卫生学校）

李　敏（石河子大学护士学校）

李文慧（黑龙江省林业卫生学校）

刘丽明（桂林市卫生学校）

罗　帆（孝感市第一人民医院）

王　峰（湖北职业技术学院）

吴　庆（巴州卫生学校）

吴晓明（沈阳市中医药学校）

向　军（毕节医学高等专科学校）

余俊玲（孝感市中心医院）

张义友（襄阳市护士学校）

朱晓英（四川卫生康复职业学院）

科　学　出　版　社

北　京

内 容 简 介

　　健康评估是中职护理及助产专业的必修课,是医学基础课程和临床护理课程间的衔接课程。本教材共有8章,主要内容有绪论、健康史评估、心理与社会评估、常见症状评估、身体状况评估、常用实验室检查、心电图评估、影像检查评估等。各章节紧扣专业进展,突出护理特色,使学生能够在短时间内尽快学会健康评估的原理和方法,学会收集、分析健康资料,为今后专业课的学习打下基础。

　　本教材主要适用于中等职业教育护理、助产及相关专业,也可作为临床医护工作者考试与培训的参考书。

图书在版编目(CIP)数据

健康评估 / 王峰主编 . —2 版 . —北京:科学出版社,2015.12
"十二五"职业教育国家规划教材
ISBN 978-7-03-046460-6

Ⅰ.健… Ⅱ.王… Ⅲ.健康–评估–中等专业–学校–教材 Ⅳ.R471

中国版本图书馆 CIP 数据核字(2015)第 282060 号

责任编辑:张　茵 / 责任校对:胡小洁
责任印制:赵　博 / 封面设计:金舵手世纪

科 学 出 版 社 出版
北京东黄城根北街 16 号
邮政编码:100717
http://www.sciencep.com

北京利丰雅高长城印刷有限公司 印刷
科学出版社发行　各地新华书店经销

*

2012 年 4 月第　一　版　　　开本:787×1092　1/16
2015 年 12 月第　二　版　　　印张:11 1/2
2015 年 12 月第一次印刷　　　字数:273 000

定价:**49.80 元**
(如有印装质量问题,我社负责调换)

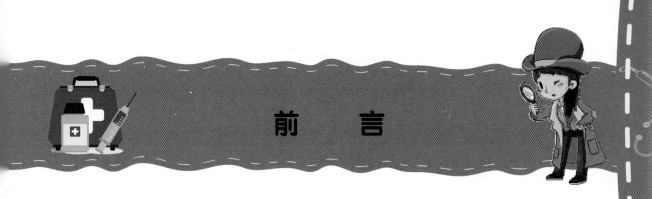

前　言

　　本教材是"十二五"职业教育国家规划教材之一。教材的编写紧紧围绕中等职业护理教育的培养目标和技能要求，突出了基本理论、基本知识、基本技能，具有科学性、启发性、适用性的特点；以"必需、够用"为原则，体现了护理专业的特色，为护士执业所必需的护理专业知识与工作能力奠定必备的理论基础；结合了护士执业资格考试的需求，以适应我国中等职业教育改革和基层卫生工作改革发展的需要。

　　参加本教材编写工作的编委既有长期在教学第一线的老师，也有临床一线的医护工作者，这充分体现了教学与临床相结合的编写特色。全书共分8章，介绍了健康评估的基本内容、临床常见症状、身体状况的评估、常用实验室检查、心电图检查及影像学检查。书中配有大量图表，内容生动、直观，便于读者学习和理解；同时融入护士执业资格考试内容，帮助护生及护理人员顺利通过护士执业资格考试。本教材主要适用于中等职业教育护理、助产及相关专业，也可作为临床医护工作者考试与培训的参考书。本教材的编写和出版，得到了参编单位各级领导和有关专家的大力支持，在此一并致以衷心的感谢。限于编者的水平和教学经验，书中难免存在疏漏和不当之处，恳请广大读者和同道不吝指教，以便下次修订时完善。

编　者

2015 年 2 月

目 录

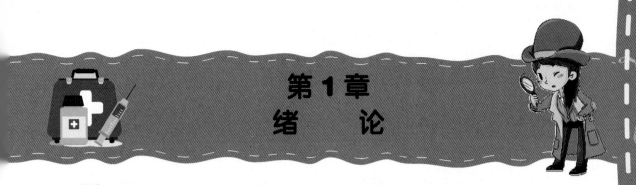

第1章
绪　论

引言：健康评估是护理程序的首要环节，是系统、连续地收集评估对象有关健康资料的过程，是确定护理诊断、制定护理计划和措施的依据。如果病人的资料不详细、不准确，则在这些资料上作出的诊断也是不正确的，护理计划将是错误的，同时护理措施也将是不恰当或是有害的。

健康评估是研究诊断个体、家庭或社区等评估对象，对现存的或潜在的健康问题的生理、心理及其社会适应等方面的基本理论、基本技能和临床思维方法的学科。本课程是基础护理学与临床护理学的桥梁课，是临床各科护理学的基础，是护理专业的核心课程之一。评估的目的是识别患者的护理需要、临床问题或护理诊断、评价治疗和护理的效果。全面、完整、准确的评估是确保高质量护理的前提条件。

一、健康评估的基本内容

健康评估研究范围主要包括认识健康问题的方法、步骤及技术；健康评估相关理论；健康评估各项具体工作的操作规程和标准；健康评估资料的收集、分析、保存和利用；健康评估学科的发展方向等。健康评估包括以下主要内容。

1. 健康史评估　健康史采集是健康评估资料的重要组成部分，主要包括一般资料、主诉、目前健康史、既往健康史、目前用药史、成长发展史、家族健康史和系统回顾等。

2. 心理与社会评估　护理的对象是人，人的心理、社会功能对人的生理健康有着重要的影响。因此，心理、社会评估是健康评估的重要组成部分，客观而准确的心理、社会评估是整体护理的前提条件之一。

3. 常见症状评估　症状是人体对机体功能异常的主观感觉或体验。症状是疾病本质的外部表现，症状的出现常提示疾病的存在，是认识疾病的向导，能为健康评估提供重要依据，是交谈中重点收集并评估的内容。

4. 身体评估　是检查者运用自己感官或借助简单辅助工具，如体温计、血压计、听诊器等，对患者进行全面细致的检查，从而作出健康或疾病状况判断。检查中发现的机体异常表现称为体征，如肺部湿啰音、心脏杂音、肝脾肿大等。作为客观资料，体征是形成护理诊断的重要依据。

5. 辅助检查　包括实验室检查、影像学检查（X线检查、超声检查）、心电图检查。其检查结果作为客观资料的重要组成部分，可为护士评估患者健康状况提供重要依据。

6. 护理诊断及护理病历　分析资料、作出合理的诊断是健康评估的关键环节。收集、核实、整理资料是作出正确诊断的基础。书写护理病历是护士对所收集到的患者资料，通过整理、分析，按照规范化格式书写的记录，是从事护理工作的基本技能（本部分内容在《基础护理技术》中详尽讲解，故本书不做介绍）。

二、健康评估的学习方法和要求

健康评估是一门实践性很强的学科，教学方法和基础课程有很大的不同，强调实践技能的训练，学习过程中学生应注重将课堂学到的理论知识转化为从事临床护理实践的能力，学会以整体评估的思维模式确认患者的健康问题和护理需求。同时还应注重自身素质的培养，学会与人沟通和交流，学会关爱尊重患者。学习本课程的基本要求如下所述。

1. 基本概念清楚,基本技能熟练,基本知识牢固。
2. 掌握健康评估的基本方法,学会通过交谈和身体评估收集资料。
3. 能独立进行系统、全面、规范的体格检查,检查结果准确。
4. 学会各项实验室检查的标本采集方法,了解其结果的临床意义。
5. 学会心电图检查的操作,能初步识别正常心电图与常见异常、危重心电图的表现。
6. 熟悉影像学检查的患者准备及护理,了解其结果的临床意义。

小结

　　健康评估是研究诊断个体、家庭或社区等评估对象,对现存的或潜在的健康问题的生理、心理及其社会适应等方面的基本理论、基本技能和临床思维方法的学科。健康评估包括以下主要内容:健康史评估、常见症状评估、身体评估、常用实验室检查、心电图评估、影像检查评估。

（李文慧）

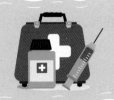

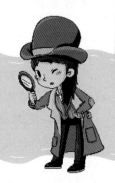

第 2 章
健康史评估

引言: 健康史评估是护士通过与患者的交谈了解患者目前及既往的健康状况、影响健康状况的有关因素及对自己健康状况的认识与反应。护理人员只有掌握熟练的交谈方法与技巧,才能采集到患者准确而无遗漏的信息。

第 1 节   健康史评估方法及注意事项

情境案例 2-1

护士小敏最近经常受护士长的批评,有些时候她采集的病史与事实不相符。护士长总结了小敏采集病史时的语言:①"你头痛时伴有呕吐吗?"②"你上腹痛时向左肩放射吗?"③"你是不是下午发热?"④"发热前有寒战吗?"你认为小敏病史采集有什么不正确的地方? 如何改正?

健康史评估的主要方法是问诊,问诊是护士与患者或病史知情者之间目的明确而有序的交谈,从而获取患者疾病发生、发展、诊治护理经过及既往健康状况等病史资料。它是认识疾病的开始,也是获得护理诊断的重要手段之一,同时为进一步评估提供线索。

一、问诊的方法与技巧

(一) 营造轻松舒适的环境

对医院环境生疏、对医学知识缺乏可能导致患者情绪紧张、心情烦躁,因此护士一定要营造一个宽松、和谐的环境,注意保护患者隐私,并根据情况选择适当的时间进行交谈。

接触患者一般从礼节性的交谈开始,根据患者的年龄、性别、职业等选择合适的称呼,如××先生、××小姐或其他更合适的称呼,应避免以床号称呼患者。先作自我介绍(佩戴胸牌是很好的自我介绍的方式),讲明自己的职责,让患者了解护士,促进良好的护患关系的建立。

(二) 从主诉开始并围绕主诉进行问诊

问诊应从主诉开始,逐步深入地进行有目的、有层次、有顺序的询问。可先提一些简单易答的问题,如"您哪儿不舒服?"等,待患者适应环境和心情稳定后,再询问一些复杂且需要思考或回忆才能回答的问题。如患者主诉腹痛,可以问"腹痛多久了?""发病前有无明显的原因或诱因?""能说出是怎样的痛吗?""除了腹痛还有其他不舒服吗?"

(三) 选用恰当的提问方式

提问方式一般分为以下两种。

1. 开放式提问   一般问题比较笼统、范围较广,问句中不包含要回答的内容,患者不能用"是"或"不是"来回答问题,只能根据具体情况叙述其病情。常用于现病史、既往史等开始提问时使用。如"您哪儿不舒服?""以往曾患过什么病?"这样的问题有利于患者主动、自由地诉说,护士能获得客观、完整的资料。但开放式提问因内容复杂,要求患者具有一定的语言表达能力,护士也要花费较多的时间耐心倾听。

2. 封闭式提问   这种提问方式比较具体,提问直接简单,易于回答。如"您胸痛有多久?"或使用直接的选择性提问,只要求患者回答"是"或"不是"即可。如"你精神好不好?""你经常腹痛吗?"回答内容已包含在问句中,护士难以获得问句以外的信息。

具体采用哪种提问方式由护士根据患者不同情况灵活运用。一般多用开放式提问,只有为证实或确认患者叙述病史的细节时才用封闭式提问。

(四) 及时核实资料

为确保所获病史资料的准确性,在问诊过程中必须对含糊不清、存有疑问的内容及时核实。常用的核实方法有:

1. 澄清 要求患者对模棱两可或含糊不清的内容做进一步的解释和说明,以求取得更具体、更确切的信息。如"您说您每天都要喝酒,您能否说具体一点,比如喝的什么酒、每天喝多少?"

2. 复述 以护士自己的表达方式重复患者所说的内容,如患者说"昨天晚上我觉得很难受,胸口很闷,睡不着觉"。护士可以说"您是说您昨天晚上感到胸闷,是吗?"

3. 反问 以询问的口气重复患者所说的话,从而鼓励患者提供更多的信息,如患者说"我昨天晚上没有睡好",护士可以说"您说您昨天晚上没有睡好?"

4. 质疑 当患者所说的情况与护士所见的不一致或患者前后所说的情况不一致时,使用质疑探究原因。如"您说您对治疗很有信心,可我看见您总是闷闷不乐,能告诉我这是为什么吗?"

5. 解析 对患者提供的信息进行分析和推论,并与其交流,患者可对你的解析确认、否定或提供另外的解释。

二、问诊的注意事项

(一) 尊重患者,认真倾听

护士应和蔼、耐心,以真情实感去同情、体贴、关心患者;尊重患者的隐私权,如患者不愿回答的问题,不应强迫回答,如果是重要的资料需向患者做充分的解释,并承诺保密以解除顾虑;避免使用对患者有不良刺激的语言和表情,如"难治""麻烦"或摇头、皱眉等;在问诊的过程中护士应全神贯注地倾听,除倾听对方讲话的内容外,还应注意非语言的沟通,如与患者保持合适的交谈距离及眼神接触、适时的点头和微笑、必要的手势和适当的沉默等可促使患者进一步诉说,有助于问诊顺利地进行下去。

(二) 语言通俗易懂

问诊时应使用患者能够理解、通俗易懂的语言。避免使用医学术语,如隐血、发绀、黄疸、里急后重、鼻出血等,以免导致病史资料不确切、不完整。

(三) 避免暗示诱导

当患者回答问题不确切时,护士应耐心启发,避免暗示性诱导提问,如"您是下午发热吗?""您的大便是黑色的吗?"以免患者随声附和,导致信息错误,使获得的资料缺乏真实性。正确的提问应是"您在什么时候发热?""您的大便是什么颜色?"

(四) 注意文化背景

不同文化背景的人在人际沟通方式上存在明显的文化差异,因此护士应了解自己与患者之间的文化差异,充分理解和尊重患者的文化背景和价值观,灵活应用问诊方式,否则将影响问诊结果。

(五) 特殊患者的问诊

老年人因体力、视力、听力都有所减退,对问诊有一定的影响。因此,问诊时注意语言简单、易懂,语速放慢,音量提高,必要时适当重复。

焦患者无论是接受或表达信息都有一定困难,语速快、易激动,叙述问题紊乱。因此,问诊时护士所提的问题应尽量简单而有条理,同时宽慰、鼓励患者,让其缓慢、平静地叙述病情,以免情绪激动使思维散漫。

愤怒者情绪失控,容易出现冲动行为,护士应采取冷静、克制、理解、宽容的态度,提问应缓慢而谨慎,以免触怒患者。一旦患者的情绪失控,护士应注意保护自身的安全。

病情危重者可能反应迟钝、回答缓慢,护士更应关心、鼓励和安慰患者,病史采集只做简明扼要的询问和重点检查,立即实施抢救,待病情缓解后,再详细了解健康史有关内容。

小结

1. 接触患者一般从礼节性的交谈开始,选用恰当的提问方式围绕主诉进行问诊,在问诊的过程中及时核实资料。

2. 问诊时注意尊重患者,认真倾听,语言通俗易懂,避免暗示诱导并注意文化差异,特殊患者特殊问诊。

自 测 题

1. 采集病史的重要手段是

　A. 问诊　　　　B. 体格检查

　C. 实验室检查　D. 机械检查

　E. 以上都不是

2. 关于问诊,下列叙述错误的是

　A. 问诊是采集健康史的重要手段

　B. 问诊一般从主诉开始,有目的、有序地进行

　C. 问诊要全面,重危患者更应详细询问后再处理

　D. 问诊中应注意与患者的非语言沟通

　E. 问诊时要避免暗示诱导

3. 对发热患者的询问,正确的是

　A. "您发热前有寒战吗?"

　B. "您除了发热还有哪里不舒服吗?"

　C. "您体温上升都在下午吗?"

　D. "您发热时有无头痛?"

　E. "您发热时有谵妄吗?"

4. 下列问诊技巧不正确的是

　A. 开始提出一般性问题

　B. 提问时注意条理性

　C. 避免重复提问

　D. 首次问诊前应做自我介绍

　E. 若患者对问题答案模糊不清时,可对其稍加诱导及提示

5. 为了保证问诊结果的有效性,问诊过程中,不应该采取的方式是

　A. 复述患者的内容

　B. 可以恰当的方式打断患者的叙述

　C. 澄清相关内容

　D. 对患者的内容马上表示怀疑

　E. 对患者相关问题进行解析

（朱晓英）

第2节 健康史内容

情境案例 2-2

某31岁男性患者,反复发热9个多月,体温在37.8~39℃波动,无任何其他症状,无体重改变。身体检查未见任何异常。在长达9个多月的病程中,先后在多个医院住院,病情均未控制。最后请来一位专家会诊,他了解到以前从未获得的一个病史细节:病人在发病前曾回内蒙古老家接触到刚刚生下来的羊羔,考虑布氏杆菌感染,经过有针对性的治疗,病人体温很快恢复正常,治疗好转出院。你认为在9个多月漫长的求医过程中,医务人员有什么失误?

一、一 般 资 料

一般资料包括患者的姓名、性别、年龄、民族、职业、婚姻、籍贯、文化程度、工作单位、家庭住址及电话、入院日期、记录日期、入院方式、入院诊断、病史供述人、可靠程度等。

二、主 诉

主诉是患者感受到最痛苦、最明显的症状或体征及其持续时间,也是本次就诊的最主要原因。记

录主诉要求简明扼要,一般不超过 20 个字,或不超过 3 个主要症状,应用一两句话加以概括,并同时注明主诉自发生到就诊的时间,如"咳嗽、发热 2 天"。若主诉包括前后不同时间出现的几个症状,应按其发生的先后顺序记录,如"反复上腹部疼痛 3 年,加重伴呕血 3 小时"。除非特殊情况(如"乳腺癌术后化疗"可作为主诉),主诉尽可能采用患者自己的语言来描述,而不是诊断名词,如"糖尿病 2 年"应记录为"多饮、多食、多尿、消瘦 2 年"。

三、现 病 史

现病史是健康史的主体部分,是围绕主诉详细描述疾病的发生、发展、演变及诊治护理的全过程。包括以下内容:

(一) 起病情况

起病情况包括起病的环境、具体时间(指起病到就诊或入院的时间)、起病急或缓,有无与本次发病有关的明显病因(如外伤、中毒、感染等)及诱因(如气候变化、环境改变、情绪、饮食失调等)。

(二) 主要症状特点及演变情况

详细描述主要症状发生的部位、性质、严重程度、发作频率及持续时间、缓解或加重的因素;患病过程中主要症状的变化及有无新症状的出现等。

(三) 伴随症状

伴随症状指与主要症状同时或随后出现的其他症状,应记录其发生的时间、特点、演变情况、与主要症状之间的关系等。当某一疾病按一般规律应出现的伴随症状而实际没有出现的阴性症状也应记录在现病史中。

(四) 诊疗及护理经过

患病后曾在何时、何地做过何检查,有何结果及诊断何种疾病,已接受治疗者,应询问治疗方法,所用药名称、剂量和疗效,已采取的护理措施及其效果等。

(五) 一般情况

患病后的精神状况、自理能力、体重、食欲、睡眠与大小便等情况有无改变。这些内容对全面评估患者病情变化和预后以及选择护理措施是不可缺少的。

四、既 往 史

既往史包括患者既往的健康状况和患过的疾病(包括各种传染病)、外伤手术史、预防接种史,以及对药物、食物和其他接触物的过敏史等,特别是与现病史有密切关系的疾病。记录顺序一般按年月的先后顺序排列。诊断明确者可用病名并加引号;诊断不明确者,可简述其症状、体征和转归。

五、用 药 史

用药史是指患者过去和目前用过药物的名称、剂型、用法、用量、效果及不良反应等。了解用药史有助于正确适时地指导用药,避免发生药物过敏反应及因使用不当或过量而导致的毒性反应。

六、个 人 史

(一) 出生及成长情况

1. 出生及成长情况包括出生地、居住地方、有无疫区和地方病流行区居住史、成长过程中有无特殊问题等。

2. 患者的生活习惯和行为方式。包括:受教育情况,经济和社交状况,职业及工作条件,生活习惯与嗜好,活动与休息情况等。烟酒嗜好的时间与摄入量,有无吸毒史及毒物种类,有无不洁性生活史,是否患过性病等。

（二）月经史

对已进入青春期或其后的女性应询问月经初潮年龄、月经周期、行经期、月经量、颜色,有无血块、痛经与白带,末次月经日期,绝经年龄。记录格式如下:

$$初潮年龄 \frac{行经期（天）}{月经周期（天）} 末次月经时间（或绝经年龄）$$

（三）婚姻史

询问是否结婚,结婚年龄,配偶健康状况,性生活情况等。如丧偶,应询问死亡年龄、原因和时间。

（四）生育史

生育史包括妊娠与生育次数,有无人工或自然流产,有无早产、手术产或死胎等。

七、家　族　史

家庭史包括父母、同胞兄弟、姐妹及子女的健康与疾病情况,特别要询问是否有与患者类似的疾病及有无与遗传有关的疾病,如糖尿病、血友病、高血压等。对已死亡的直系亲属要询问死亡的原因和年龄。

小结

1. 主诉是患者感受到最痛苦、最明显的症状或体征及其持续时间。记录主诉要求文字简明扼要;如有多个症状,应按其发生的先后顺序记录;主诉尽可能采用患者自己的语言来描述,而不是诊断名词。

2. 现病史是健康史的主体部分,包括起病情况、主要症状特点及演变情况、伴随症状、诊疗及护理经过、患病后的一般情况。

3. 既往史包括既往的健康状况和患过的疾病(包括各种传染病)、外伤手术史、预防接种史,以及对药物、食物和其他接触物的过敏史等。

4. 个人史包括出生及成长情况、月经史、婚姻史、生育史。

自　测　题

1. 下列主诉内容书写不正确的是
    A. 进行性吞咽困难 2 个月
    B. 上腹部肿块 3 个月
    C. 反复左上腹钝痛 1 年
    D. 劳累后心悸 2 年,加重伴下肢水肿
    E. 不规则发热 1 个月
2. 描述主要症状的特点时不正确的是
    A. 主要症状的性质
    B. 主要症状出现的部位
    C. 主要症状的诱因、缓解及伴随症状
    D. 主要症状出现的程度及持续时间
    E. 主要症状应包括一般情况
3. 月经史不包括
    A. 初潮年龄　　B. 月经周期与经期

C. 月经量、色、痛经及有无白带
    D. 妊娠与生育次数
    E. 末次月经、闭经或绝经日期
4. 生育史内容不包括
    A. 妊娠生育次数及年龄　　B. 有无不洁性交史
    C. 有无人工或自然流产　　D. 计划生育
    E. 分娩及有无死产、手术产、产褥感染
5. 现病史不包括
    A. 主要症状特征　　B. 起病情况与患病时间
    C. 伴随症状　　D. 系统回顾
    E. 病因与诱因

（朱晓英）

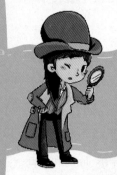

第3章
心理与社会评估

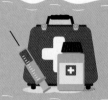

引言： 人是具有生理、心理、社会功能的有机整体，人的生理健康与其心理、社会功能是密不可分的。作为护士，要做到"以患者为中心"，为服务对象提供整体护理，因此我们不仅要重视生理层面的评估，还应该重视心理、社会和文化等方面的评估。

第1节　心理评估

心理评估是应用心理学的理论和方法对人的各种心理活动做出客观量化的评价，以了解个体的心理健康水平。它在制订临床整体护理计划、实施心理障碍矫治措施及疾病的辅助诊断等方面均发挥着重要作用，是健康评估的重要组成部分，也是护理人员必须了解或掌握的基础知识。

情境案例3-1

费老身体健康，精神矍铄，领导着一个上千人的国有企业，上上下下没有一个人不服他、不敬他。转眼间到了快退休的年龄，上级安排他退居二线，费老领导职务被年轻人取代。但费老当领导当惯了，总是爱管事、爱操心，看什么不顺眼就想多说几句，别人考虑到面子问题，当面不说什么，照样该怎么做还怎么做，费老只能是干生气，扬言要扣别人的奖金。回到家也总闷闷不乐。更使他不能接受的是，很多人看见自己连招呼都不打，还在背后说长道短。费老实在不能忍受，赌气提前一年退休了。一年多的光景，费老像完全变了个人，变得连他老伴都觉得不可思议，整天目光呆滞，脸色灰暗，腰也不直了，背也驼了，过去的精神头一点也没有了，天天待在家里足不出户。最近，费老的举止越来越奇怪，情绪低落到了极点，动不动就大发脾气。后来干脆一个人跑到阁楼上住了。一天夜里，老伴半夜醒来发现阁楼上的灯还亮着，好像还听见老头子在和谁说话，老伴觉得很奇怪，于是上去一看，发现老头子把孙女的一堆布娃娃摆得整整齐齐，嘴里还在念念有词，好像在开职工大会。请你对费老进行心理评估。

一、心理评估的目的、意义与方法

心理评估是采用心理学的理论和方法，对人的心理、行为和精神价值观进行评估的过程。

（一）心理评估的目的和意义

1. 评估患者疾病发展过程中的心理活动，包括认知、情绪、情感、自我概念等，用来判断服务对象的心智状态，发现心理方面现存或潜在的健康问题。

2. 评估患者的个性心理特征，尤其是性格，可作为心理护理和选择护患沟通方式的依据。

3. 评估患者的压力来源、压力反应及应对方式，用于指导制订护理干预计划。

（二）心理评估的方法

1. 观察法　护士通过直接观察患者的行为、精神状态、表情和穿着等，从而获得心理健康资料的方法。它包括自然观察法和标准情形下观察法。

（1）自然观察法：指在自然条件下，对表现心理现象的外部活动进行观察，观察到的范围广，需多与患者接触。此方法更适用于心理评估。

（2）标准情形下观察法：指在特殊的实验环境下观察患者对特定刺激的反应。

2. 会谈法 又称为"交谈法"或"访谈法"，是评估者获得信息最基本、最常用的方法。其作用为建立交谈双方相互合作和信任的关系，以获得个体对其心理状况和问题的自我描述。

3. 心理测量方法 是心理评估常用的标准化手段之一，所得结果较客观、科学。主要包括心理测量法、评定量表法。

（1）心理测量法：在标准情形下，用统一的测量手段测试患者对测量项目所做出的反应。

（2）评定量表法：指用一套预先已标准化的测试项目（量表）来测量某种心理品质。

4. 医学检测法 包括体格检查和各类实验室检查，如测血压、心率、血浆肾上腺皮质激素浓度等，主要是为心理评估提供辅助的客观资料。

二、心理评估的内容

心理评估是指包括对内在和外在的心理活动进行的评估。内在的心理活动，是人脑对客观现实的反应过程，包括认知、情感、意志等；外在的心理活动，是人在与社会及其周围环境相互作用过程中的心理活动，如压力与应对等。

（一）病人的自我概念

1. 定义 自我概念是指人们通过对自己的内在、外在特征及他人对其反应的感知与体验而形成的对自我的认识与评价，是个人在与其心理、社会环境相互作用过程中形成的动态的、评价性的"自我肖像"。例如，现实生活中，每个人都想知道我是谁？我想做什么？我能做什么？我在不同人眼里是怎样的一个人？

2. 构成 自我概念包括个体的身体自我（即体像）、社会认同、自我认同和自尊四部分。

（1）身体自我（即体像）：是自我概念主要组成部分之一，是人们对自己身体外形及身体功能的认识与评价。

（2）社会认同：是个体对自己的社会人口特征的认识与评估，如年龄、性别、职业、政治学术团体会员资格，以及社会名誉、地位的认识与估计。

（3）自我认同：是指个体对自己智慧、能力、性格、道德水平等的认识与判断。

（4）自尊：是人们尊重自己，维护自己的尊严和人格，不容他人歧视、侮辱的一种心理意识和情感体验。

3. 评估的内容和方法 通过观察、交谈、投射法、评定量表测验等方法对个体体像、社会认同、自我认同以及自尊等方面综合评估。一般几种方法交叉运用。

（1）观察：观察患者的一般外形、非语言行为和他人互动的关系，可为护士提供重要的第一手临床资料，以形成对患者自我概念的印象。观察的具体内容见表3-1。

表3-1 自我概念评估的观察内容

1. 外表是否整洁？穿着打扮是否得体？身体哪些部位有改变
2. 是否与评估者有目光交流？面部表情如何？是否与其主诉一致
3. 是否有不愿见人、想隐退、不愿照镜子、不愿与他人交往、不愿看体貌有改变的部位、不愿与别人讨论伤残或不愿听到这方面谈论等行为表现

（2）交谈：是评估自我概念有效的手段，可通过提出问题进一步判断。交谈中建议询问的问题见表3-2。

（3）投射法：用于年龄较小的儿童或理解表达不清楚的人群，通过投射法反映他们对体像的认知，其方法是让他们画自画像并要求对其进行解释，进而分析判断他们的内心体验。

表 3-2　自我概念评估的会谈内容

1. 对你来说,身体哪部分最重要?为什么?
2. 你最喜欢身体的哪个部位?最不喜欢哪个部位?
3. 外表上,你希望自己改变什么地方?
4. 你从事什么职业?你最引以为豪的个人成就是什么?
5. 你觉得你是怎样的人?如何描述你自己?
6. 总体来说,你对自己满意吗?

(4)量表测验:常用的量表有 Pieer-Harries 儿童自我概念量表、Tennessee 针对有中级以上阅读能力的人设计的自我概念量表、Sears 自我概念 48 项目量表、Michigan 青少年自我概念量表及少年自尊量表、Rosenberg 自尊量表等。每个量表有其特定的适用范围,在实际操作中可根据各种量表的特点适当选用。临床上最常用的多见于评估个体自尊的 Rosenberg 自尊量表(表 3-3)。

表 3-3　Rosenberg 自尊量表

自尊项目	应答反应			
	非常同意	同意	不同意	很不同意
1. 总的来说,我对自己满意	SA	A	D*	SD*
2. 我觉得自己没什么值得骄傲的	SA*	A*	D	SD
3. 我觉得我有不少优点	SA	A	D*	SD*
4. 我和绝大多数人一样能干	SA	A	D*	SD*
5. 我能多一点自尊就好了	SA*	A*	D	SD
6. 有时,我真觉得自己没用	SA*	A*	D	SD
7. 我觉得我是个有价值的人	SA	A	D*	SD*
8. 无论如何我都觉得自己是个失败者	SA*	A*	D	SD
9. 有时,我觉得自己一点都不好	SA*	A*	D	SD
10. 我总以积极的态度看待自己	SA	A	D*	SD*

注:该量表含 10 个有关自尊的项目,回答方式为非常同意(SA)、同意(A)、不同意(D)、很不同意(SD)。凡选择标有 * 的答案表示自尊低下。

(二)病人的认知

1. 定义　认知是指人们推测和判断客观事物的心理过程,是在对过去经验及对有关线索分析的基础上形成的对信息的理解、分类、归纳、演绎及计算。

2. 组成　认知活动包括思维、语言和定向,其中思维是认知过程的核心。

(1)思维:是人脑对客观现实概括的、间接的反应,是人们认识事物本质特征及内部规律的理性认知过程。思维活动是人类认知活动的最高形式。思维能力一般可根据患者在对有关病情和健康状况的交谈过程中的表现做出初步判断,必要时可进行相关检查。

(2)语言:是思维的媒介,是思维的物质外壳,也是信息交流的重要工具。思维和语言不可分割,没有语言就不可能有理性思维,而没有思维也就不需要作为承担工具和手段的语言。

(3)定向:是个体对现实的感觉,对过去、现在、将来的察觉及对自我存在的意识,包括时间定向、地点定向、空间定向和人物定向等。

3. 评估的内容和方法　认知评估的内容包括对个体的思维能力、语言能力以及定向力的评估三个方面。

(1)思维能力:可通过抽象思维功能、洞察力和判断力三方面进行评估。

一是抽象思维功能评估:包括个体的记忆、注意、概念、理解和推理能力,应逐项评估。记忆评估时可让评估对象说出其家人的名字,当天进食哪些食品或叙述其孩童时代的事件等。注意是心理活动对一定对象的指向和集中。如对儿童或老年人,应着重观察其能否有意识地将注意力集中于某一具体事物;再如所住病室来新患者及开、关灯有无反应等进行判断。概念是人脑反映客观事物本质特性的思维形式。对评估对象概念化能力的评估可在许多护理活动过程中进行,如数次健康教育后,请评估对象总结概括其所患疾病的病因、诱因、所需的预防复发知识等,从中判断评估对象对这些知识进行概念化的能力。理解力评估时可从简单的动作(如嘱其坐下或躺下等),逐渐到复杂的动作(如嘱其两手手心、手背交替触摸对侧膝盖等),观察评估对象能否理解和执行指令。推理,评估者必须根据评估对象的年龄特征提出问题,如对6~7岁的儿童可问他,"一切石头做的东西丢在水中都会沉下去,现在这个东西丢在水里不沉下去,这个东西是什么做的"? 如果儿童能回答:"不是石头做的",表明他的演绎推理能力已初步具备;如果儿童回答:"是木头做的",表明他的思维尚不具备演绎推理能力。

二是洞察力评估,可让患者描述所处情形,再与实际情形做比较看有无差异,如请患者描述其对病房环境的观察。对更深层洞察力的评估则可让患者解释格言、比喻或谚语。

三是判断力评估,判断是肯定或否定事物具有某种属性或某行动方案具备可行性的思维方式。进行评估时,可通过展示实物请患者说出其属性,也可通过评价患者未来打算的现实性与可行性进行评估,如询问患者"您出院后准备如何争取别人的帮助"、"出院后经济上遇到困难你将怎么办"等。

(2)语言能力评估:语言能力是人们认知水平的重要标志,可通过提问、复述、自发性语言、命名、阅读和书写等方法检测患者语言表达和对文字符号的理解能力。临床上主要通过提问的方法进行评估。

(3)定向力评估:定向力包括时间定向力、地点定向力、空间定向力和人物定向力。

定向力评估方法见表3-4。定向力障碍者不能将自己与时间、空间、地点联系起来。定向力障碍的先后顺序依次为时间、地点、空间和人物。

表3-4 定向力的评估方法

项目	内容
时间定向力	询问患者"现在是几点钟? 今天是星期几? 今年是哪一年?"
地点定向力	询问患者"您现在住在什么地方?"
空间定向力	让患者找到一个参照物,描述环境中某物品的位置,如"床旁桌在床的左边还是右边? 呼叫器在哪儿? 病室灯的开关在哪?"
人物定向力	询问患者"您叫什么名字? 您知道我是谁?"

(三) 病人的情绪和情感

1. 定义 情绪和情感是个体对客观事物的体验,是人的需求是否被满足的反映。当需求获得满足就会引起积极的情绪与情感,如满意、愉快、喜欢等;反之,则导致消极的情绪和情感,如苦闷、不满意、憎恨等。

2. 情绪和情感的关系

情绪:是动物与人共同具有的心理现象,为暂时性的,是一种与个体的生理需要满足与否相关的体验,具有情境性、激动性和暂时性。

情感:是在情绪稳定的基础上建立发展起来的,是人类所特有的高级心理现象,具有较强稳定性、深刻性和持久性。

两者虽有区别,但又相互联系,情感通过情绪表达,在情绪发生过程中,往往含着情感因素。

3. 情绪和情感的分类 现代心理学家将情绪和情感划分为以下五类。就患者而言,焦虑和抑郁最常见,也是最需要护理评估与干预的情绪状态。

(1)基本情绪:是最基本、最原始的情绪,包括满意、喜悦、快乐、紧张、焦虑、抑郁、愤怒、恐惧、悲哀、痛苦、绝望等。按照情绪的来源,又分为快乐、悲伤、愤怒和恐惧四种最基本的类型。

（2）与接近事物有关的情绪和情感：包括惊奇、兴趣、轻蔑、厌恶。

（3）与自我评价有关的情绪和情感：包括犹豫、自信和自卑。

（4）与他人有关的情感体验：分为肯定和否定两种，其中爱是肯定情感的极端，恨是否定情感的极端。

（5）正情绪情感与负情绪情感：凡能提高人的工作效能，增强人的体力和精力的积极情绪与情感为正情绪情感，如满意、喜悦、快乐、惊奇、兴趣、自信等。凡是抑制人的活动效能，削弱人的体力和精力的消极情绪与情感为负情绪情感，如抑郁、痛苦、绝望、厌恶、自卑等。

4. 评估内容和方法　对病人情绪和情感的评估可综合运用多种方法，包括会谈、观察与测量、量表评定等。

（1）会谈：是评估情绪和情感最常用的方法，用于收集有关情绪情感的主观资料。评估时可询问以下问题："如何描述您此时和平时的情绪？最近有什么事情使您感到特别高兴、忧虑或沮丧？这样的情绪存在多久了？"还应将问诊结果和患者家属进行核实。

（2）观察与测量：用于收集有关情绪情感的外部表现和生理变化。情绪情感的外部表现又称表情，包括面部表情、身体表情和言语表情。情绪情感的生理表现主要是呼吸系统、循环系统等的变化。对这些变化的观察与测量可作为评估情绪情感的客观资料及对收集到的主观资料的印证。

（3）量表评定：评估情绪、情感较为客观的方法，常用的有 Avillo 情绪情感形容词量表（表 3-5）、Zung 的焦虑状态量表（表 3-6）和 Zung 的抑郁状态量表（表 3-7）。

表 3-5　Avillo 情绪情感形容词量表

消极表现	1	2	3	4	5	6	7	积极表现
变化的								稳定的
举棋不定的								自信的
沮丧的								高兴的
孤立的								合群的
混乱的								有条理的
漠不关心的								关切的
冷淡的								热情的
被动的								主动的
淡漠的								有兴趣的
孤僻的								友好的
不适的								舒适的
神经质的								冷静的

使用说明：该表有 12 对意思相反的形容词，让患者从每一组形容词中选出符合目前情绪与情感的词，并给予相应得分。总分在 84 分以上，提示情绪情感积极；否则，提示情绪情感消极。该表特别适用于不能用语言表达自己情绪情感或对自己的情绪情感定位不明者。

表 3-6　Zung 的焦虑状态量表

焦虑的身心症状	会谈纲要	偶尔 1	有时 2	经常 3	持续 4
1. 焦虑	你觉得最近比平常容易紧张着急吗？				

焦虑的身心症状	会谈纲要	偶尔	有时	经常	持续
		1	2	3	4
2. 害怕	你无缘无故感到害怕吗？				
3. 惊慌	你是否有惊恐感？				
4. 精神上不完整感	你是否有将要发疯的感觉？				
5. 忧虑	你是否感到不如意或觉得其他糟糕的事将发生在你身上？				
6. 颤抖	你是否感到自己发抖？				
7. 疼痛	你是否常感到头痛或腰背痛？				
8. 易于疲劳	你是否常感到疲乏无力？				
9. 无法休息	你是否发现自己无法静坐？				
10. 心悸	你是否感到心跳得很厉害？				
11. 头晕	你是否常感到头晕？				
12. 晕厥	你是否有过晕厥或觉得要晕倒似的？				
13. 呼吸困难	你是否感到气不够用？				
14. 麻木	你是否有四肢或唇周麻木感？				
15. 恶心、呕吐	你是否感到心里难受、想吐？				
16. 尿频	你是否常常要小便？				
17. 出汗	你手心是否容易出汗？				
18. 脸红	你是否感到脸红发烫？				
19. 失眠	你是否感到无法入睡？				
20. 梦惊	你是否常做噩梦？				

使用说明：每一项目按以上四级评分。被评估者仔细阅读后根据 1 周的实际情况在相应的评分处选择，然后将 20 项评分相加，得总分，总分乘以 1.25，取其整数部分，即得到标准总分。50~59 分，轻度焦虑；60~69 分，中度焦虑；70 分以上，重度焦虑。

表 3-7　Zung 的抑郁状态量表

抑郁的症状和体征	会谈纲要	偶尔	有时	经常	持续
		1	2	3	4
1. 抑郁情绪	你感到情绪沮丧、郁闷吗？				
2. 哭泣	你要哭或想哭吗？				
3. 心情	你早晨起来心情好吗？				
4. 睡眠障碍	你的睡眠状况如何？				
5. 食欲减退	你胃口如何？				
6. 体重减轻	你感到体重减轻了吗？				
7. 性欲望的减弱	你是否对异性感兴趣？				
8. 便秘	你的排便习惯有何改变？				
9. 心动过速	你是否感到心跳得很厉害？				
10. 疲劳感	你容易感到疲劳吗？				
11. 心理运动激越	你是不是总感到无法平静？				

续表

抑郁的症状和体征	会谈纲要	偶尔	有时	经常	持续
		1	2	3	4
12. 心理运动迟缓	你是否感到你做事的动作越来越慢了？				
13. 混乱	你是否感到思路混乱无法思考？				
14. 空茫感	你是否感到内心空荡荡的？				
15. 无助感	你对未来是否感到无助？				
16. 不知所措感	你是否感到难以作出决定？				
17. 激惹	你容易发脾气吗？				
18. 不满	你对以往感兴趣的事还感兴趣吗？				
19. 失去价值感	你是否感到自己是无用之辈？				
20. 自杀	你是否有轻生的念头？				

使用说明:使用方法同焦虑状态自评量表。50~59分,轻度抑郁;60~69分,中度抑郁;70分以上,重度抑郁。

小结

1. 心理评估常用的方法包括观察法、会谈法、心理测量法及医学检测法等。

2. 心理评估包含认知、情感、意志、压力与应对等5个主要内容。

3. 自我概念包括个体的身体自我(即体像)、社会认同、自我认同和自尊四部分及其评估方法和内容;评估自我概念的方法有观察、交谈、投射法、量表测验等方法。

4. 情绪是动物与人共同具有的心理现象,为暂时性的,是一种与个体的生理需要满足与否相关的体验,具有情境性、激动性和暂时性;情感是在情绪稳定的基础上建立发展起来的,是人类所特有的高级心理现象,具有较强稳定性、深刻性和持久性。两者虽有区别,但又相互联系,情感通过情绪表达,在情绪发生过程中,往往含着情感因素。

5. 常见不良情绪包括焦虑、恐惧、抑郁、愤怒。

自 测 题

1. 关于评估自我概念的注意事项不正确的是
   A. 与评估对象建立真诚、彼此信赖的关系
   B. 评估环境应安静、避开他人
   C. 注意会谈技巧,保持目光交流
   D. 态度应亲切、温和,及时加以评判
   E. 应结合主、客观资料综合评估

2. 情感比情绪
   A. 强烈些
   B. 有明显的行为变化
   C. 有明显的生理变化
   D. 稳定而深刻些

3. 情绪和情感的作用不包括
   A. 适应作用   B. 动机作用   C. 组织作用
   D. 信号作用   E. 认知作用

4. 我国心理学家关于情绪和情感的划分不包括
   A. 基本情绪情感
   B. 与接近事物有关的情绪情感
   C. 与自我评价有关的情绪情感
   D. 与他人有关的情感体验
   E. 特殊的情绪情感

5. 知觉的特征不包括
   A. 选择性   B. 整体性   C. 恒常性
   D. 理解性   E. 暂时性

6. 性格一般不表现于
   A. 活动中   B. 言语中   C. 表情
   D. 姿态   E. 休息中

7. 患病后产生的焦虑心理属于病人的
   A. 生理反应   B. 情绪反应   C. 情感反应
   D. 心身反应   E. 疾病表现

8. 焦虑病人的心理反应常表现为
   A. 血压升高　　B. 搓手顿足　　C. 面色苍白
   D. 脉搏加快　　E. 面色潮红

9. 患者自尊心增强主要表现为
   A. 自我护理意识增强
   B. 依赖护士做自己的生活护理
   C. 要求医护人员接受自己的观点
   D. 对医护人员是否尊重自己的人格过分敏感
   E. 自我护理意识减弱

10. 患病后孤独感最多见于
    A. 中年期病员　　　　B. 老年期和儿童期
    C. 男病员和女病员　　D. 急性期和慢性期病员
    E. 青年期病员

11. 行眼球摘除术病人,情绪极容易变坏,其主要原因是
    A. 视物困难　　B. 容貌丑陋　　C. 刀口疼痛
    D. 入睡不好　　E. 影响工作

12. 下列不属于护士非语言沟通技巧的是
    A. 语调　　　　B. 表情　　　　C. 接触
    D. 文字暗示　　E. 距离

13. 护士应有的心理和行为中不正确的是
    A. 具有同情心和爱心
    B. 语言应用简练、具有鼓励性
    C. 满足患者的一切需要
    D. 善于控制自己的情感
    E. 具有协调各种人际关系的能力

14. 以下哪些属于不正确的心理护理方法
    A. 和病人建立密切的个人关系
    B. 熟悉病人的个性心理特征
    C. 心理评估时注意主、客观资料的比较
    D. 尽量鼓励其充分表达和暴露自我
    E. 注意所选评估手段的针对性和有效性

15. 心身疾病是
    A. 心理因素引起的躯体功能紊乱
    B. 神经症
    C. 心理因素引起的躯体器官器质性病变
    D. 心理因素引起的持久性的躯体功能障碍
    E. 心理因素引起的焦虑

(李　敏)

第 2 节　社 会 评 估

随着社会经济的不断发展,人们对自我健康的认知在改变。而健康的概念也随着医学科学的发展和人类与疾病做斗争的经验不断发展在变化。所以,要全面认识和评估个体的健康状况,除了评估生理心理功能外,还应进行社会评估。

情境案例 3-2

　　杜莎莎,今年 17 岁,高中二年级女生,近来父母离婚,她和母亲一起生活。开学初的两个月还正常上学,但是两个月后却经常缺课,后来把自己反锁在家里,不上学,不说话,逃避别人。你认为杜莎莎家庭属于何种类型?该家庭为哪一发展周期?

一、社会评估的目的、意义和方法

(一) 社会评估的目的和意义

1. 评估患者的角色功能　了解其有无角色功能紊乱和角色适应不良。

2. 评估患者的文化背景　了解其文化特征,以便提供符合患者文化需求的护理,避免在护理过程中发生文化强加。

3. 评估患者的家庭　寻找干扰家庭正常运转的因素及影响患者健康的家庭因素,制订有针对性的家庭护理计划。

4. 评估患者的环境　明确环境中现存或潜在的危险因素,指导制订环境干预措施。

(二) 社会评估的方法

社会评估的方法较多,有医学检查方法、心理测量学技术和社会学等学科的手段。心理评估中的交谈、观察、量表评定等方法均可用于社会评估。环境评估时,还应实地观察和抽样检查。前者如观察居住环境有无地面湿滑、凹凸不平、氧气瓶放置不稳等不安全因素,后者如空气取样检查有害物质

浓度、菌落数等。

二、社会评估的内容

对患者社会属性的评估主要包括患者角色和角色适应评估、文化评估、家庭评估和环境评估。

(一) 角色与角色适应评估

1. 定义 角色是指个人在特定的社会环境中相应的社会身份和社会地位,并按照一定的社会期望,运用一定权力来履行相应社会职责的行为。

2. 分类 角色可分如下三类:

第一角色:即基本角色,决定个体的主体行为,由每个人的年龄、性别决定的角色,如儿童角色、妇女角色、老人角色等。

第二角色:也称一般角色,是个体为完成每个生长发育阶段中的特定任务所必须承担的、由所处社会情形和职业所确定的角色,如母亲角色、护士角色等。

第三角色:又称独立角色,有时是可以自由选择的,为完成某些暂时性发展任务而临时承担的角色,如学会会员、患者角色(不可以选择)等。

以上三种角色的分类是相对的,在不同情况下可相互转换。如患者角色,因为疾病是暂时的,可视为第三角色,然而当疾病变成慢性病时,患者的角色也就随之成为第二角色。

护士角色是指护士应具有的与职业相适应的社会行为模式。一般护理人员所扮演的多重角色包括:①护理者;②计划者;③管理者;④教育者;⑤协调者;⑥咨询者;⑦维护者;⑧研究者和改革者。

(二) 角色的形成

角色的形成有角色认知和角色表现两个阶段:角色认知是指个体认识自己和他人的身份、地位及各种社会角色的区别与联系的过程。模仿是角色认知的基础,首先对角色产生总体印象,然后深入角色的各个部分认识角色的权利与义务;角色表现是指个体为达到自己所认识的角色要求而采取行动的过程,也是角色的成熟过程。

(三) 角色适应不良

角色适应不良是指当个体的角色表现与角色期望不协调或无法达到角色期望的要求时发生的身心行为反应,是由社会外在压力所导致的主观情绪反应。患者角色适应不良将会从生理方面和心理方面分别表现。生理方面,患者可有头痛、头晕、乏力、睡眠障碍、心率及心律异常,血肾上腺素、胆固醇升高等;心理方面,患者可产生紧张、伤感、焦虑、自责、易激惹、抑郁或绝望等不良情绪。

(四) 患者角色

当个体患病后,便无可选择地进入了患者角色,原有的社会角色部分或全部被患者角色所代替,以患者的行为来表现自己。

(五) 患者角色适应不良

患者角色的合理承担对恢复健康有积极意义。然而由于患者角色的不可选择性,当人们从其他角色过渡到患者角色时,常常会发生角色适应不良。常见的患者角色适应不良的类型有以下几种。

1. 患者角色冲突 指患者在适应患者角色过程中与其常态下的各种角色发生心理冲突和行为矛盾。

2. 患者角色缺如 指患者患病后没有进入患者角色,不承认自己有病或对患者角色感到厌倦,尤其是初诊为癌症的患者。

3. 患者角色强化 指患者已恢复健康,但对自我能力怀疑、失望,仍沉溺于患者角色。

4. 患者角色消退 表现为疾病未愈,从患者角色转入常态角色,多发生在疾病中期。例如,一位患病住院的母亲,因孩子生病住院,而迅速将原有的患者角色消退,调整为母亲角色。

（六）角色适应的评估

角色适应的评估主要可通过观察、交谈两种方法收集资料。

1. 观察　主要观察有无角色适应不良的心理和生理反应,如疲乏、头痛、心悸、焦虑、抑郁、忽略自己和疾病、缺乏对治疗护理的依从性等。

2. 会谈　通过提问、会话等方法了解相关信息。

三、文 化 评 估

（一）文化的定义

文化是一个社会及其成员所特有的物质和精神财富的总和,即特定人群为适应社会环境和物质环境而共有的行为和价值模式,具有获得性、民族性、继承性和累积性、共享性、整合性、双重性等六个主要特征。

（二）文化要素及其评估

1. 要素　包含的各种基本成分,有价值观、知识、艺术、社会关系、信念与信仰、规范、习俗、语言符号等,其中以价值观、信念与信仰及习俗为核心要素,并与健康密切相关。

2. 价值观

（1）定义　价值观是个体对生活方式与生活目标价值的看法或思想体系。个体在长期社会化过程中通过后天学习逐步形成和共有的,用于区分事物的好与坏、对与错、符合或违背人的愿望、可行与不可行的观点、看法与准则。

（2）价值观与健康:价值观与健康保健关系密切,它可影响人们对健康问题的认识、对疾病与治疗的态度、对治疗手段的选择及对医疗保密措施的选择,左右人们对解决健康问题轻重缓急的决策。

3. 信念与信仰

（1）定义:信念是自己认为可以确信的看法。信仰是人们对某种事物或思想的极度尊崇与信服,并把它作为自己的精神寄托和行为准则。它的形成是一个长期的过程,是人们在接受外界信息的基础上沿着认知、情感、意志、信念和行为的轨道持续发展,最终融合而成。

（2）信念、信仰与健康:信念包括知识、见解以及对世界万物的认识观。健康领域中,对"健康"、"疾病"的定义就是一种信念。但不同社会、文化的人,对健康和疾病的理解与观点却大相径庭。当人们从主观上判断其有病还是无病时,很大程度上受到文化的影响。人的信仰有多种,其中宗教信仰与健康,尤其与精神健康关系较为密切。宗教是指统治人们的那些自然力量和社会力量在人们头脑中虚幻的反映,是由对超自然神灵的信仰和崇拜来支配人的命运的一种社会意识形式。各派宗教在内容上包括其特有的宗教意识、信仰、感情、仪式活动、组织等,宗教信仰与活动是宗教信仰者精神生活的一部分。综合上述,个体对健康和疾病所持有的信念可直接影响其健康行为和就医行为,不同信仰又与人之间的精神健康关系密切,是维护、护理评估不可缺少的内容之一。

4. 习俗　又称风俗,是指一个群体或民族在生产、居住、饮食、沟通、婚姻与家庭、医药、丧葬、节日、庆典、礼仪等物质文化生活上的共同喜好、习惯及禁忌。与健康相关的习俗主要有饮食习惯、语言与非语言沟通方式,以及传统医药等。

（三）家庭评估

1. 定义　家庭是由婚姻、血缘或收养关系而组合起来的社会共同体,是社会生活的基本单位。家庭应至少包括两个或两个以上的成员,组成家庭的成员应共同生活,有较密切的经济和情感交往。

2. 家庭的评估内容及方法

（1）家庭成员基本资料:包括家庭成员姓名、性别、年龄、教育、职业和健康史,其中家族遗传史尤为重要。进行评估时可通过与患者和家属交谈及阅读相关的健康记录,如医疗病历来获取资料。

（2）家庭结构:包括家庭人口结构、权利结构、角色结构、沟通类型和家庭价值观。

家庭人口结构:即家庭类型,指家庭的人口组成和家庭成员数量。按规模和人口特征可分为:核心家庭、主干家庭、单亲家庭、重组家庭、无子女家庭、同居家庭、老年家庭7类。

家庭权利结构:是指家庭中夫妻间、父母与子女间在影响力、控制权和支配权方面的相互关系。其基本类型有传统权威型、工具权威型、分享权威型和感情权威型。评估时主要了解谁是家庭的主要决策者。

家庭角色结构:是指家庭对每个占有特定位置的家庭成员所期待的行为和规定的家庭权力、责任和义务。如父母有抚养未成年子女的义务,也有要求成年子女赡养的权力。

家庭沟通类型:是家庭和睦与家庭功能正常发挥的保证。评估时注意家庭成员间的沟通是直接还是间接,是开放的还是封闭式的,是否存在沟通不良。

家庭价值观:是指家庭成员对家庭生活的行为准则和生活目标的共同态度和基本信念。评估的重点是家庭成员在健康、健康保健、生活方式、家庭支持等方面的价值观。

(3) 家庭功能:主要是满足家庭成员和社会的需求,具体包括生物功能、经济功能、文化功能、教育功能和心理功能。家庭具有生育、经济、情感、社会化、健康照顾等方面的功能,它可满足人类生存的基本身心需要。

(4) 家庭资源:是指家庭为了维持其基本功能、应对压力事件和危机状态所需的物质、精神与信息等方面的支持。可分内部资源和外部资源,内部资源包括经济支持、情感支持、信息支持和结构支持;外部资源有社会资源、文化资源、宗教资源、经济资源、环境资源、医疗资源等。

(5) 家庭危机:是指当家庭压力超过家庭资源,导致家庭功能失衡的状态。家庭压力主要来源有:①家庭经济收入低或减少;②家庭成员关系的改变与终结;③家庭成员角色的改变;④家庭成员道德颓废;⑤家庭成员生病、残障、无能等。

(6) 家庭评估方法:主要有交谈、观察、量表评定法。

(四) 环境评估

1. 定义　环境在护理学中定义为影响人们生存与发展的所有外在情况和影响,并将人体的环境分为内环境和外环境。人体的内环境,又称生理、心理环境,包括人体所有的组织和系统。人体的外环境包括物理环境、社会环境、文化环境和政治环境。人的内环境和文化环境的评估在前面已详述,这里着重介绍物理环境和社会环境评估。

2. 环境评估的内容及方法

(1) 物理环境评估:物理环境是一切存在于机体外环境的物理因素的总和,包括空间、声音、湿度、采光、通风、气味、整洁、室内装饰、布局以及各种与安全有关的因素,如大气污染、水污染和各种机械污染以及化学性、温度性、放射性、过敏性、医源性损伤因素等。以上环境因素必须被控制在一定范围内,否则不仅对于健康无益,还可威胁到人类安全、导致疾病。物理环境评估是通过询问评估对象以及实地考察、取样检测等方法收集资料。其订要评估内容包括居家、社区、学校、工作场所、医疗等保健机构。

(2) 社会环境评估:社会环境是指人类生存及活动范围内的社会物质与精神条件的总和。社会是个庞大系统,包括社会制度、法律、经济、文化、教育、人口、民族、职业、生活方式、社会关系、社会支持等诸多方面。其中,以民族、职业、经济、文化、教育、生活方式、社会关系、社会支持等与健康直接相关,为社会环境评估的重点。

经济:在社会环境因素中,影响健康最为明显的因素之一就是经济,因为经济基础是保障衣、食、住、行等基本需求和享受健康服务的物质基础。

教育水平:良好的教育有助于个体认识疾病、获取健康保健信息、改变不良传统习惯及提高卫生服务的有效利用。

生活方式:是指由经济、文化、政治等因素相互作用所形成的人们在衣、食、住、行等方面的社会行为。不同地区、不同民族、不同职业、不同社会阶层的人生活方式不一样,与个人喜好和习惯也相关。

社会关系与社会支持:社会关系是社会环境中非常重要的一面。个体的社会关系网包括与之有直接或间接关系的所有人或人群,如家人、朋友、邻里、同学、领导、同事、宗教团体及成员、自救组织等。对住院患者而言,还有同室病友、医生和护士。个体的社会关系网越健全,人际关系越亲密融洽,越容易得到所需的信息、情感、物质方面的支持。这些从社会关系网获得的支持,统称为社会支持,是社会环境与健康的一大重要功能。可通过交谈与观察两种方式评估个体是否有支持性的社会关系网络,如住院病人,应了解评估对象与病友、医生、护士的关系如何,是否获得及时有效的治疗,是否得到应有的尊重与关怀,各种合理需求是否被及时满足,护士、医生的数量与质量是否能够保证所提供的服务安全有效,工作常规和制度是否向评估对象解释并合理灵活应用,体现"以病人为中心"等。

小结

1. 社会评估的内容主要包括患者角色和角色适应评估、文化评估、家庭评估和环境评估。
2. 角色适应不良有角色冲突、角色缺如、角色强化与角色消退等四种类型。
3. 文化的核心要素有价值观、信念、信仰及习俗。

自 测 题

1. 患病后依赖性增加的心理因素是
   A. 角色身份的转变　　B. 体力消耗　　C. 病痛体验
   D. 食欲减退　　E. 体温升高
2. 关于影响医患关系的因素最确切的是
   A. 来自病人方面的因素
   B. 来自医生方面的因素
   C. 来自医院管理的因素
   D. 来自社会文化经济的因素
   E. 包括以上各方面
3. 文化的特性不包括
   A. 民族性　　　　　B. 继承性和累积性
   C. 获得性　　　　　D. 复合性和单一性
   E. 共享性
4. 下列不属于文化核心要素的是
   A. 价值观　　　B. 信念　　　C. 习俗
   D. 道德观　　　E. 信仰
5. 家庭特征不包括
   A. 家庭至少应包括两个或两个以上成员

B. 婚姻是家庭的基础,是建立家庭的依据
C. 组成家庭的成员应以共同生活,有较密切的经济、情感交往为条件
D. 有血亲关系,虽然不共同生活也算作一个家庭
E. 有婚亲关系,不共同生活不能算作一个家庭

6. 病人角色适应的影响因素不包括
   A. 年龄　　　　　B. 性别　　　　C. 家庭背景
   D. 经济状况　　　E. 病情
7. 有关环境的定义叙述不正确的是
   A. 狭义的环境是指环绕所辖的区域
   B. 广义的环境是指人类赖以生存、发展的社会与物质条件的总和
   C. 人的环境分为外环境与内环境
   D. 在护理界,环境定义为影响人们生存与发展的所有外在情况和影响
   E. 人体的内环境是指人的内心世界

(李 敏)

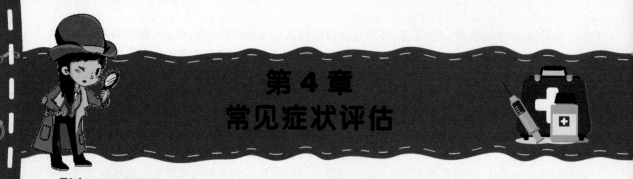

第4章
常见症状评估

引言:症状是疾病的外在表现,一种疾病往往有多个症状,多种疾病也可有相同的症状,我们把患者的症状进行分析、归纳总结,寻找它们的内在联系及其产生的原因,为我们的护理措施提供依据。

症状作为健康状况的主观资料,是健康史的重要组成部分,是交谈中重点收集并评估的内容。主要症状既是评估健康的重要依据,也是反映健康状态的重要指标。研究症状的发生、发展和演变以及由此而造成患者的身心反应,对形成护理诊断、指导临床护理措施起着主导作用。本章主要是对常见症状的临床表现进行评估,分析其可能的病因,总结其评估要点,并提出护理诊断及相关护理问题。

第1节 发 热

情境案例 4-1

张先生,28岁,4天前下班回家途中,突下大雨,因未带雨具,全身被雨淋透,第二天起床后感到全身发冷,额头发烫,不断咳嗽。拿体温计测量体温,体温计显示体温40.5℃。接下来几天虽自服了点药,但一直发热,体温波动在39.5~41℃。今天张先生住院了。护士如何判断张先生发热的程度及热型?能否推测其发热的原因。

体温一般指人体内部的温度,正常人的体温受体温调节中枢所调控,并通过神经、体液因素使产热和散热过程呈动态平衡,保持体温在相对恒定的范围内。体温调节中枢受致热原的作用,或体温调节中枢功能紊乱,使产热增多,散热减少,体温升高超过正常范围(36~37℃),称为发热。

正常成人口腔温度相对恒定在36.2~37.2℃,腋窝温度比口腔温度低0.5℃,直肠温度比口腔温度高0.5℃。正常体温在不同个体间略有差异,并受昼夜节律、年龄、性别、活动程度及机体内外环境的影响而稍有波动,但24小时内一般波动范围不超过1℃。

一、病 因

引起发热的原因很多,可分为感染性和非感染性两大类。

(一) 感染性发热

各种病原体感染引起的发热,也是发热最常见的类型,占发热病因的50%~60%。常见的病原体包括病毒、细菌、肺炎支原体、立克次体、螺旋体、寄生虫、真菌等,其中以细菌感染居首位。

(二) 非感染性发热

感染性发热以外的其他因素引起的发热称为非感染性发热。主要包括以下几类:

1. 无菌性坏死物质的吸收 见于机械性、物理性或化学性的损害,如大面积烧伤、大手术后组织损伤、内出血、大血肿等;血管栓塞或血栓形成引起的心、肺、脾等梗死或肢体坏死;恶性肿瘤、溶血反应所致的组织坏死与细胞破坏等。

2. 抗原-抗体反应 见于风湿热、血清病、药物热等。

3. 内分泌代谢性障碍 见于甲状腺功能亢进症、重度脱水、大量失血等。

4. 皮肤散热障碍 见于慢性心力衰竭、广泛性皮炎、鱼鳞病所致的发热,多为低热。

5. 体温调节中枢功能紊乱　见于中暑、重度安眠药中毒、脑出血等。由体温调节中枢直接受损而致,高热无汗为其特点。

6. 自主神经功能紊乱　属于功能性发热,见于感染后低热、夏季低热、生理性低热(如精神紧张、剧烈运动后、月经前及妊娠初期)等,多为低热。

二、发 生 机 制

各种发热激活物作用于机体,激活内源性致热原细胞产生或释放内源性致热原,再经一些后续环节引起体温升高。

(一) 致热原性发热

致热原性发热为发热的主要因素。分为以下两类:

1. 外源性致热原　各种病原体及其产物、炎性渗出物及无菌性坏死组织、抗原-抗体复合物、某些类固醇致热原等通过激活血液中的中性粒细胞、嗜酸性粒细胞和单核-吞噬细胞系统,使之产生内源性致热原而使体温升高。

2. 内源性致热原　又称白细胞致热原,如白细胞介素、肿瘤坏死因子、干扰素等,通过血-脑屏障直接作用于体温调节中枢,使产热增多,散热减少,体温升高引起发热。

(二) 非致热原性发热

1. 体温调节中枢直接受损　如颅脑外伤、出血、炎症等。
2. 引起产热增多的疾病　如甲状腺功能亢进症、癫痫持续状态。
3. 引起散热减少的疾病　如广泛性皮肤病、心力衰竭等。

三、临 床 表 现

(一) 发热的分度

按发热的高低(以口温为标准)可分为:

1. 低热　37.3~38℃。
2. 中等度热　38.1~39℃。
3. 高热　39.1~41℃。
4. 超高热　41℃以上。

(二) 发热的临床过程及特点

发热的临床过程一般分为三个阶段。

1. 体温上升期　此期特点是产热大于散热使体温上升,为发热的早期阶段。

临床表现为皮肤苍白、干燥无汗、疲乏、肌肉酸痛、畏寒或寒战等。体温上升有两种形式:①骤升型:体温急剧升高,几小时内达39~40℃或以上,常伴寒战,小儿多伴有惊厥,见于大叶性肺炎、疟疾、败血症、输液反应或某些药物反应等;②缓升型:体温逐渐上升,在数天内达高峰,多不伴寒战,见于伤寒、结核病等。

2. 高热期　此期特点是产热和散热过程在较高水平上保持相对平衡。体温上升达高峰后保持数小时、数天或数周。临床表现为皮肤潮红而灼热、呼吸深快、出汗等。

3. 体温下降期　此期特点是散热大于产热,由于病因消除,致热原的作用逐渐减弱或消失,体温下降恢复至正常,临床表现为多汗、皮肤潮湿。体温下降方式有:①骤降型:体温在数小时内迅速降至正常,伴有大汗淋漓,见于大叶性肺炎、疟疾、输液反应等;②渐降型:体温在数天内逐渐降至正常,见于伤寒、风湿热等。

(三) 热型及临床意义

把不同时间测得的体温数值分别记录在体温单上,将各数值点连接起来制成体温曲线,该曲线的不同形态称为热型。不同的发热性疾病可表现为不同的热型,依据不同的热型有助于发热病因的诊断和鉴别诊断。但须注意由于抗生素、肾上腺皮质激素、解热药的应用以及个体反应的强弱,可使疾病的热型不典型,因此要加以具体分析判断。常见的热型有:

1. 稽留热 体温持续在39~40℃或以上达数天或数周,24小时内波动范围不超过1℃(图4-1)。常见于大叶性肺炎、斑疹伤寒及伤寒高热期等。

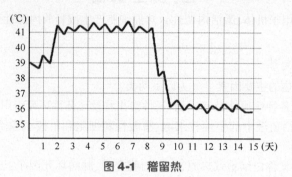

图4-1 稽留热

2. 弛张热 又称败血症热型,体温常在39℃以上,波动范围大,24小时内波动范围超过2℃,最低时都高于正常水平(图4-2)。常见于败血症、风湿热、化脓性感染及重症肺结核等。

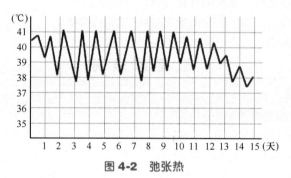

图4-2 弛张热

3. 间歇热 高热期与无热期交替出现,无热期可持续数天,如此反复(图4-3)。常见于疟疾、急性肾盂肾炎等。

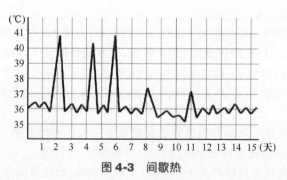

图4-3 间歇热

4. 波状热 体温渐升达39℃或以上,持续数天后又渐降至正常水平;数天后体温又渐升,如此反复多次,又称为"反复发热"(图4-4)。常见于布氏杆菌病。

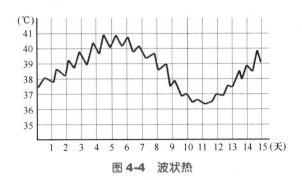

图 4-4　波状热

5. 回归热　体温骤升至 39℃ 或以上,持续数天后又骤降至正常水平。高热期与无热期各持续数天后规律性交替一次(图 4-5)。常见于霍奇金病等。

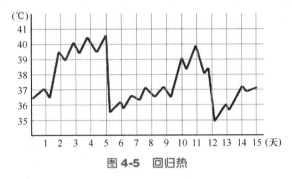

图 4-5　回归热

6. 不规则热　发热无一定规律(图 4-6)。常见于结核病、风湿热、渗出性胸膜炎、感染性心内膜炎及肺癌等。

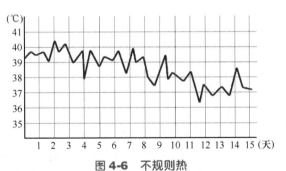

图 4-6　不规则热

四、护理评估

1. 发热的程度、热期和热型　定时测量体温,绘制体温曲线,观察发热的程度、热期,注意有无特征性热型。评估时应注意年龄差异、生殖周期差异以及运动、情绪和环境对体温的影响。如育龄女性体温在月经期较平日稍低,而在月经期间和妊娠期稍高等;体力活动、进餐、情绪激动等因素可使体温暂时升高,睡眠、饥饿等时可使体温下降。

2. 伴随症状　发热伴寒战见于疟疾、肺炎球菌肺炎、败血症、急性溶血、急性胆囊炎、输液反应等;先发热后昏迷多见于流行性乙型脑炎、流行性脑脊髓膜炎等中枢神经系统感染及中毒性痢疾、中暑等;先昏迷后发热多见于脑出血、巴比妥类中毒;伴有淋巴结、肝、脾大可见于淋巴瘤、白血病、传染性单核细胞增多症等。

3. 病情观察及心理评估　对高热期患者,要动态观察脉搏、呼吸、血压和意识状态,以判断高热对机体重要器官的影响及程度;体温下降期的患者,尤其是应用解热药或年老体弱者,要记录 24 小时出入量,观察有无口渴、皮肤干燥及弹性减弱、眼球凹陷、尿量减少、谵妄、狂躁、幻觉等脱水情况。此外,还应评估患者有无紧张、焦虑等心理反应。

五、护理诊断及相关护理问题

1. 体温过高　与病原体感染有关;与体温调节中枢功能障碍有关;与自主神经功能紊乱有关。
2. 体液不足　与体温下降期出汗过多和(或)摄入液体量不足有关。
3. 营养失调:低于机体需要量　与长期发热代谢率增高或营养摄入不足有关。
4. 口腔黏膜改变　与发热所致口腔黏膜干燥有关。
5. 潜在并发症　惊厥、意识障碍等。

小结

1. 感染性发热是临床最常见的类型。
2. 低热:37.3~38℃;中等度热:38.1~39℃;高热:39.1~41℃;超高热:41℃以上。
3. 体温上升期特点是产热大于散热,为发热的早期阶段。高热期特点是产热和散热在较高水平上保持相对平衡。体温下降期特点是散热大于产热。

自 测 题

1. 下列叙述不正确的是
   A. 体温是指机体内部的温度
   B. 正常情况下 24 小时内体温波动不超过 1℃
   C. 老年人体温比青壮年体温高
   D. 下午体温比早晨体温偏高
   E. 婴幼儿体温较老年人高

2. 以下哪一疾病发热最常见
   A. 肺炎　　B. 心肌梗死　　C. 风湿热
   D. 脑出血　　E. 甲状腺功能亢进

3. 体温持续在 39℃ 以上,24 小时内波动范围不超过 1℃ 是指
   A. 稽留热　　B. 弛张热　　C. 回归热
   D. 波状热　　E. 不规则热

4. 疟疾的典型热型为
   A. 不规则热　B. 稽留热　　C. 间歇热
   D. 弛张热　　E. 回归热

5. 引起发热的病因甚多,临床上最为常见的发热性疾病是

   A. 感染性发热疾病　　B. 皮肤散热减少性疾病
   C. 体温调节中枢功能失常性疾病
   D. 心脏、肺、脾等内脏梗死或肢体坏死
   E. 代谢性疾病

6. 下列叙述错误的是
   A. 弛张热指体温恒定维持在 39~40℃ 以上水平,达数天或数周,24 小时内体温波动范围不超过 1℃
   B. 稽留热指体温常在 39℃ 以上,波动幅度大,24 小时内波动范围超过 2℃,且都在正常水平以上
   C. 间歇热指体温升高达高峰后持续数小时,又迅速降至正常水平,无热期(间歇期)可持续 1 天至数天,如此高热期与无热期反复交替出现。
   D. 不规则热指发热体温曲线无一定规律性。
   E. 回归热是指体温骤升至 39℃ 或以上,持续数天后又骤降至正常水平。

(谷玉红)

第 2 节　咳嗽与咳痰

情境案例 4-2

　　欧阳先生,65 岁,自年轻时特别爱好抽烟,每天 1~2 包,大概 15 年前开始咳嗽、咳痰,每逢秋冬季天气转冷时复发,早些年痰量还不多,近三年来,痰量增加,尤其是睡后不久与起床后咳嗽、咳痰更为明显。5 天前天气突然转冷,欧阳先生咳嗽、咳痰加重,为黄色黏痰。你认为欧阳先生咳嗽、咳痰的原因是什么?有何特点?

咳嗽是一种保护性反射动作,呼吸道内的分泌物或进入呼吸道的异物可借咳嗽反射排出体外。但长期、频繁的咳嗽将影响休息与工作,则失去其保护性意义,属于病理状态。咳痰是通过咳嗽动作将呼吸道或肺部的分泌物排出口腔的动作。咳嗽与咳痰是呼吸系统疾病最常见症状之一。

一、病　　因

1. 呼吸道疾病　为最常见的病因。见于:①感染:如急性上呼吸道感染、肺炎、慢性支气管炎、支气管扩张、慢性阻塞性肺气肿等;②肿瘤:如支气管肺癌等;③变态反应性疾病:如支气管哮喘;④其他:如呼吸道异物、粉尘、吸入刺激性气体等。

2. 胸膜疾病　如胸膜炎、自发性气胸等。

3. 循环系统疾病　如二尖瓣狭窄或其他原因所致左心功能不全引起的肺淤血与肺水肿,或因右心及体循环静脉栓子脱落引起肺栓塞等。

4. 中枢神经因素　大脑皮质可影响咳嗽,表现为随意性或抑制性咳嗽,如皮肤、鼻黏膜、咽喉部黏膜受刺激可引起反射性咳嗽。脑炎、脑膜炎也可出现咳嗽。

二、发 生 机 制

1. 咳嗽　为延髓咳嗽中枢受刺激引起。咳嗽动作的全过程是短促的吸气,气门关闭,膈下降,随即呼吸肌和膈肌收缩,使肺内压迅速升高,然后高压气流喷射而出,冲击狭窄的声门裂隙而发生咳嗽动作。

2. 咳痰　正常呼吸道黏膜只分泌少量黏液,使呼吸道保持湿润。当咽、喉、气管、支气管发生炎症、过敏或受理化因素刺激时,黏膜充血、水肿,黏液分泌物增多,毛细血管通透性增高,浆液渗出。此时,含红细胞、白细胞、巨噬细胞、纤维蛋白等的渗出物与黏液,吸入的尘埃和某些组织破坏物等混合成痰。痰液借助支气管黏膜上皮细胞的纤毛运动、支气管平滑肌收缩及咳嗽的冲力将其排出体外。

三、临 床 表 现

咳嗽与咳痰因病因不同而出现差异,掌握这些特点,有助于诊断疾病。所以在观察时请注意以下内容:

1. 咳嗽的性质　咳嗽而无痰或痰量很少称为干性咳嗽,常见于急性咽喉炎、支气管炎的早期、胸膜炎、轻症肺结核等;咳嗽伴有痰液时称为湿性咳嗽,常见于肺炎、慢性支气管炎、支气管扩张及肺脓肿等。

2. 咳嗽的时间与规律　骤然发生的咳嗽,常见于急性呼吸道炎症、大支气管内异物等;长期慢性咳嗽多见于慢性支气管炎、支气管扩张和肺结核等;发作性咳嗽多见于百日咳、肿瘤压迫气管等;周期性咳嗽可见于慢性支气管炎或支气管扩张,且往往于体位改变时咳嗽加剧;卧位咳嗽比较明显,可见于慢性左心功能不全。

3. 咳嗽的音色　咳嗽声音嘶哑是声带炎症或肿瘤压迫喉返神经所致,可见于喉炎、喉结核、喉癌等;咳嗽无声或声音低微,可见于极度衰弱或声带麻痹的患者;咳嗽声音高亢呈金属音调,可由纵隔肿瘤、主动脉瘤或支气管肺癌直接压迫气管所致。

4. 痰的性状和量　痰的性质可分为泡沫痰、黏液痰、脓性痰或混合痰。急性支气管炎起初有白色黏液痰,以后为黄色黏稠脓性痰;支气管扩张、肺脓肿患者长期咳大量脓性痰;肺水肿患者咳粉红色泡沫痰;肺炎球菌肺炎患者咳铁锈色痰;肺结核、肺癌、支气管扩张患者有血痰;厌氧菌肺部感染者痰液有恶臭味。

痰量少者仅数毫升,见于呼吸道炎症;痰量多时可达数百毫升,静止后出现分层现象:上层为泡沫,中层为浆液或混浊黏液,底层为坏死组织,见于支气管扩张或肺脓肿。

四、护 理 评 估

1. 病史　有无粉尘、有害气体长期吸入史,有无大量吸烟史,有无心、肺疾病史等。

2. 咳嗽的特点　注意咳嗽的性质、程度、发生时间和持续时间、节律、音色及其与气候、环境、体位、睡眠的关系等;有无明显诱因等。

3. 咳痰的特点　注意痰的数量、性质、颜色、气味、黏稠度及其与体位的关系,如痰量增加提示病情加重,减少则好转;痰量骤降而体温升高,可能为排痰不畅。

4. 伴随症状　伴发热常表示呼吸道和肺部有感染存在;伴胸痛及呼吸困难常见于胸膜炎、肺炎、肺脓肿、自发性气胸;伴哮喘常见于支气管哮喘、心源性哮喘、气管内异物;伴咯血常见于支气管扩张症、肺结核、肺脓肿、肺癌、二尖瓣狭窄等;伴杵状指多见于支气管扩张症、慢性肺脓肿、肺癌。

5. 咳嗽与咳痰的身心反应　有无长期或剧烈咳嗽所致的头痛、失眠、精神委靡、纳差等,以及由此产生的烦躁、焦虑等心理反应。如剧烈咳嗽后突然出现胸痛、气促,应警惕自发性气胸的可能。

五、护理诊断及相关护理问题

1. 清理呼吸道无效　与痰液黏稠有关;与极度衰竭、咳嗽无力有关。

2. 有窒息的危险　与呼吸道分泌物阻塞大气道有关。

3. 睡眠型态紊乱　与夜间频繁咳嗽有关。

4. 活动无耐力　与长期频繁咳嗽有关。

5. 潜在并发症　自发性气胸。

小结

1. 咳嗽而无痰或痰量甚少,称为干性咳嗽;咳嗽伴有痰液时,称为湿性咳嗽。

2. 大量脓性痰见于支气管扩张、肺脓肿;咳粉红色泡沫痰见于肺水肿;铁锈色痰见于肺炎球菌肺炎;血痰见于肺结核、肺癌、支气管扩张;恶臭痰见于厌氧菌感染。

3. 痰量多时,放置后出现分层现象:上层为泡沫,中层为浆液或混浊黏液,底层为坏死组织,见于支气管扩张。

自 测 题

1. 咳嗽与咳痰疾病中,下列哪些疾病最常见
   A. 中枢神经系统疾病
   B. 呼吸道疾病
   C. 胸膜疾病
   D. 心血管疾病
   E. 精神性因素

2. 咳嗽与咳痰中,下列叙述错误的是
   A. 咳嗽是一种保护性反射动作
   B. 咳嗽亦属于一种病理现象
   C. 咳嗽控制中枢在延髓
   D. 胸膜疾病或心血管疾病不会出现咳嗽
   E. 极度衰弱的患者咳嗽声音低微

3. 干性咳嗽主要见于
   A. 胸膜炎　　　B. 肺炎　　　C. 肺脓肿
   D. 慢性支气管炎　E. 急性支气管炎的中后期

4. 金属调咳嗽见于
   A. 肺炎　　　　B. 气管受压　　C. 喉炎

D. 声带麻痹　　　E. 急性支气管炎

5. 咳铁锈色痰可能是
   A. 肺炎球菌肺炎　B. 支气管哮喘　C. 肺结核
   D. 气胸　　　　E. 急性肺水肿

6. 急性肺水肿的特征是
   A. 铁锈色痰　　　　B. 粉红色泡沫痰
   C. 黏液性痰　　　　D. 草绿色痰
   E. 白色泡沫痰

7. 咳嗽伴有夜间阵发性呼吸困难见于
   A. 肺气肿　　　　B. 肺结核
   C. 左心功能不全　D. 右心功能不全
   E. 肺源性心脏病

8. 咳嗽中枢位于
   A. 延髓　　　　B. 脑桥　　　　C. 中脑
   D. 小脑　　　　E. 大脑皮质

(谷玉红)

第 3 节　呼吸困难

情境案例 4-3

　　小宝四岁,每年都会发作"气喘"病。春天来了,小宝的"老毛病"又发作了。昨天,奶奶带小宝去公园玩,公园里百花争艳,回家后小宝出现喘气明显,当护士的小宝妈妈用听诊器听了听小宝的胸部,发现两肺有明显的哮鸣音。小宝的"气喘"是怎样产生的? 有何特点?

　　呼吸困难是指患者主观感觉空气不足、呼吸费力;客观上表现为呼吸运动用力,重者鼻翼扇动、张口耸肩、端坐呼吸甚至出现发绀,且伴有呼吸频率、节律和(或)深度的改变。

一、病　　因

(一) 呼吸系统疾病

　　1. 呼吸道阻塞　　如喉、气管、支气管的炎症及慢性阻塞性肺疾病、支气管哮喘、肿瘤、水肿、气道异物等引起的狭窄或阻塞。

　　2. 肺部疾病　　如肺结核、肺炎、肺脓肿、肺淤血、肺水肿、肺不张等。

　　3. 胸廓疾病　　如胸骨骨折、胸廓畸形、胸腔积液、气胸等。

　　4. 神经肌肉病变　　如重症肌无力累及呼吸肌、急性多发性神经根炎、脊髓灰质炎累及颈髓、药物所致呼吸肌麻痹等。

　　5. 膈肌运动障碍　　如大量腹水、腹腔巨大肿瘤、膈肌麻痹、胃肠胀气等。

(二) 循环系统疾病

　　如左心功能不全或右心功能不全、心脏压塞、原发性肺动脉高压及肺栓塞等。

(三) 中毒

　　如有机磷农药、一氧化碳、吗啡中毒,代谢性酸中毒(尿毒症、糖尿病酮症酸中毒),感染性中毒等。

(四) 血液系统疾病

　　如重度贫血、异常血红蛋白血症等。

(五) 神经精神因素

　　颅脑外伤、脑出血、脑肿瘤、脑及脑膜炎症致呼吸中枢功能障碍;精神因素所致癔症性呼吸困难等。

二、发 生 机 制

　　呼吸的过程包括肺通气、肺换气、气体在血液中运输及组织换气,任一过程发生障碍时均可产生呼吸困难。

三、临 床 表 现

(一) 肺源性呼吸困难

　　肺源性呼吸困难是由于呼吸系统疾病引起的通气和(或)换气功能障碍,导致缺氧和(或)二氧化碳潴留而引起的。临床上分为三种类型:

　　1. 吸气性呼吸困难　　由于高位呼吸道炎症、异物、水肿、肿瘤等引起的气管、支气管的狭窄或梗阻所致。常表现为吸气费力,吸气时间明显延长,重者因呼吸肌极度用力,胸腔负压增大,吸气时胸骨上窝、锁骨上窝和肋间隙出现明显凹陷,称"三凹征"(图 4-7),可伴有干咳及高调吸气性哮鸣音。

2. 呼气性呼吸困难　由肺泡弹性减弱(肺气肿)或小支气管狭窄与痉挛(支气管哮喘)时引起,常表现为呼气费力,呼气时间明显延长或缓慢,常伴有哮鸣音。

3. 混合性呼吸困难　见于肺呼吸膜面积减少(如肺炎、气胸、胸腔积液)与胸廓运动受限时,患者表现为呼气与吸气均费力,呼吸浅、快,可伴有呼吸音减弱或消失,可有病理性呼吸音。

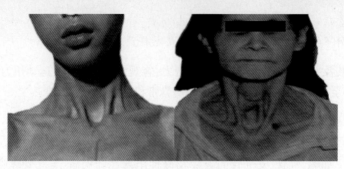

图 4-7　吸气"三凹征"

(二) 心源性呼吸困难

1. 左心功能不全　呼吸困难主要是由于肺淤血、肺水肿,使其换气功能发生障碍所致。特点是活动时加重,休息时减轻,平卧时加重,坐位时减轻,故常迫使患者采取端坐呼吸。

急性左心衰时,常出现夜间阵发性呼吸困难,多在睡眠中突然因气急而憋醒被迫坐起,惊恐不安,重者出现气喘、哮鸣音、出汗、发绀、咳粉红色泡沫样痰、双肺湿啰音、心率加快等。夜间阵发性呼吸困难(又称心源性哮喘),一般认为是睡眠时迷走神经兴奋性增高,使冠状动脉收缩,心肌供血不足,以及仰卧时肺活量减少和下半身静脉回流量增多,致肺淤血加重之故。

2. 右心功能不全　呼吸困难主要由于体循环淤血、肝大、胸腔积液、腹水使呼吸运动受限,右心房与上腔静脉压增高及酸性代谢产物增多兴奋呼吸中枢而致。

(三) 中毒性呼吸困难

1. 呼吸增快的呼吸困难　尿毒症、糖尿病酮症酸中毒、感染中毒性代谢产物等刺激呼吸中枢所致。特点是呼吸深长而规则,称酸中毒大呼吸(Kussmaul 呼吸)。

2. 呼吸减慢的呼吸困难　吗啡、巴比妥类药物中毒时,呼吸中枢受抑制,呼吸浅慢,也可有节律异常,如潮式(Cheyne-Stokes)呼吸及毕奥(Biot)呼吸。

(四) 神经精神性呼吸困难

1. 神经性呼吸困难　见于重症颅脑损伤、高血压性脑出血、脑炎、脑膜炎等,由于呼吸中枢受压迫或血流减少所致,特点是除呼吸深、慢外,常伴有节律的改变。

2. 精神因素所致的呼吸困难　受精神因素及心理因素的影响而诱发,呼吸频速而浅表,常因通气过度而发生呼吸性碱中毒,出现口周、肢体发麻或手足搐搦现象。

(五) 血源性呼吸困难

重度贫血、高铁血红蛋白血症、硫化血红蛋白血症或一氧化碳中毒时,使红细胞携氧量减少,血氧含量下降,呼吸常加快加深。此外,在大出血或休克时,因缺血及血压下降,刺激呼吸中枢引起呼吸困难,使呼吸增快。

呼吸困难时因能量消耗增加以及缺氧,患者可因活动耐力下降而使日常生活活动能力(ADL)受到不同程度的影响,严重时不仅影响患者的正常生活,甚至危及生命,并由此使其产生不良的情绪反应,如悲观、紧张等。

四、护理评估

1. 呼吸困难的严重程度及其对日常生活自理能力的影响,如患者出现潮式呼吸、毕奥式呼吸等呼吸节律的改变,多因中枢性呼吸衰竭所致,凡呼吸频率<5次/分或>40次/分并伴有意识障碍者,提示病情危重。

2. 呼吸困难发生的速度和持续的时间,数分钟、数小时内发生的多为支气管哮喘或肺水肿、气胸等引起;数天或数周内发生的多与心衰或胸腔积液有关;持续数月或数年的常与慢性阻塞性肺疾病、肺动脉高压有关。

3. 伴随症状
(1)伴胸痛,见于肺炎、自发性气胸、胸腔积液等。
(2)伴发热,见于呼吸系统感染性疾病。
(3)伴严重发绀、大汗及其他周围循环衰竭表现,提示病情危重。

4. 呼吸困难的心理反应 呼吸困难与心理反应相互作用及影响,如心理反应为烦躁不安、极度紧张、急躁发怒、焦虑等时,会加重呼吸困难;而严重呼吸困难时,患者可有不安、紧张、表情痛苦,甚至产生恐惧、惊慌和濒死的感觉。

5. 诊断、治疗与护理经过 尤其注意是否采取氧疗、氧疗浓度、流量及疗效。

五、护理诊断及相关护理问题

1. 低效性呼吸型态 与上呼吸道梗阻有关;与心肺功能不全有关。
2. 活动无耐力 与呼吸困难所致的能量消耗增加和缺氧有关。
3. 语言沟通障碍 与严重喘息有关;与辅助呼吸有关。
4. 气体交换受损 与心肺功能不全、肺部感染等引起有效肺组织减少、肺弹性减退等有关。
5. 自理能力缺陷 与呼吸困难有关。
6. 恐惧 与严重呼吸困难的心理变化有关。

小结

1. 吸气性呼吸困难常表现为吸气费力、时间延长,重者可出现"三凹征",见于上气道梗阻。呼气性呼吸困难常表现为呼气费力、时间延长,常伴有哮鸣音,见于细支气管狭窄或痉挛。
2. 左心衰发生呼吸困难的主要原因是肺淤血和肺水肿。
3. 酸中毒大呼吸特点是呼吸深长而规则,由尿毒症、糖尿病酮症酸中毒、感染中毒性代谢产物等刺激呼吸中枢所致。

自 测 题

1. 下列哪种疾病不是呼气性呼吸困难的常见疾病
A. 喉部水肿 B. 气管肿瘤 C. 肺不张
D. 气管异物 E. 以上均不是
2. 下列哪种疾病不是呼气性困难的常见疾病
A. 支气管哮喘 B. 气管异物
C. 弥漫性泛细支气管炎 D. 慢性阻塞性肺气肿
E. 严重的慢性支气管炎
3. 吸气性呼吸困难严重时可出现"三凹征",下列不是吸气性困难常见疾病的是
A. 气管肿瘤 B. 气管异物 C. 喉痉挛
D. 支气管哮喘 E. 以上均可见"三凹征"
4. 可引起呼气性呼吸困难的是

A. 急性支气管炎 B. 支气管哮喘 C. 气管异物
D. 重症肺结核 E. 大叶性肺炎
5. 夜间阵发性呼吸困难主要见于
A. 右心功能不全 B. 左心功能不全
C. 全心功能不全 D. 肺气肿
E. 慢性支气管炎
6. 可引起混合性呼吸困难的是
A. 急性喉炎 B. 肺气肿 C. 支气管哮喘
D. 大叶性肺炎 E. 气管异物
7. "三凹征"凹陷部位不包括
A. 胸骨上窝 B. 锁骨上窝 C. 肋间隙
D. 颊部 E. 剑突下

8. 酸中毒大呼吸见于
   A. 有机磷中毒　　B. 感染　　　　C. 尿毒症　　　　　　　　　　　　（谷玉红）
   D. 癔症　　　　　E. 重症肺结核

第4节　发　　绀

情境案例4-4

　　学习医学后,近来总回忆起幼儿园的同学小李子,那时大家都感觉她有些怪怪的,跟我们一起玩耍时,经常要独自蹲一会儿,再过来加入我们的队伍,而且发现她的口唇跟我们不一样,有些发"黑",手指甲也类似。听小李子妈妈讲她有先天性心脏病。现在才知道小李子口唇与指甲发"黑"用医学语言表达就是发绀,大家明白小李子发绀的原因与机制吗?

　　发绀亦称紫绀,是由于血液中还原型血红蛋白增多,或血液中有异常血红蛋白衍生物所致的皮肤和黏膜弥漫性青紫的现象。发绀多在皮肤较薄、色素较少和毛细血管丰富的末梢部位,如口唇、鼻尖、耳垂、颊部及指(趾)甲床等处较明显。

一、发病机制

　　当血液中还原型血红蛋白量>50g/L时,即可出现发绀。严重贫血的患者即使缺氧严重,还原型血红蛋白仍达不到上述值,不会出现发绀。当血液中出现较多的异常血红蛋白时,如高铁血红蛋白、硫化血红蛋白,会出现类似发绀的表现。

二、病　　因

(一) 血液中还原型血红蛋白增多

　　发绀按病因不同可分为以下三类:

　　1. 中心性发绀　　由于心、肺疾病,致动脉血氧饱和度降低而引起的发绀。可分为:①肺性发绀:常见于严重的呼吸系统疾病如呼吸道阻塞、肺部疾病(肺水肿、肺炎、肺气肿、肺纤维化)、胸膜病变(大量胸腔积液、气胸等)。由于通气、换气功能障碍所致。②心性发绀:可见于左心衰竭(肺内气体交换障碍所致)、法洛四联症等发绀型先天性心脏病(右向左分流,使静脉血混入动脉血中,当分流量超过心排血量的1/3时,即可引起发绀)。

　　2. 周围性发绀　　由于周围循环障碍或周围血管收缩、组织缺氧所致。可分为:① 淤血性周围性发绀:常见于右心衰竭、缩窄性心包炎等。因体循环淤血、周围血流缓慢,组织内氧被过多摄取,致还原型血红蛋白增多所致。②缺血性周围性发绀:常见于引起心排血量减少的疾病和局部血流障碍性疾病,如严重休克。因循环血量不足、心排血量减少与周围血管痉挛性收缩,血流缓慢,周围组织缺血、缺氧导致发绀。此外,雷诺病、血栓闭塞性脉管炎等因肢体动脉闭塞或小动脉强烈收缩也可引起局部发绀。

　　3. 混合性发绀　　为中心性发绀与周围性发绀两者并存,常见于全心衰竭的患者。

(二) 血液中存在异常血红蛋白衍生物

　　1. 高铁血红蛋白血症　　服用某些化学制剂或药物,如亚硝酸盐、磺胺类药物或含有亚硝酸盐的变质的蔬菜等,由于血液中血红蛋白分子中的二价铁被三价铁所取代,失去与氧结合的能力,当血中高铁血红蛋白含量超过30g/L时,即可出现发绀。

　　2. 硫化血红蛋白血症　　便秘或服用硫化物的患者,肠内形成大量硫化物,吸收后作用于血红蛋白,形成硫化血红蛋白血症,含量超过5g/L出现发绀,而且持续时间长。

三、临床表现

　　1. 中心性发绀　　特点为全身性发绀,除四肢和颜面部外,也累及黏膜和躯干皮肤,且发绀的皮肤温暖。

2. 周围性发绀　特点是常出现于肢体下垂部分及周围部位(如肢端、耳垂、鼻尖等处),皮肤冷,但若经按摩或加温后发绀可消失,此点可与中心性发绀鉴别。

3. 异常血红蛋白血症　虽然有发绀,但不一定伴有呼吸困难。见于以下几种:

(1) 高铁血红蛋白血症:特点是发绀出现急骤,抽出的静脉血呈深棕色,给予氧疗发绀不减,只有在静脉注射亚甲蓝或大量维生素C后,发绀可消退。

(2) 硫化血红蛋白血症:特点是持续时间长,可达数月或更长,临床上比较少见。

(3) 先天性高铁血红蛋白血症:特点是自幼有发绀,但无心、肺疾病及引起异常血红蛋白的其他原因,有家族史,身体一般状态较好。分光镜检查可证明血中存在高铁血红蛋白。

四、护理评估

1. 了解相关病史　查询与发绀有关的疾病史或药物、化学物品、变质蔬菜摄入史等。

2. 发绀的特点及严重程度　发绀的程度与皮肤厚度及肤色有关,观察时应予注意;是否合并呼吸困难,对疾病的鉴别有意义。区别中心性发绀和周围性发绀,观察发绀的部位、皮温及按摩加温后是否消失等。

3. 伴随症状

(1) 伴意识障碍,多见于中毒、休克、急性肺部感染或急性心力衰竭。

(2) 伴呼吸困难、咳嗽、咯血及水肿,多见于慢性心肺功能不全。

(3) 伴头晕、头痛,多为缺氧所致,吸氧后可改善。

(4) 伴蹲踞,常为法洛四联症的典型表现。

(5) 伴杵状指,主要见于先天性心脏病和某些慢性肺部疾病。

4. 诊断、治疗和护理经过　有无采取氧疗、药物治疗及其治疗效果。

五、护理诊断及相关护理问题

1. 活动无耐力　与还原型血红蛋白增多导致缺氧有关。

2. 气体交换受损　与心肺功能不全所致肺淤血或呼吸膜减少等因素有关。

3. 低效性呼吸型态　与肺泡通气、换气功能障碍有关。

4. 焦虑或恐惧　与缺氧所致呼吸费力有关。

5. 潜在并发症　意识障碍。

小结

1. 发绀是缺氧的典型表现,当血液中还原型血红蛋白量>50g/L时,即可出现发绀。但缺氧不一定发绀,如严重贫血时。

2. 发绀多在皮肤较薄、色素较少和毛细血管丰富的末梢部位,如口唇、鼻尖、耳垂、颊部及指(趾)甲床等处较明显。

3. 中心性发绀的特点是全身性,皮肤温暖,是心肺疾病造成SaO_2降低所致。周围性发绀特点是四肢末梢与下垂部位常见、皮肤温度低,使其温暖后可消失,为周围循环血流障碍所致。

自测题

1. 对发绀的描述你认为下列错误的是

   A. 重度贫血,有时难以发现发绀

   B. 发绀是由于血液中还原型血红蛋白绝对含量增多所致

   C. 发绀是由于血液中存在异常血红蛋白衍生物

   D. 某些药物或化学物质中毒时可引起发绀,经氧疗青紫可改善

   E. 中心性发绀皮肤温暖

2. 对于发绀的描述错误的是

   A. 发绀是指血液中还原型血红蛋白增多

B. 广义发绀还包括高铁血红蛋白血症和硫化血红蛋白症

    C. 硫化血红蛋白血症   D. 肠源性发绀

    E. 严重低血压

C. 中心性发绀可分为:肺性发绀和心性混血性发绀

6. 引起周围性发绀的疾病是

D. 真性红细胞增多症所致发绀不属于周围性发绀

    A. 肺炎   B. 法洛四联症   C. 右心衰竭

E. 周围性发绀经局部加温后发绀可减轻

    D. 肺气肿   E. 右向左分流的先天性心脏病

3. 以下哪种疾病发绀时不一定缺氧

7. 中心性发绀具有的特点是

    A. 真性红细胞增多症   B. 严重贫血

    A. 多出现在四肢末梢   B. 皮肤温暖

    C. 肺水肿   D. 右心功能不全

    C. 加温可消失   D. 按摩可消失

    E. 大叶性肺炎

    E. 以上均不正确

4. 毛细血管血中还原血红蛋白超过多少时可以出现发绀

8. 右向左分流的先心病,分流量超过心排血量的多少时出现发绀

    A. 150g/L   B. 50g/L   C. 75g/L

    A. 1/3   B. 2/3   C. 1/2

    D. 25g/L   E. 100g/L

    D. 1/4   E. 1/5

5. 难出现发绀的疾病是

    A. 严重贫血   B. 高铁血红蛋白血症

(谷玉红)

第5节 咯 血

情境案例4-5

小姜,瘦瘦的个子,干瘪的胸部,肋骨一根根显目,整天有气无力,食堂打来的饭总吃不到一半就倒掉了,说是没有胃口,每天下午脸总是泛着红,咳嗽已三四个月了,以为是"感冒",吃药也不见好转。每天早上起床小姜内衣总是湿湿的,卷起被子床板也是湿的。近一个多星期咳出的痰中带有血丝,今天咳嗽前感觉胸闷、喉痒,突然咯出一大口鲜红色的血。小姜患了何种疾病?如何评估咯血量?

咯血是指喉及喉以下的呼吸道和肺组织的出血,血液随咳嗽经口腔咯出。鼻咽部出血也常从口排出,需要与少量咯血相鉴别(鼻出血,血多从鼻孔流出,常可在鼻中隔下方李氏区发现出血灶;鼻腔后部出血,血液自后鼻孔沿软腭与咽后壁流下,患者因而有咽部异物感)。

一、病因与发病机制

(一) 呼吸系统疾病

1. 支气管疾病   常见于支气管扩张症、支气管内膜结核。由于病变损害支气管或病灶处的毛细血管,使其通透性增高或血管破裂所致。

2. 肺部疾病   常见于肺癌、肺结核、肺炎、肺梗死等。其中以肺结核的咯血临床上最常见。多为病变侵蚀血管,使其破溃引起出血;也可因炎症使毛细血管通透性增高,血液渗出所致。

(二) 心血管疾病

心血管疾病常见于二尖瓣狭窄,由于肺淤血所致毛细血管破裂或支气管静脉曲张破裂;急性肺水肿时,咳粉红色泡沫样血痰。

(三) 全身性疾病

1. 血液病   常见于白血病、血小板减少性紫癜、再生障碍性贫血、血友病、弥散性血管内凝血(DIC)。

2. 急性传染病   常见于流行性出血热、肺出血型钩端螺旋体病。

3. 自身免疫性疾病   常见于白塞病、结节性多动脉炎、肺出血-肾炎综合征等。

4. 其他   如毛细血管扩张症、子宫内膜异位症等。

二、临 床 表 现

1. 小量咯血　每日咯血量在100ml以内,只表现为痰中带血,一般无明显特殊症状,部分患者表现为焦虑、紧张。

2. 中等量咯血　每日咯血量在100～500ml,咯血前患者可有胸闷、喉痒、咳嗽等先兆症状,咳出的血多为鲜红色,伴有泡沫或痰。

3. 大咯血　每日咯血量在500ml以上,或一次咯血量在300ml以上,患者常伴有呛咳、出冷汗、脉速、呼吸急促、表浅、颜面苍白伴紧张不安和恐惧感。大量咯血可产生窒息、肺不张、继发感染和失血性休克等并发症。

三、护 理 评 估

1. 注意查询与咯血有关的疾病史或诱发因素。

2. 注意咯血与呕血的区别　一般不难区别,当大量呕血时血呈鲜红色,或大咯血时咽下又呕出时需作鉴别(表4-1)。

表4-1　咯血与呕血的鉴别

项目	咯血	呕血
病史	肺结核、支气管扩张、肺癌、心脏病等	消化性溃疡、肝硬化、急性胃黏膜病变等
出血前症状	喉部痒感、胸闷、咳嗽等	上腹部不适、恶心、呕吐
出血方式	咯出	呕出
血的颜色	鲜红色	棕红色、暗红色、有时为鲜红色
血内混有物	泡沫痰	食物残渣、胃液
酸碱反应	碱性	酸性
黑便	无(咽下血液时可有)	有,可持续数日
出血后痰的性状	痰中带血	无痰

3. 判断咯血的量及伴随症状与体征

(1) 青年人伴有午后潮热、盗汗、消瘦等结核中毒症状,多为肺结核。

(2) 中年以上,长期吸烟史,反复少量咯血、呛咳,抗生素治疗无效,闻及局限性哮鸣音,要考虑肺癌的可能性。

(3) 伴大量脓臭痰,多考虑支气管扩张或肺脓肿,但前者一般情况好,既往有类似病史,肺部有局限性、持续性、固定的湿啰音。

(4) 伴有心脏杂音,心尖区的舒张期隆隆样杂音,多为二尖瓣狭窄所致的咯血。如痰呈粉红色泡沫状,则考虑有急性肺水肿发生。

4. 咯血的心理反应　无论咯血量的多少,均可产生不同程度的恐惧和焦虑。少量持续咯血可伴有精神不安、失眠等;较大量的咯血可产生交感神经兴奋的表现如心率增快、呼吸增快、血压升高、皮肤潮红、苍白、出汗等。

5. 并发症的评估

(1) 窒息:大咯血过程中,咯血突然减少或终止,继而出现气促、胸闷、烦躁不安、惊恐、大汗淋漓、青紫或意识障碍。窒息是咯血主要的致死原因。

(2) 肺不张:咯血后如出现呼吸困难、胸闷、气急、发绀、呼吸音减弱或消失,可能为血块堵塞支气管引起全肺或一侧肺、肺叶或肺段不张。

(3) 继发感染:表现为咯血后发热不退、咳嗽加重,伴局部的干、湿啰音。

(4) 失血性休克:大咯血后出现脉搏增快、血压下降、四肢湿冷、烦躁不安、少尿等。

四、护理诊断及相关护理问题

1. 有窒息的危险　与大量咯血有关;与意识障碍有关;与无力咳嗽所致血液潴留于大气道内有关。

2. 有感染的危险　与血液潴留于支气管内有关。

3. 恐惧/焦虑　与咯血不止有关;与对检查结果感到不安有关。

4. 体液不足　与大量咯血所致循环血量不足有关。

5. 潜在并发症　休克。

小结

1. 咯血最常见的病因是肺结核。

2. 小量咯血是指每日咯血量在 100ml 以内;中等量咯血是指每日咯血量在 100~500ml;大咯血是指每日咯血量在 500ml 以上或一次咯血量在 300ml 以上。

3. 窒息是咯血主要的致死原因。

自 测 题

1. 40 岁以上长期吸烟者,咯血应考虑

　A. 肺结核　　　　　B. 支气管扩张

　C. 风心病二尖瓣狭窄　D. 慢性支气管炎

　E. 肺癌

2. 小量咯血是指 24 小时咯血量小于

　A. 100ml　　　B. 300ml　　　C. 500ml

　D. 400ml　　　E. 200ml

3. 引起咯血最常见的疾病是

　A. 二尖瓣狭窄　B. 肺结核　　C. 心肌梗死

　D. 肺心病　　　　E. 支气管扩张

4. 大量咯血是指一次咯血量超过

　A. 100ml　　　B. 300ml　　　C. 500ml

　D. 400ml　　　E. 200ml

5. 患者男,50 岁,因低热、咳嗽、咯血入院,入院后诊断为支气管扩张。今晨在病房突然剧烈咳嗽、咯血 80ml,随即烦躁不安,呼吸困难,口唇发绀,大汗淋漓,双手乱抓,两眼上翻。该患者可能发生了

　A. 肺栓塞　　　　B. 呼吸衰竭　　　C. 肺性脑病

　D. 窒息　　　　　E. 自发性气胸

(苍 薇)

第 6 节　呕血与便血

情境案例 4-6

吴老师刚三十出头,"胃痛"的老毛病已经有两三年了,都说这病与吴老师饮食不规律、爱喝酒有关。他也琢磨出了对付这"胃痛"的办法,吴老师口袋里总带着饼干,每到上午 11 点左右"胃痛"几乎准点发作,吃点饼干就好了。昨晚十二点左右吴老师"胃痛"又发作,感到恶心、想吐,没过一会,呕出三口咖啡色的液体,内含晚上吃的食物残渣,过了半个小时左右,吴老师拉出黑色的大便,感头昏、眼前发黑,直出冷汗。家人叫来出租车把吴老师送到医院。大家看看吴老师发生了什么?

一、呕血与黑便

呕血与黑便都是上消化道出血的症状。上消化道出血是指屈氏韧带以上的消化器官,包括食管、胃、十二指肠以及胰管和胆道出血。血液经胃从口腔呕出称呕血。上消化道出血部分经肠道排出体外,形成黏稀发亮的柏油样便,称黑便。呕血一般均伴有黑便,但有黑便不一定伴呕血。

(一) 病因与发生机制

1. 消化系统疾病

(1) 食管疾病:如食管炎、食管癌、食管异物及外伤等。

（2）胃及十二指肠疾病：如消化性溃疡、急性胃炎、胃癌、应激性溃疡等。

（3）肝、胆、胰腺疾病：如肝硬化食管胃底静脉曲张破裂出血、胰腺癌、出血性胆道炎、胆结石等。

2. 血液及造血系统疾病　如白血病、血小板减少性紫癜、再生障碍性贫血、血友病、弥散性血管内凝血等。

3. 全身性疾病　如流行性出血热、钩端螺旋体病、尿毒症及系统性红斑狼疮等。

上述病因中，以消化性溃疡引起的出血最为常见，其次是胃底或食管静脉曲张破裂，第三位是急性胃黏膜病变。

（二）临床表现

1. 呕血与黑便的表现　呕血前多有上腹部不适及恶心，随后呕出血性胃内容物。出血量大或在胃内停留的时间短则为鲜血、暗红或凝血块，如出血量小或在胃内停留的时间长，则为咖啡渣样或棕褐色。黑便的颜色取决于出血的速度与肠蠕动的快慢。

2. 失血的表现

（1）急性失血的表现：上消化道出血小于 1000ml，主要表现为头晕、乏力、出汗、四肢厥冷、心慌、脉搏增快。

（2）急性周围循环衰竭表现：上消化道出血大于 1000ml，可有脉搏细数、血压下降、呼吸急促及休克等急性周围循环衰竭表现。

3. 血液学改变　早期不明显，随组织液的渗出及输液等血液被稀释后，血红蛋白和红细胞可降低，出现贫血表现，出血停止后逐步恢复正常。

4. 发热　出血后 24 小时内多可有发热，但一般不超过 38.5℃，可持续 3~5 天。

（三）护理评估

1. 是否为上消化道出血　注意同上呼吸道出血及咯血鉴别；此外，进食大量动物血、肝脏，服用铋剂、铁剂、炭粉或中药时可使粪便呈黑色，但一般黑而无光泽，隐血试验多为阴性。

2. 了解相关病史　查询有无与呕血和黑便相关的疾病史及其诱发因素。明确出血病因，对出血抢救的护理配合具有重要意义。常见诱因如服用肾上腺糖皮质激素、吲哚美辛、水杨酸类等药物史；酗酒史；进食粗硬食物；精神刺激；剧烈呕吐等。

3. 出血量　观察和记录呕血持续时间、次数、量、性状。失血量的估计可参考呕血与黑便量，临床上>500ml 的失血还需根据临床表现来判断出血量。一般大便隐血试验阳性：出血量>5ml；黑便：出血量达 50~70ml；呕血：出血量达 250~300ml 以上。

4. 出血部位　一般幽门以上部位出血兼有呕血与黑便；幽门以下部位多只有黑便，但如出血量很大时，则血液可反流入胃，引起呕血。

5. 出血是否停止　注意排便次数、颜色的变化。次数多，大便稀、暗红均代表仍在继续出血。出血是否停止，不能只根据排便情况来判断，必须结合临床表现，如血压、脉搏、意识、肠鸣音、血红蛋白、红细胞计数等来综合判断。

6. 呕血与黑便的心理反应　注意患者有无紧张、不安、焦虑、恐惧等情绪改变。

7. 伴随症状

（1）呕血伴上腹部慢性、周期性、节律性疼痛，多见于消化性溃疡。

（2）中老年慢性上腹痛，如无规律并有厌食、消瘦，应警惕胃癌。

（3）伴脾大，蜘蛛痣，腹壁静脉曲张或腹水，提示肝硬化门静脉高压。

（4）伴有其他器官出血，常提示为血液病或全身性疾病。

（四）护理诊断及相关护理问题

1. 组织灌注量改变　与上消化道出血所致血容量减少有关。

2. 活动无耐力　与上消化道出血所致贫血有关。

3. 恐惧　与急性上消化道大量出血有关。

4. 潜在并发症　休克、急性肾衰竭。

二、便　　血

便血是指消化道出血,血液由肛门排出。便血一般是下消化道出血的症状,若上消化道出血量大,血液在肠道内停留时间短,则可表现为便血。

(一) 病因与发生机制

1. 小肠疾病　如肠结核、克罗恩病、小肠肿瘤、肠套叠、肠伤寒、急性出血性坏死性肠炎等。

2. 结肠疾病　如结肠癌、结肠息肉、溃疡性结肠炎、急性细菌性痢疾、阿米巴痢疾等。

3. 直肠、肛管疾病　如直肠炎、直肠息肉、直肠癌、痔疮、肛裂等。

(二) 临床表现

1. 便血的表现　便血的颜色、性状,因病因、出血部位、出血速度、出血量及血液在肠道停留的时间长短而异。下消化道出血,如出血速度快、量多、血液在肠道停留的时间短则呈鲜红色;反之则呈暗红色。血色鲜红,仅黏附于粪便表面或于排便后有鲜血滴或喷射出,提示肛门或肛管出血。急性细菌性痢疾多为黏液脓性鲜血便;阿米巴痢疾多为暗红色果酱样脓血便;急性出血坏死性肠炎可排出洗肉水样血便,伴特殊的腥臭味。

2. 失血的表现

(1) 短时间大量出血的表现:可出现失血性贫血和周围循环衰竭的表现。

(2) 长期慢性失血的表现:可出现乏力、头晕、心悸、面色苍白等贫血症状。

(三) 护理评估

1. 是否为下消化道出血　注意同上消化道出血鉴别;注意排除药物、食物的影响,必要时作粪便隐血试验。

2. 了解相关病史　查询有无与便血相关的疾病史及其诱发因素。主要根据现病史、既往史、伴随症状和体征。明确出血病因,对出血抢救的护理配合具有重要意义。

3. 出血量　了解和观察血便的颜色、性状、排便次数和量,结合全身有无失血的症状及其严重程度等进行评估。

4. 出血部位　询问有关病史、结合便血的特点以及伴随症状等进行综合评估。

5. 便血的心理反应　注意患者有无紧张、焦虑、恐惧等情绪改变。

6. 伴随症状

(1) 伴里急后重(肛门坠胀感,排便频繁,但每次排便量少,排便后未感轻松,犹觉排便未尽),提示肛门、直肠疾病,如细菌性痢疾、直肠癌等。

(2) 伴发热,常见于急性细菌性痢疾、肠伤寒、流行性出血热、恶性肿瘤、急性出血性坏死性肠炎等。

(四) 护理诊断及相关护理问题

1. 组织灌注量改变　与便血所致血容量减少有关。

2. 活动无耐力　与便血所致贫血有关。

3. 恐惧　与便血有关。

4. 有皮肤完整性受损的危险　与排泄物刺激肛周皮肤有关。

5. 潜在并发症　休克、急性肾衰竭。

小结

1. 呕血与黑便最常见的病因是消化性溃疡。

2. 一般大便隐血阳性(+)提示出血量>5ml;黑便提示出血量达50～70ml;呕血提示出血量达250～300ml以上。

3. 急性细菌性痢疾多为黏液脓性鲜血便;阿米巴痢疾多为暗红色果酱样脓血便;急性出血坏死性肠炎可排出洗肉水样血便,伴特殊的腥臭味。

自 测 题

1. 关于呕血,不正确的是

　A. 病因最多见于消化性溃疡

　B. 出血方式为呕出

　C. 血中混有食物残渣及胃液

　D. 酸碱反应为碱性

　E. 出血前有上腹部不适、恶心、呕吐

2. 呕血最常见的病因

　A. 消化性溃疡　　　B. 食管静脉曲张破裂

　C. 胃癌　　　　　　D. 急性胃黏膜病变

　E. 急性出血性胃炎

3. 呕血为鲜红色,而且量多,常见于

　A. 胃溃疡出血　　　　　B. 胃癌出血

　C. 肝硬化食管静脉曲张破裂　D. 急性胃炎

　E. 十二指肠炎

4. 鲜血便常见于

　A. 肛裂

　B. 壶腹部溃疡出血

　C. 肝硬化食管静脉破裂

　D. 胃溃疡

　E. 急性胃炎

5. 患者,女性,46岁。诊断为肝硬化,入院2天后突然出现呕血,提示胃内积血量至少为

　A. 50～70ml　B. 70～100ml　C. 100～150ml

　D. 150～250ml　E. 250～300ml

6. 冯先生,54岁。胃溃疡病史20年。近一个月上腹持续疼痛,口服制酸剂无效,消瘦,间断黑便。该患者最可能并发了

　A. 上消化道出血　B. 幽门梗阻　C. 穿孔

　D. 癌变　　　　　E. 感染

(苍　薇)

第7节 黄　疸

情境案例4-7

　　近两年来,包叔反复出现右上腹疼痛,特别是油吃多了或吃得过饱了后容易发作,常常在附近诊所打点"止痛"针与"消炎"针腹痛就缓解了。这两三天来,包叔腹痛加剧,"止痛"针的效果也变差。大家发现他眼睛黄得发绿,他自己感到大便颜色很浅、像陶土色。请大家说说包叔眼睛黄得发绿的原因。

　　黄疸是指由于血中总胆红素浓度过高,超过34.2μmol/L,致巩膜、黏膜、皮肤及体液黄染的现象(图4-8)。正常血清胆红素低于17.1μmol/L,当血中总胆红素浓度升高,肉眼未见黄疸者,称为隐性黄疸。

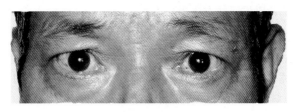

图4-8 黄疸

一、病因及发病机制

1. **胆红素正常代谢**　胆红素主要来源于血红蛋白。血液循环中衰老的红细胞经单核-吞噬细胞系统破坏、分解后形成非结合胆红素,非结合胆红素经肝细胞摄取与葡萄糖醛酸结合转化成结合胆红素,然后随胆汁排入肠道经细胞分解为无色的胆素原。其中大部分从粪便排出被氧化为黄褐色的粪胆素,小部分在肠道内被重吸收,经门静脉入肝,其中大部分再转化为结合胆红素,排入肠道形成胆红素的"肠肝循环"。小部分经体循环从肾脏排出,为尿中的尿胆原,被氧化后称尿胆素(图4-9)。

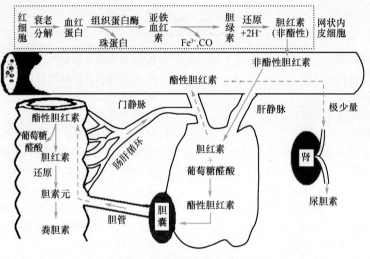

图 4-9　胆红素的代谢

2. **溶血性黄疸**　由于大量红细胞破坏,非结合胆红素生成过多,超过肝的代谢能力,同时因溶血而致贫血、缺氧等削弱了肝细胞的代谢功能,致使血中非结合胆红素浓度增高所致。

3. **肝细胞性黄疸**　因肝细胞广泛损伤,对非结合胆红素的代谢功能降低;已合成的结合胆红素经病变的肝细胞溢出、反流入血,故使血中非结合胆红素和结合胆红素均增高所致。

4. **胆汁淤积性黄疸**　肝内或肝外胆管阻塞、胆汁淤积,胆管内压力增高、小胆管和毛细胆管破裂,结合胆红素反流入血,使血中结合胆红素增高所致。

二、临床表现

1. **溶血性黄疸**　黄疸一般较轻,皮肤呈浅柠檬色。急性溶血多见于输血反应,可伴有寒战、高热、头痛、腰背四肢疼痛和不同程度的贫血,可出现血红蛋白尿,重者可发生急性肾衰竭。慢性溶血多因遗传性疾病所致,除贫血外可伴有脾大,长期高胆红素血症可并发胆结石和肝功能损害。

2. **肝细胞性黄疸**　皮肤、黏膜浅黄至深黄不等,可伴有乏力、恶心、呕吐、食欲减退、腹胀、肝区胀痛及其他原发病的表现。

3. **胆汁淤积性黄疸**　黄疸程度较重,皮肤呈暗黄色,完全梗阻者可呈黄绿色,甚至呈绿褐色,并伴有皮肤瘙痒、心动过缓、尿色深、粪便颜色呈白陶土色。由于胆汁不能进入肠道,影响脂溶性维生素K的吸收,使部分凝血因子合成障碍而发生出血倾向。

三、护理评估

1. **确定有无黄疸,查询相关病因**　注意与假性黄疸的鉴别,因进食过多的胡萝卜、南瓜、橘子等瓜果和服用利福平、呋喃类等药物会导致假性黄疸,但一般巩膜黄染不均匀,靠近角膜缘处明显。

2. **注意黄疸出现的急缓,粪、尿颜色,皮肤颜色深浅及是否伴有瘙痒**　不同黄疸各有其特点,如前所述。

3. 伴随症状

（1）伴发热、乏力、食欲下降、恶心、呕吐，常见于肝炎。

（2）伴寒战、发热、头痛、腰痛者，常见于急性溶血。

（3）伴右上腹剧烈疼痛者，常见于胆道、胆囊结石及胆道蛔虫症。

（4）伴肝大、质地硬、表面凹凸不平者常见于肝癌。

（5）伴上消化道大出血、腹水者可见于重症肝炎、肝硬化失代偿期。

4. 黄疸的身体反应　有无消化道症状；有无出血倾向；有无皮肤瘙痒等影响睡眠。

5. 黄疸的心理反应　严重者可引起焦虑、自卑、恐惧等情绪反应。

四、护理诊断及相关护理问题

1. 舒适的改变：皮肤瘙痒　与胆汁淤积性黄疸有关。

2. 有皮肤完整性受损的危险　与胆汁淤积性黄疸所致皮肤瘙痒有关。

3. 自我形象紊乱　与黄疸所致外形改变有关。

4. 焦虑　与皮肤严重黄染有关；与创伤性病因学检查有关。

小结

1. 溶血性黄疸皮肤呈浅柠檬色。急性溶血多见于输血反应。

2. 肝细胞性黄疸皮肤、黏膜呈浅黄至深黄不等。

3. 胆汁淤积性黄疸皮肤呈暗黄色，完全梗阻者可呈黄绿色，甚至呈绿褐色，并伴有皮肤瘙痒、心动过缓、尿色深、粪便颜色呈白陶土色。

自 测 题

1. 血总胆红素、非结合胆红素增高，结合胆红素下降，粪便颜色加深，提示

　　A. 溶血性黄疸　　　B. 肝细胞性黄疸

　　C. 胆汁淤积性黄疸　D. 过多食用橘子

　　E. 胆红素脑病

2. 肝细胞性黄疸可引起

　　A. 血中间接胆红素降低

　　B. 尿中胆红素阴性

　　C. 尿中尿胆原降低

　　D. 血中胆红素增高

　　E. 以上均不正确

3. 梗阻性黄疸可出现

　　A. 粪便呈白陶土样　　B. 心动过速

　　C. 非结合胆红素升高　D. 高热

　　E. 贫血

（苍　薇）

第8节　意识障碍

情境案例4-8

顾大爷患高血压二十多年了，医生开的药记起来就吃，忘记了就不吃，血压一直控制不好，昨天上午八时左右家人发现顾大爷倒在厕所里，不省人事，呼之不应，掐胳膊及腿毫无反应，摸鼻孔还有气息，按手腕有搏动，赶忙叫来"120"急救车将顾大爷送到了医院。我们想想顾大爷是什么程度的意识障碍？

意识障碍是指人体对周围环境及自身状态的识别和觉察能力出现障碍的一种精神状态。多由大脑及脑干损伤所致，重者表现为昏迷。

一、病因

(一) 感染性因素

1. 颅内感染　如脑炎、脑膜炎、脑型疟疾等。
2. 全身严重感染　如伤寒、败血症、中毒性肺炎、中毒型细菌性痢疾等。

(二) 非感染性因素

1. 颅脑疾病　①脑血管病,如脑出血、脑血栓形成、脑栓塞、蛛网膜下隙出血、高血压脑病等;②脑肿瘤;③脑外伤,如脑震荡、脑挫裂伤、颅骨骨折等;④癫痫。
2. 内分泌与代谢障碍　如甲状腺危象、甲状腺功能减退、糖尿病酮症酸中毒、低血糖昏迷、肝性脑病、肺性脑病、尿毒症等。
3. 心血管疾病　完全性房室传导阻滞、病态窦房结综合征所致的阿-斯(Adams-Stokes)综合征、严重休克等。
4. 水电解质平衡紊乱　如稀释性低钠血症、低氯性碱中毒、高氯性酸中毒等。
5. 外源性中毒　如安眠药、有机磷农药、酒精、一氧化碳、氰化物等中毒。
6. 物理损伤　如电击、中暑、淹溺等。

二、发病机制

意识是人体对自身或外界环境进行认识及做出适宜反应的基础。人的意识决定于两种功能:醒觉功能和认识功能(意识内容)。前者是由脑干的网状结构功能决定的,后者靠双侧大脑半球的正常功能来维持。任何原因所致的大脑皮质弥漫性损害和(或)网状结构上行系统被阻断,均可产生意识障碍。

三、临床表现

1. 嗜睡　为程度最轻的意识障碍。患者处于睡眠状态,但可以被轻度刺激和声音刺激唤醒,醒后能正确回答问题,但停止刺激后又入睡。
2. 意识模糊　意识障碍程度较嗜睡重,表现为对时间、地点、人物等定向力障碍,思维和语言不连贯,可有错觉、幻觉、躁动不安、谵语或精神错乱。
3. 昏睡　患者处于沉睡状态,强烈刺激可被唤醒,但醒后不能正确回答问题。
4. 昏迷　按程度不同,分为以下三种:
(1) 浅昏迷:意识大部分丧失,无自主运动,对声、光刺激无反应,对疼痛刺激有反应。吞咽反射、角膜反射和瞳孔对光反射等浅反射多存在。血压、脉搏、呼吸无明显异常,可出现大、小便失禁。
(2) 中度昏迷:对各种刺激无反应,对剧烈疼痛可有反应但明显迟钝,浅反射可存在,但明显迟钝。
(3) 深昏迷:意识完全丧失,肢体呈弛缓状态,对外界任何刺激无反应,深、浅反射均消失,血压、脉搏、呼吸常有改变。
5. 谵妄　以中枢神经系统兴奋性增高为主的急性脑功能失调,表现为意识模糊、幻觉、错觉、定向力丧失、躁动不安、胡言乱语等。常见于急性感染高热期、肝性脑病、中枢神经系统疾病、某些药物中毒等。

四、护理评估

1. 了解相关病史　注意意识障碍的相关病因及诱因。
2. 意识障碍程度及进展　通过与患者交谈,了解其思维、反应、情感活动、定向力等,必要时做痛觉试验、角膜反射、瞳孔对光反射、腱反射等,判断意识障碍的程度。
3. 意识障碍的身体反应　定时测量体温、脉搏、呼吸、血压等生命体征,观察瞳孔变化。评估营养状态,有无大、小便失禁,有无口腔炎、角膜炎、角膜溃疡、结膜炎,有无压疮形成,有无肢体肌肉挛缩、关节僵硬、肢体畸形及活动受限。

4. 伴随症状

（1）先发热后出现意识障碍,常见于感染性疾病,如流行性脑脊髓膜炎、病毒性脑炎、中毒性菌痢、肺炎球菌性肺炎等。

（2）先有意识障碍后出现发热见于脑出血、蛛网膜下隙出血等。

（3）伴有头痛、恶心、呕吐及肢体瘫痪常见于脑出血、脑血栓形成等。

（4）伴血压改变时,血压增高多见于高血压脑病、脑出血等;血压降低则多见于各种原因引起的休克。

（5）伴瞳孔缩小,见于有机磷中毒、巴比妥类药物中毒等。

（6）伴脑膜刺激征见于脑膜炎、蛛网膜下隙出血。

五、护理诊断及相关护理问题

1. 急性意识障碍　与脑出血有关;与肝性脑病有关等。

2. 清理呼吸道无效　与意识障碍有关。

3. 有误吸的危险　与意识障碍所致咳嗽反射减弱或消失有关。

4. 有受伤的危险　与意识障碍所致的躁动不安有关。

5. 营养失调:低于机体需要量　与意识障碍不能正常进食有关。

6. 有皮肤完整性受损的危险　与意识障碍所致自主运动丧失有关;与意识障碍所致大、小便失禁有关。

7. 有感染的危险　与意识障碍所致咳嗽、吞咽反射减弱或消失有关。

8. 躯体移动障碍　与意识障碍自主运动丧失有关。

9. 有失用综合征的危险　与意识障碍自主运动丧失有关。

10. 口腔黏膜改变　与意识障碍所致吞咽反射减弱或消失,口鼻腔分泌物积聚有关。

11. 完全性尿失禁　与意识障碍所致排尿失控有关。

12. 排便失禁　与意识障碍所致排便失控有关。

小结

1. 嗜睡为程度最轻的意识障碍。

2. 昏睡是患者处于沉睡状态,强烈刺激可被唤醒,但醒后不能正确回答问题。

3. 浅昏迷患者吞咽反射、角膜反射和瞳孔对光反射等浅反射多存在。深昏迷患者意识完全丧失,对外界任何刺激无反应深、浅反射均消失。

自　测　题

1. 对于深昏迷与中度昏迷最有价值的鉴别是　　　　　　判断
   A. 各种刺激无反应　　B. 本能唤醒　　　A. 嗜睡　　　　B. 昏睡　　　　C. 深昏迷
   C. 无自主运动　　　　D. 深浅反射均消失　D. 意识模糊　　E. 浅昏迷
   E. 大小便失禁

2. 出现意识障碍,定向力丧失。理解及判断力均不　　　　　　　　　　（苍　薇）
   正常,不能正确指示所处的环境,伴有幻觉,躁动,应

第9节 疼 痛

疼痛通常由身体损伤、疾病或不良的外部刺激所引起的不舒适感觉,是一种复杂的生理、心理活动。本节主要阐述临床上最常见的头痛、胸痛及腹痛。

一、头 痛

头痛是指额、顶、颞及枕部的疼痛。可见于多种疾病,大部分无特殊意义,例如,全身感染发热性疾病往往伴有头痛,精神紧张、过度疲劳也可有头痛。但反复发作或持续的头痛,可能是某些器质性疾病的信号,应认真评估,明确原因,及时处理。

(一)病因

1. 颅脑病变 ①感染:如脑膜炎、脑膜脑炎、脑炎、脑脓肿等;②血管病变:如蛛网膜下隙出血、脑出血、脑血栓形成、脑栓塞、高血压脑病、脑供血不足、脑血管畸形、血栓闭塞性脉管炎等;③占位性病变:如脑肿瘤、颅内转移瘤、颅内白血病浸润、颅内猪囊尾蚴病或棘球蚴病等;④颅脑外伤:如脑震荡、脑挫伤、硬膜下血肿、颅内血肿、脑外伤后遗症;⑤其他:如偏头痛、丛集性头痛、头痛型癫痫等。

2. 颅外病变 ①颅骨疾病:如颅底凹入症、颅骨肿瘤;②颈椎病及其他颈部疾病;③神经痛:如三叉神经、吞咽神经及枕神经痛;④眼、耳、鼻和齿疾病所致的头痛。

3. 全身性疾病 ①急性感染:如流感、伤寒、肺炎等发热性疾病;②心血管疾病:如高血压、心力衰竭;③中毒:如酒精、一氧化碳、有机磷等中毒;④其他:尿毒症、贫血、肺性脑病、系统性红斑狼疮、月经期及绝经期头痛、中暑等。

4. 神经官能症 如神经衰弱及癔症性头痛。

(二)发病机制

1. 各种原因引起的颅内外血管的收缩、扩张以及血管受牵引或伸展。

2. 脑膜受刺激或牵拉。

3. 具有痛觉的脑神经(第5、9、10 三对脑神经)和颈神经被刺激、挤压或牵拉。

4. 头、颈部肌肉的收缩。

5. 神经功能紊乱。

(三)临床表现

1. 发病情况 急性起病并有发热者常为感染疾病所致。急剧的头痛,持续不减,并有不同程度的意识障碍而无发热者,提示颅内血管性疾病(如蛛网膜下隙出血)。长期的反复发作头痛或搏动性头痛,多为血管性头痛(如偏头痛)或神经官能症。慢性进行性头痛并有颅内压增高的症状(如呕吐、缓脉、视神经盘水肿)应注意颅内占位性病变。青壮年慢性头痛,但无颅内压增高,常因焦急、情绪紧张而发生,多为肌收缩性头痛(或称肌紧张性头痛)。

2. 头痛部位　了解头痛部位是单侧或双侧、前额或枕部、局部或弥散、颅内或颅外对病因的诊断有重要价值。如偏头痛及丛集性头痛多在一侧。颅内病变的头痛常为深在性且较弥散，颅内深部病变的头痛部位不一定与病变部位相一致，但疼痛多向病灶同侧放射。高血压引起的头痛多在额部或整个头部。全身性或颅内感染性疾病的头痛，多为全头部痛。蛛网膜下腔出血或脑脊髓膜炎除头痛外尚有颈痛。眼源性头痛为浅在性且局限于眼眶、前额或颞部。鼻源性或牙源性头痛也多为浅表性疼痛。

3. 头痛的程度与性质　头痛的程度一般分轻、中、重，但与病情的轻重并无平行关系。三叉神经痛、偏头痛及脑膜刺激征的疼痛最为剧烈。脑肿瘤的痛多为中度或轻度。高血压性、血管性及发热性疾病的头痛，往往带搏动性。有时神经功能性头痛也颇剧烈。神经痛多呈电击样痛或刺痛，肌肉收缩性头痛多为重压感、紧箍感或钳夹样痛。

4. 头痛出现的时间与持续时间　某些头痛可发生在特定时间。如颅内占位性病变往往清晨加剧。鼻窦炎的头痛也常发生于清晨或上午，丛集性头痛常在晚间发生，女性偏头痛常与月经期有关，脑肿瘤的头痛多为持续性，可有长短不等的缓解期。

5. 加重、减轻或激发头痛的因素　咳嗽、打喷嚏、摇头、俯身可使颅内高压性头痛、血管性头痛、颅内感染性头痛及脑肿瘤性头痛加剧。丛集性头痛在直立时可缓解。颈肌急性炎症所致的头痛可因颈部运动而加剧；慢性或职业性的颈肌痉挛所致的头痛，可因活动按摩颈肌而逐渐缓解。偏头痛在应用麦角胺后可获缓解。

6. 伴随症状　①头痛同时伴剧烈呕吐者提示为颅内压增高，头痛在呕吐后减轻者可见于偏头痛；②头痛伴眩晕者见于小脑肿瘤、椎-基底动脉供血不足；③头痛伴发热者常见于感染性疾病，包括颅内或全身性感染；④慢性进行性头痛出现精神症状应注意颅内肿瘤；⑤慢性头痛突然加剧并有意识障碍者提示可能发生脑疝；⑥头痛伴视力障碍者可见于青光眼或脑瘤；⑦头痛伴脑膜刺激征者提示有脑膜炎或蛛网膜下腔出血；⑧头痛伴癫痫发作者可见于脑血管畸形、脑内寄生虫病或脑肿瘤；⑨头痛伴神经功能紊乱症状者可能是神经功能性头痛。

（四）护理评估

1. 评估起病时间、急缓、病程、部位与范围性质、程度、频度（间歇性/持续性）、激发或缓解因素。

2. 是否伴失眠、焦虑、剧烈呕吐（是否喷射性）、头晕、眩晕、出汗、抽搐、视力障碍、感觉或运动异常、精神异常、嗜睡、意识障碍等相关症状。

3. 有无感染、高血压动脉硬化、颅脑外伤、肿瘤、精神病、癫痫病、神经官能症及眼、耳、鼻、齿等部位疾病史。

（五）护理诊断及相关护理问题

1. 疼痛　与颅内外血管舒缩功能障碍或者脑部器质性病变等因素有关。

2. 焦虑或恐惧　与长期头痛不缓解或加剧有关。

3. 潜在并发症　颅内压增高、脑疝。

二、胸　痛

胸痛主要由胸部疾病引起，少数由其他部位的病变所致。痛阈因个体差异性大，胸痛的程度与原发疾病的病情轻重并不完全一致。

（一）病因

1. 胸壁疾病　急性皮炎、皮下蜂窝织炎、带状疱疹、流行性胸痛、肌炎、肋软骨炎、肋间神经炎、肋骨骨折。

2. 心血管疾病　①心肌缺血：如心绞痛、急性心肌梗死、严重的二尖瓣或主动脉瓣狭窄、肥厚性梗阻型心肌病；②心肌或心包炎症：如急性心肌炎、急性心包炎；③与心脏邻近的大血管病变：如主动脉瘤、主动脉夹层、肺动脉栓塞;④其他:如心脏神经官能症等。

3. **呼吸系统疾病** 自发性气胸、胸膜炎、胸膜肿瘤、大叶性肺炎、支气管肺癌等。

4. **纵隔疾病** 纵隔炎、纵隔脓肿、纵隔肿瘤、反流性食管炎、食管裂孔疝、食管癌等。

5. **其他** 膈下脓肿、肝脓肿、脾梗死、急性白血病、多发性骨髓瘤等。

(二) 发病机制

各种刺激因子如缺氧、炎症、肌张力改变、癌肿浸润、组织坏死以及物理、化学因子都可刺激胸部的感觉神经纤维产生痛觉冲动,并传至大脑皮质的痛觉中枢引起胸痛。胸部的感觉神经纤维有:①肋间神经感觉纤维;②支配心脏和主动脉的交感神经纤维;③支配气管与支气管的迷走神经纤维;④膈神经的感觉纤维。非胸部内脏疾病也引起胸痛,这是因为病变内脏与分布体表的传入神经进入脊髓同一节段并在后角发生联系,因此来自内脏的痛觉冲动直接激发脊髓体表感觉神经元,引起相应体表区域的痛感,称放射痛或牵涉痛。如心绞痛时除出现心前区、胸骨后疼痛外尚可放射至左肩、左臂内侧或左颈、左侧面颊部。

(三) 临床表现

1. **发病年龄** 青壮年胸痛:应注意结核性胸膜炎、自发性气胸、心肌炎、心肌病、风湿性心瓣膜病,在 40 岁以上还应注意心绞痛、心肌梗死与支气管肺癌。

2. **胸痛部位** 包括疼痛部位及其放射部位。

(1) 胸壁疾病引起的胸痛:疼痛部位局限,局部有压痛;炎症性疾病,尚伴有局部红、肿、热表现。带状疱疹出现成簇水疱沿一侧肋间神经分布伴剧痛,疱疹不越过体表中线。非化脓性肋软骨炎多侵犯第1、2肋软骨,对称或非对称性,呈单个或多个肿胀隆起,局部皮色正常,有压痛,咳嗽、深呼吸或上肢大幅度活动时疼痛加重。

(2) 食管及纵隔病变引起的胸痛:疼痛多位于胸骨后,进食或吞咽时加重。

(3) 心绞痛和心肌梗死引起的胸痛:疼痛多在心前区与胸骨后或剑突下,常放射至左肩、左上臂内侧,达环指与小指,亦可放散于左颈与面颊部,误认为牙痛。

(4) 主动脉夹层引起的胸痛:疼痛位于胸背部,向下放射至下腹部、腰部与两侧腹股沟和下肢。

(5) 自发性气胸、胸膜炎和肺梗死引起的胸痛:疼痛多位于患侧腋前线与腋中线附近,如累及肺底、膈胸膜,则疼痛也可放射至同侧肩部。肺尖部肺癌(肺上沟癌、Pancoast 癌)以肩部、腋下疼痛为主,向上肢内侧放射。

3. **胸痛性质** 带状疱疹呈刀割样痛或灼痛,剧烈难忍,食管炎则为烧灼痛,心绞痛呈绞榨性并有重压窒息感;心肌梗死则疼痛更为剧烈并有恐惧、濒死感。干性(纤维素性)胸膜炎常呈尖锐刺痛或撕裂痛。支气管肺癌常为胸部闷痛,而 Pancoast 癌疼痛则呈火灼样,夜间尤甚。主动脉夹层为突然发生的胸背部撕裂样剧痛。肺梗死亦为突然剧烈刺痛或绞痛,常伴呼吸困难与发绀。

4. **持续时间** 缺血所致疼痛为阵发性,炎症、肿瘤、梗死所致疼痛呈持续性。如心绞痛发作时间短暂,而心肌梗死疼痛持续时间很长且不易缓解。

5. **影响疼痛因素** 包括发生诱因、加重与缓解因素。劳累、体力活动、精神紧张,可诱发心绞痛发作,休息、含服硝酸甘油或硝酸异山梨酯,可使绞痛缓解,而对心肌梗死疼痛则无效。胸膜炎和心包炎的胸痛则可因深呼吸与咳嗽而加剧。反流性食管炎呈胸骨后灼痛,饱餐后出现,弯腰、仰卧时加重,服用抗酸剂和促胃肠动力药(如多潘立酮或西沙必利)后可减轻或消失。

6. **伴随症状** ①伴吞咽困难或咽下痛者,提示食管疾病,如反流性食管炎;②伴呼吸困难者,提示较大范围病变,如大叶性肺炎、自发性气胸、渗出性胸膜炎和肺栓塞等;③伴面色苍白、大汗、血压下降或休克表现时,多考虑心肌梗死、主动脉夹层和大块肺栓塞等。

(四) 护理评估

1. 询问患者发病的年龄、缓急、诱因、加重与缓解的方式;了解胸痛部位、性质、程度、持续时间、有无放射痛等。

2. 观察患者有无咳嗽、咯血、呼吸困难、吞咽困难等,是否伴有面色苍白、大汗、血压下降或休克等。

3. 了解患者曾做过哪些检查,所使用的药物种类、剂量及疗效等。

(五) 护理诊断及相关护理问题

1. 胸痛　与心肌缺血、缺氧及胸膜受到刺激等因素有关。

2. 恐惧　与剧烈疼痛有关。

3. 潜在并发症　休克。

三、腹　痛

腹痛是临床常见的症状,也是促使患者就诊的重要原因。腹痛多数由腹部脏器疾病所引起,但腹腔外疾病及全身性疾病也可引起。病变的性质可为器质性,亦可为功能性。有的起病来势急骤而剧烈,有的起病缓慢而疼痛轻微。由于发病原因复杂,引起腹痛机制各异,对腹痛患者必须认真了解病史,进行全面的身体评估和必要的辅助检查,进行综合分析,才能作出正确的诊断。临床上一般可将腹痛按起病缓急、病程长短分为急性腹痛与慢性腹痛。

(一) 病因

1. 急性腹痛

(1)腹腔器官急性炎症:如急性胃炎、急性肠炎、急性胰腺炎、急性出血坏死性肠炎、急性胆囊炎等。

(2)空腔脏器阻塞或扩张:如肠梗阻、肠套叠、胆道结石、胆道蛔虫症、泌尿系结石等。

(3)脏器扭转或破裂:如肠扭转、肠绞窄、肠系膜或大网膜扭转、卵巢扭转、肝破裂、脾破裂、异位妊娠破裂等。

(4)腹膜炎症:多由胃肠穿孔引起,少部分为自发性腹膜炎。

(5)腹腔内血管阻塞:如缺血性肠病、腹主动脉夹层和门静脉血栓形成。

(6)腹壁疾病:如腹壁挫伤、脓肿及腹壁皮肤带状疱疹。

(7)胸腔疾病所致的腹部牵涉痛:如肺炎、肺梗死、心绞痛、心肌梗死、急性心包炎、膈胸膜炎、食管裂孔疝。

(8)全身性疾病所致的腹痛:如腹型过敏性紫癜、糖尿病酮症酸中毒、尿毒症、铅中毒、血卟啉病等。

2. 慢性腹痛

(1)腹腔脏器的慢性炎症:如反流性食管炎、慢性胃炎、慢性胆囊炎及胆道感染、慢性胰腺炎、结核性腹膜炎、溃疡性结肠炎、Crohn 病等。

(2)空腔脏器的张力变化:如胃肠痉挛或胃、肠、胆道运动障碍等。

(3)胃、十二指肠溃疡。

(4)腹腔脏器的扭转或梗阻:如慢性胃、肠扭转,十二指肠壅滞症,慢性假性肠梗阻。

(5)脏器包膜的牵张:实质性器官因病变肿胀,导致包膜张力增加而发生的腹痛,如肝淤血、肝炎、肝脓肿、肝癌等。

(6)中毒与代谢障碍:如铅中毒、尿毒症等。

(7)肿瘤压迫及浸润:以恶性肿瘤居多,可能与肿瘤不断长大、压迫与浸润感觉神经有关。

(8)胃肠神经功能紊乱:如肠易激综合征。

(二) 发病机制

腹痛发生可分为三种基本机制,即内脏性腹痛、躯体性腹痛和牵涉痛。

1. 内脏性腹痛　是体内某一器官受到刺激,信号经交感神经通路传入脊髓,其疼痛特点为:①疼痛部位不确切,接近腹中线;②疼痛感觉模糊,多为痉挛、不适、钝痛、灼痛;③常伴恶心、呕吐、出汗等其他自主神经兴奋症状。

2. 躯体性腹痛　是来自腹膜壁层及腹壁的痛觉信号,经体神经传至脊神经根,反映到相应脊髓节段所支配的皮肤上。其特点是:①定位准确,可在腹部一侧;②程度剧烈而持续;③可有局部腹肌强直;④腹痛可因咳嗽、体位变化而加重。

3. 牵涉痛　是腹部脏器引起的疼痛,刺激经内脏神经传入,影响相应脊髓节段而定位于体表,即更多具有体神经传导的特点,疼痛程度剧烈,部位明确,局部有压痛、肌紧张及感觉过敏等。

临床上不少疾病的腹痛涉及多种发生机制,如阑尾炎早期疼痛在脐周或上腹部,常有恶心、呕吐,为内脏性疼痛,持续而强烈的炎症刺激影响相应脊髓节段的躯体传入纤维,出现牵涉痛,疼痛转移至右下腹麦氏点;当炎症进一步发展波及腹膜壁层,则出现躯体性疼痛,程度剧烈,伴压痛、肌紧张及反跳痛。

(三) 临床表现

1. 腹痛部位　一般腹痛部位多为病变所在部位。如胃、十二指肠疾病和急性胰腺炎,疼痛多在中上腹部;胆囊炎、胆石症、肝脓肿等疼痛多在右上腹;急性阑尾炎疼痛在右下腹麦氏点;小肠疾病疼痛多在脐部或脐周;结肠疾病疼痛多在下腹或左下腹部。膀胱炎、盆腔炎及异位妊娠破裂,疼痛亦在下腹部。弥漫性或部位不定的疼痛见于急性弥漫性腹膜炎(原发性或继发性)、机械性肠梗阻、急性出血性坏死性肠炎、血卟啉病、铅中毒、腹型过敏性紫癜等。

2. 腹痛性质和程度　突发的中上腹剧烈刀割样痛、烧灼样痛,多为胃、十二指肠溃疡穿孔。中上腹持续性剧痛或阵发性加剧应考虑急性胃炎、急性胰腺炎。胆石症或泌尿系结石常为阵发性绞痛,相当剧烈,致使患者辗转不安。阵发性剑突下钻顶样疼痛是胆道蛔虫症的典型表现。持续性、广泛性剧烈腹痛伴腹壁肌紧张或板样强直,提示为急性弥漫性腹膜炎。隐痛或钝痛多为内脏性疼痛,多由胃肠张力变化或轻度炎症引起。胀痛可能为实质脏器的包膜牵张所致。

3. 诱发因素　胆囊炎或胆石症发作前常有进油腻食物史;而急性胰腺炎发作前则常有酗酒、暴饮暴食史;部分机械性肠梗阻多与腹部手术有关;腹部受暴力作用引起的剧痛并有休克者,可能是肝、脾破裂所致。

4. 发作时间与体位的关系　餐后痛可能由于胆胰疾病、腹部肿瘤或消化不良所致;饥饿痛发作呈周期性、节律性者见于胃、十二指肠溃疡;子宫内膜异位者腹痛与月经来潮相关;卵泡破裂者发作在月经间期。胃黏膜脱垂患者左侧卧位可使疼痛减轻。十二指肠壅滞症患者膝胸或俯卧位可使腹痛及呕吐等症状缓解。胰腺癌患者仰卧位时疼痛明显,而前倾位或俯卧位时减轻。

5. 伴随症状　腹痛伴有发热、寒战者提示有炎症病变,见于急性胆道感染、肝脓肿、腹腔脓肿,也可见于腹腔外疾病。腹痛伴黄疸者可能与肝、胆疾病有关。急性溶血性贫血也可出现腹痛与黄疸;腹痛伴休克,同时有贫血者可能是腹腔脏器破裂(如肝、脾或异位妊娠破裂);无贫血者则见于胃肠穿孔、绞窄性肠梗阻、肠扭转、急性出血坏死性胰腺炎。腹腔外疾病如心肌梗死、肺炎也可有腹痛与休克,应特别警惕;伴呕吐者提示食管、胃肠病变,呕吐量大提示胃肠道梗阻;伴反酸、嗳气者提示胃、十二指肠溃疡或胃炎;伴腹泻者提示消化吸收障碍或肠道炎症、溃疡或肿瘤。此外,腹痛伴血尿者可能为泌尿系疾病(如泌尿系结石)所致。

(四) 护理评估

1. 腹痛起病情况　除注意有无饮食、手术等诱因外,应特别注意缓解因素。
2. 腹痛的性质和严重程度　腹痛的性质与病变性质密切相关。烧灼样痛多与化学性刺激有关,如胃酸的刺激;绞痛多为空腔脏器痉挛、扩张或梗阻引起,常见于肠绞痛、胆绞痛、肾绞痛。持续钝痛可能为实质脏器牵张或腹膜外刺激所致;剧烈刀割样疼痛多为脏器穿孔或严重炎症所致;隐痛或胀痛反映病变轻微,可能为脏器轻度扩张或包膜牵扯等所致。

3. 腹痛的部位　腹痛的部位多代表疾病部位,牵涉痛有助于判断疾病的部位和性质。

4. 腹痛的时间　特别是与进食、活动、体位的关系。

5. 腹痛的伴随症状　对评估疾病的性质、严重程度均十分重要。

（五）护理诊断及相关护理问题

1. 腹痛　与腹腔脏器病变有关。

2. 焦虑　与疼痛迁延不愈有关。

3. 潜在并发症　休克。

小结

1. 三叉神经痛、偏头痛及脑膜刺激征引起的头痛程度剧烈。

2. 高血压性、血管性及发热性疾病的头痛呈搏动性。

3. 颅内占位性病变头痛清晨加剧。鼻窦炎的头痛常发生于清晨或上午,丛集性头痛常在晚间发生,女性偏头痛常与月经期有关。

4. 头痛同时伴剧烈呕吐者提示为颅内压增高,头痛伴眩晕者见于小脑肿瘤、椎-基底动脉供血不足。

5. 头痛伴脑膜刺激征者提示有脑膜炎或蛛网膜下隙出血。

6. 食管及纵隔病变引起的胸痛多位于胸骨后,进食或吞咽时加重。

7. 心绞痛和心肌梗死引起的胸痛多在心前区与胸骨后,常放射至左肩、左上臂内侧,达示指与小指,亦可放射于左颈与面颊部。

8. 主动脉夹层引起的胸痛剧烈、呈撕裂样。

9. 胆囊炎或胆石症发作前常有进油腻食物史;而急性胰腺炎发作前则常有酗酒、暴饮暴食史。

10. 腹痛发作呈周期性、节律性者见于胃、十二指肠溃疡。

11. 胃、十二指肠疾病和急性胰腺炎疼痛多在中上腹部;胆囊炎、胆石症、肝脓肿等疼痛多在右上腹;急性阑尾炎疼痛在右下腹麦氏点;小肠疾病疼痛多在脐部或脐周;结肠疾病疼痛多在下腹或左下腹部。膀胱炎、盆腔炎与异位妊娠破裂,疼痛亦在下腹部。

自 测 题

1. 头痛伴有剧烈喷射性呕吐提示
　　A. 青光眼　　　　B. 基底动脉供血不足
　　C. 鼻窦炎　　　　D. 丛集性头痛
　　E. 颅内压增高

2. 下列哪项是引起头痛的颅内病变
　　A. 颅底凹入症　　　B. 颅骨肿瘤
　　C. 颈椎病　　　　　D. 三叉神经痛
　　E. 脑肿瘤

3. 下列哪项是引起头痛的全身性疾病
　　A. 三叉神经痛　　B. 偏头痛　　C. 贫血
　　D. 脑供血不足　　E. 脑外伤后遗症

4. 突发胸部剧烈刺痛伴呼吸困难和发绀,常提示
　　A. 肺炎　　B. 肺结核　　C. 肺癌
　　D. 肺梗死　　E. 渗出性胸膜炎

5. 心前区及胸骨后疼痛有时向左肩及左手放射者常见于

　　A. 肺癌　　　B. 自发性气胸　　C. 干性胸膜炎
　　D. 心绞痛　　E. 大叶性肺炎

6. 下列哪项不属于疼痛的性质
　　A. 刺痛　　　B. 刀割样痛　　C. 烧灼痛
　　D. 绞痛　　　E. 牵涉痛

7. 下列哪项是引起胸痛的胸壁疾病
　　A. 肺癌　　　B. 自发性气胸　　C. 胸膜肿瘤
　　D. 胸膜炎　　E. 肋间神经炎

8. 带状疱疹的胸痛为
　　A. 刀割样痛　　　B. 压榨痛　　　C. 闷痛
　　D. 撕裂痛　　　　E. 绞痛

9. 突然发生的全腹部持续性剧痛伴腹肌紧张或板状腹,提示
　　A. 泌尿系统结石　　　B. 急性胰腺炎
　　C. 胆道蛔虫症　　　　D. 急性胆囊炎
　　E. 急性弥漫性腹膜炎

10. 腹痛伴里急后重提示
    A. 消化性溃疡　B. 泌尿系结石　C. 胰腺疾病
    D. 直肠疾病　　E. 慢性肝脏疾病
11. 腹痛伴里急后重者可见于
    A. 急性细菌性痢疾　　B. 伤寒　　C. 副伤寒
    D. 肠结核　　　　　　E. Crohn 病
12. 下列疾病可出现急性腹痛的是
    A. 反流性食管炎　　B. 慢性胃炎　　C. 肝炎
    D. 肠梗阻　　　　　E. 胃、十二指肠溃疡

13. 关于腹痛部位,下列叙述正确的是
    A. 胃、十二指肠溃疡疼痛多在脐周
    B. 急性阑尾炎疼痛在右下腹麦氏点
    C. 小肠疾病疼痛多在右上腹
    D. 胆囊炎疼痛多在左上腹
    E. 肝脓肿疼痛多在中下腹

（余俊玲）

第 10 节　水　　肿

情境案例 4-10

　　邻居王大爷是我们居民区内的老病号,今年 65 岁,据说他抽了三十多年的烟,十年前开始咳嗽、咳痰,治疗后好转,以后每到冬天时复发,三年前逐渐感到上楼费力,喘不过气来,医生说王大爷患了"阻塞性肺气肿",近一个多星期,王大爷喘气加重,发现双下肢也肿了,按压后出现明显凹陷,其他处还好。王大爷问我腿肿了是怎么回事?

　　水肿是指液体在组织间隙过多积聚。水肿可分布于全身,也可发生于身体某一局部。全身性水肿是指液体在组织间隙呈弥漫性分布;局部性水肿是指液体积聚在局部组织间隙内;液体在体腔内积聚称积液,如胸腔积液、腹水及心包积液等。一般情况下,水肿不包括内脏器官的水肿,如脑水肿、肺水肿等。

一、病　　因

（一）全身性水肿的原因

1. 心脏疾病　慢性风湿性心瓣膜病、缺血性心肌病、高血压性心脏病、扩张型心肌病等疾病引起的充血性心力衰竭、缩窄性心包炎等。

2. 肝脏疾病　各种原因引起的肝硬化,肝癌等。

3. 肾源性　如急性肾小球肾炎、慢性肾小球肾炎、肾病综合征、肾盂肾炎肾衰竭期、肾动脉硬化症、肾小管病变等。

4. 营养不良性疾病　①原发性食物摄入不足:如各种原因所致的饥饿或食物中的营养成分过低;②继发性食物摄入不足:如神经性厌食,严重疾病时的食欲缺乏、胃肠疾患、妊娠呕吐、精神神经疾病、口腔疾病等,消化吸收障碍。

5. 其他　①内分泌性:抗利尿激素分泌异常综合征,肾上腺皮质功能亢进症,甲状腺功能低下,甲状腺功能亢进等;②妊娠性:妊娠后期,妊娠中毒症状等;③特发性:多见于妇女,往往与月经的周期性有关。

（二）局部性水肿的原因

1. 静脉阻塞性疾病　肿瘤压迫或肿瘤转移,局部炎症,静脉血栓形成,血栓性静脉炎,瘢痕收缩及创伤等。可分为慢性静脉功能不全、上腔静脉阻塞综合征、下腔静脉阻塞综合征及其他静脉阻塞。

2. 变态反应性疾病　荨麻疹,血清病以及食物、药物、刺激性外用药等的过敏反应等。

3. 淋巴性疾病　原发性淋巴性水肿(先天性淋巴性水肿、早发性淋巴性水肿),继发性淋巴水肿(肿瘤、感染、外科手术、辐射等)。

4. 炎症性疾病　为最常见的局部水肿。见于丹毒、疖肿、卢德维咽峡炎,蛇毒中毒等。

5. 血管神经性疾病　可属变态反应或神经源性,可因昆虫、机械刺激、温热刺激或感情激动而诱发。部分病例与遗传有关。

二、发生机制

正常人体中,组织间液量通过机体内外及血管内外的液体交换维持动态平衡。影响组织液生成的因素包括毛细血管静水压、血浆胶体渗透压、组织压、组织液的胶体渗透压等。当上述因素发生障碍时,组织间液的生成大于回收,即发生水肿。产生水肿的主要因素包括:①钠与水的潴留,如继发性醛固酮增多症等;②毛细血管静水压增高,如右心衰竭等;③毛细血管通透性增高,如急性肾炎等;④血浆胶体渗透压降低,如肾病综合征等;⑤淋巴回流受阻,如丝虫病等。

三、临床表现

(一) 全身性水肿

1. 心源性水肿　主要见于右心衰竭。水肿特点:首先发生在身体下垂部位,因体位不同而异。水肿为对称性、凹陷性。重者可发生全身性水肿,且常伴有胸腔积液、腹水、心包积液等。

2. 肝源性水肿　见于肝功能失代偿期。水肿特点:主要表现为腹水,也可先出现踝部水肿,逐渐向上蔓延,但头面部及上肢常无水肿。

3. 肾源性水肿　见于各型肾炎。水肿特点:疾病早期晨起时眼睑及颜面水肿,以后发展为全身水肿。常伴尿常规改变、高血压、肾功能损害等表现。肾病综合征的患者水肿明显,常伴胸腔积液、腹水。

4. 营养不良性水肿　见于慢性消耗性疾病、蛋白质丢失过多等所致低蛋白血症、维生素 B_1 缺乏。水肿特点:常从足部开始逐渐蔓延至全身。水肿发生前常有消瘦、体重减轻等。

5. 其他原因所致全身性水肿　①黏液性水肿:见于甲状腺功能减退症。水肿特点:为非凹陷性水肿,以眼睑、口唇、下肢胫前较明显。②经前期紧张综合征:出现于月经前 7~14 天。水肿特点:眼睑、踝部、手部轻度水肿,行经后逐渐消退。③药物性水肿:见于肾上腺糖皮质激素、雄激素、雌激素、胰岛素等应用过程中。④特发性水肿:见于女性。水肿特点:水肿与体位有明显关系,主要发生在身体下垂部分,于直立或劳累后出现,休息后减轻或消失。

(二) 局部性水肿

局部性水肿分为炎症性水肿、静脉阻塞性水肿、淋巴水肿等。与局部静脉、淋巴回流受阻或毛细血管通透性增高有关。见于血栓性静脉炎、丝虫病所致象皮腿、局部炎症等。

四、护理评估

1. 水肿出现的时间、部位、程度、全身性或局部性。

2. 伴随的症状　有无呼吸困难、重度蛋白尿、肝肿大,有无消瘦、体重减轻,以及水肿与月经周期的关系等。

3. 身体反应　有无饮食、饮水的变化,出入液量是否平衡,有无体重、胸围、腹围的改变,水肿部位皮肤有无变化等。

4. 诊断、治疗及护理经过　是否用药及剂量、疗效、不良反应;有无饮食、饮水的限制等。

五、护理诊断及相关护理问题

1. 体液过多　与右心衰竭有关;与肾脏疾病所致水钠潴留有关。

2. 营养失调:低于机体需要量　与营养不良性水肿有关。

3. 有皮肤完整性受损的危险　与水肿所致组织、细胞营养不良有关。

4. 潜在并发症　急性肺水肿。

小结

1. 水肿的发生与下列因素有关 ①钠与水的潴留;②毛细血管静水压增高;③毛细血管通透性增高;④血浆胶体渗透压降低;⑤淋巴回流受阻。

2. 心源性水肿首先发生在身体下垂部位,因体位不同而异,水肿为对称性、凹陷性。常见于各种原因引起的右心衰竭。

3. 肝源性水肿主要表现为腹水。常见于肝硬化。

4. 肾源性水肿表现为晨起时眼睑及颜面水肿。常见于各型肾炎。

自 测 题

1. 下述疾病可导致全身性水肿的是
   A. 上腔静脉阻塞综合征　　　B. 下肢静脉曲张
   C. 右心衰竭　　　　　　　　D. 丝虫病
   E. 血管神经性水肿

2. 下列可引起局部水肿的是
   A. 右心衰竭　　B. 肾病综合征　　C. 营养不良
   D. 丝虫病　　　E. 肝硬化

3. 患者眼睑水肿,逐渐蔓延至全身,为
   A. 肾性水肿　　　　　　　　B. 心源性水肿
   C. 肝源性水肿　　　　　　　D. 内分泌性水肿
   E. 营养不良性水肿

（罗　帆）

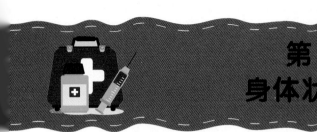
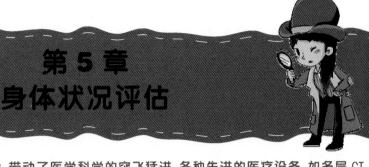

第5章
身体状况评估

引言:现代科学技术日新月异,带动了医学科学的突飞猛进,各种先进的医疗设备,如多层 CT(电子计算机 X 线体层扫描)、MRI(磁共振)、CR(计算机 X 线摄影)、DR(数字化 X 线摄影)、超声机、电子内镜、血管造影技术、全自动生化分析仪、酶标仪、免疫检验技术等对我们评估疾病提供了极大的方便。然而,过度依赖仪器检查只会增加患者的经济负担与心理压力,再先进的医疗设备永远不能取代我们的双手以及凭借一些简单的工具就能完成的身体健康评估的基本方法。

身体状况评估是评估者运用自己的感官或借助简单的工具,以了解机体健康状况的最基本的评估方法。身体状况评估的目的是进一步支持、验证问诊中得到的有临床意义的症状,发现被评估者所存在的体征、对治疗及护理的反应,为确定护理诊断提供客观依据,一般始于健康史采集结束之后。

第 1 节   身体状况评估的基本方法

情境案例 5-1

戴阿姨是医院的退休护士,国庆期间乘火车外出旅游,车上一个较瘦的年轻人搬重箱子后突发疾病,列车员通过广播寻找医务人员,戴阿姨被大家推荐去看看。阿姨发现该年轻人呼吸急促、面容痛苦,解开患者上衣见左侧胸部较右侧胸部饱满,双手掌放在胸部检查,并用手指叩击胸部,两侧产生不一样的声音,戴阿姨还用耳朵贴在胸部听了听。最后阿姨得出结论说该小伙子患了气胸,暂时没有生命危险,到站后可送医院处理。大家说说戴阿姨应用了哪些身体评估的方法?

身体评估是评估者运用自己的感官或借助简单的辅助工具,如听诊器、体温计、血压计、叩诊锤等,对被评估者进行细致、有序的观察和检查,以了解其身体状况的检查方法。

一、评估前准备

1. 器材准备   根据需要准备相关检查所需物品。包括体温计、血压计、听诊器、压舌板、手电筒、软尺、叩诊锤、纸笔等。

2. 环境准备   评估环境应安静、温暖、舒适、安全,光线充足,以自然光线照明最佳。

3. 评估者准备   评估者应掌握评估的技能和方法,并且衣着整洁,态度和蔼,体位正确,动作规范、轻柔。

4. 被评估者准备   了解进行身体评估的目的,配合评估者的检查,以保证评估的顺利进行。

二、评估的基本方法

身体状况评估常用的基本方法有视诊、触诊、叩诊、听诊、嗅诊。评估者应根据评估部位和目的的不同选择适宜的评估方法。

(一) 视诊

视诊是运用视觉观察被评估者全身或局部状态的评估方法。

1. 适用范围　范围广,是身体状况评估的基本方法。用于一般状态及局部体征的评估。全身一般状态如年龄、性别、发育、面容、步态等;局部状态如皮肤、黏膜、关节外形等。某些特殊检查也可借助于仪器,如检眼镜、耳镜等。

2. 特点　简单,适用范围广。

(二) 触诊

触诊是通过接触被评估者体表后的感觉来判断其身体某部位状态的评估方法。通过触诊可以明确视诊不能明确的异常征象,如皮肤温度、湿度、震颤、波动感以及包块的部位、大小、轮廓、压痛、移动度、硬度等。触诊时手的指腹和掌指关节的掌面较敏感,对温度的感觉一般手背较敏感。特点:适用范围较广,可遍及全身各部位,触诊在腹部评估中最为重要。

1. 触诊方法　分为浅部触诊法和深部触诊法。

(1) 浅部触诊法:适用于体表浅在病变。①部位:关节、软组织、浅部的动脉、静脉、神经、阴囊及精索等。②方法:一手轻放在被评估处,利用掌指关节及腕关节的协同动作,以旋转或滑动的方式轻压触摸。主要用于评估浅表器官或包块等状态,如皮温、脉搏、肌紧张度、关节、软组织、淋巴结等。

(2) 深部触诊法:适用于评估腹部病变及脏器情况。深部触诊可触及身体的深度为4~5cm,主要用于察觉腹腔脏器或病变的情况。根据检查的目的和手法的不同,可分为四种。①深部滑行触诊法:常用于腹腔深部包块和胃肠病变的评估。②双手触诊法:多用于肝、脾、肾和腹腔肿物的评估。③深压触诊法:适用于探测腹腔深在病变的部位或确定腹部压痛点。④冲击触诊法:用于大量腹水难以触及肝脏者(图5-1)。

2. 注意事项

(1) 触诊前应向被评估者介绍评估的目的和配合方式,评估时手要温暖轻柔,避免引起肌肉紧张,影响评估效果。

(2) 评估者与被评估者都应采取适宜的体位。

(3) 边触诊边思考,结合病变的解剖部位及毗邻关系,以明确病变的性质及来源。

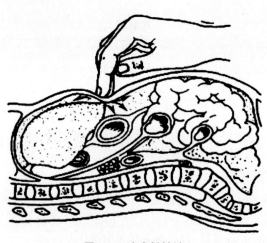

图5-1　冲击触诊法

(三) 叩诊

叩诊是评估者用手指叩击被评估者身体表面使之震动而产生声响,根据振动和声响特点来判断被评估部位的脏器状态的评估方法。适用于肺、心脏及腹部的检查。

1. 叩诊体位　胸部叩诊取坐位或卧位,腹部叩诊取仰卧位。

2. 叩诊方法　间接叩诊法和直接叩诊法。

(1) 间接叩诊法:应用最多,评估者左手中指第二指关节紧贴于叩诊部位,右手指自然弯曲,以中指指端叩击左手中指第二指骨的前端,叩击方向与叩诊部位的体表垂直,叩诊时以腕关节与掌指关节的活动为主(图5-2)。

(2) 直接叩诊法:用于评估胸部或腹部面积较广泛的病变,胸腔积液或腹水等。评估者用右手示指、中指和环指的掌面直接拍击被评估的部位,借拍击的反响和指下的震动来判断病变情况。

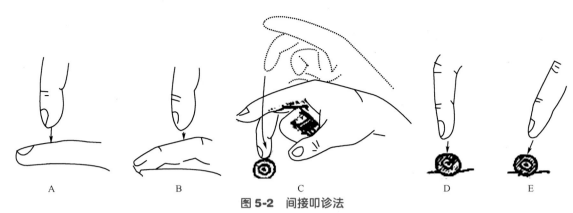

图 5-2　间接叩诊法
A. 正确姿势；B. 错误姿势；C. 间接叩诊姿势；D. 正确方向；E. 错误方向

3. 叩诊音的特点与临床意义(表 5-1)

表 5-1　叩诊音的特点及临床意义

叩诊音	音响强度	音调	持续时间	正常存在部位	临床意义
实音	弱	高	短	心、肝	大量胸腔积液、肺实变
浊音	较弱	较高	较短	心、肝被肺覆盖部位	肺炎、肺不张、胸膜增厚
清音	较强	较低	较长	正常肺部	无
过清音	强	低	长	无	肺气肿
鼓音	强	低	长	腹部、胃泡区	气胸、肺空洞

4. 注意事项

(1) 叩诊时应嘱患者充分暴露被评估部位，放松肌肉。

(2) 环境应安静，以免影响叩诊音的判断。

(3) 注意对称部位的叩诊比较。

(4) 叩击动作要灵活、短促、富有弹性。

(四) 听诊

1. 听诊　是用耳或借助于听诊器听取被评估者身体内各部位发出的声音，来识别健康与否的评估方法。常用于心血管、肺、胃肠道等部位的评估。

(1) 听诊方法：分间接听诊法和直接听诊法两种。①直接听诊法：用耳郭直接贴近评估者体表听诊，此法听到的体内声音微弱，辩识度低，且不方便，临床上很少使用；②间接听诊法：用听诊器听诊，此法对听诊音有放大效果，临床适用范围广泛。常用听诊器的听件有膜式与钟式两种(图 5-3)。膜式听件可以良好听取高频声响，钟式听件适合听取低频声响。

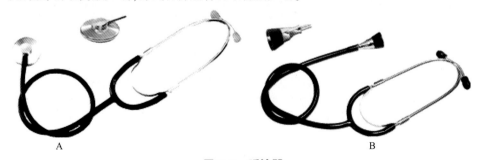

图 5-3　听诊器
A. 膜式；B. 钟式

表5-2 具有重要临床意义的异常气味

异常气味	临床意义
痰液恶臭味	支气管扩张或肺脓肿
恶臭的浓液	气性坏疽
尿液浓烈的氨味	膀胱炎及尿潴留
尿呈鼠尿味	苯丙酮尿症
呼气浓烈的酒味	饮酒
呼气刺激性蒜味	有机磷农药中毒
呼气烂苹果味	糖尿病酮症酸中毒
呼气肝臭味	肝性脑病
呼气有金属异味	重金属中毒

（2）适用部位：心、肺、腹部、血管。

2. 注意事项

（1）环境应安静、温暖、避风。

（2）体位适当，可根据被评估者的病情采取适当体位。

（3）听诊前应注意耳件方向是否正确，管腔是否通畅；听件要紧贴于被评估的部位，避免与皮肤摩擦而产生附加音。

（4）听诊时注意力要集中，听诊心脏是要摒除呼吸音的干扰，听诊肺部时也要排除心音的干扰。

（五）嗅诊

嗅诊是评估者通过嗅觉判断被评估者异常气味与疾病关系的评估方法（表5-2）。

小结

1. 身体状况评估的基本方法有视、触、叩、听、嗅诊。其中，视诊方法简单，适用范围广，能提供重要的评估资料。

2. 触诊特别适用于腹部的评估，可分为浅部触诊法与深部触诊法。浅部触诊法适用于体表浅在病变，如关节、软组织、浅表的动脉、静脉等，深部触诊法适用于评估腹部病变及脏器情况。

3. 深部触诊法分为四种 ①深部滑行触诊法：用于腹腔深部包块及脏器情况；②双手触诊法：用于肝、脾、肾与腹腔肿物的评估；③深压触诊法：适用于探测腹腔深在病变的部位或确定腹部压痛点，如阑尾压痛点、胆囊压痛点等；④冲击触诊法：只用于有大量腹水难以触及肝者。

4. 痰液恶臭味见于支气管扩张或肺脓肿；呼气刺激性蒜味见于有机磷农药中毒；呼气烂苹果味见于糖尿病酮症酸中毒；呼气肝臭味见于肝性脑病。

自 测 题

1. 评估全身状况最常用的方法为
   A. 视诊　　　　B. 触诊
   C. 叩诊　　　　D. 听诊
   E. 嗅诊

2. 痰液呈恶臭味的疾病是
   A. 气胸　　　　B. 肺脓肿
   C. 阻塞性肺气肿　　D. 肺炎
   E. 胸膜粘连

（吴　庆）

第2节　一般状况评估

情境案例5-2

张师傅今年50岁，诊断为慢性肾衰竭已十年，两年前已进入尿毒症期，靠血液透析维持生命。请大家说出对张师傅一般状况评估有哪些内容？推测可能有哪些异常？

一般评估是对被评估者全身状态的概括性观察，是护士进行身体评估时较重要的部分。一般以视诊为主，配合应用触诊。评估的内容包括：性别、年龄、生命体征、发育与体型、营养、意识状态、语调与语态、面容与表情、体位、步态等。

一、性　　别

性别主要依据生殖器和第二性征的发育状况来判断。由于某些疾病也可导致性征的改变，如肾上腺皮质瘤可使女性出现男性化表现,肝硬化可使男性出现女性化表现,性染色体数目和结构的异常也可导致两性畸形。

二、年　　龄

疾病和年龄的关系很密切,不同年龄段的疾病谱不同。有些疾病常见于儿童,如麻疹、佝偻病等;有些疾病常见于老年人,如冠心病、高血压、高血脂、恶性肿瘤等。

三、生　命　征

基本生命征包括体温(T)、脉搏(P)、呼吸(R)、血压(BP)。

(一) 体温

1. 参考范围　因测量部位不同而略有差异,可分为口测法(36.3~37.2℃)、肛测法(36.5~37.7℃)、腋测法(36~37℃)。

2. 临床意义　生理情况下,体温有一定的波动。早晨体温略低,下午略高,24小时内波动范围不超过1℃;运动或进食后、月经期前或妊娠妇女体温略高,老年人体温略低。体温高于正常称为发热,体温低于正常称为体温过低。

3. 发热　发热的病因及分度见第4章第1节。

4. 体温过低　主要见于休克、严重营养不良、甲状腺功能减退、过度暴露于低温环境。

(二) 脉搏

主要触诊浅表动脉,最常用桡动脉,特殊情况下可触诊股动脉、足背动脉、颈动脉等,观察脉搏的频率、节律、紧张度、动脉壁状态、强弱及波形变化。

1. 脉率　每分钟脉搏的次数。正常成人脉率为60~100次/分,超过100次/分为脉率增快,低于60次/分为脉率减慢。各种生理、病理因素或药物可影响脉率。

2. 脉律　指脉搏的节律,可反映心脏的节律。

3. 动脉壁状态　正常光滑有弹性、壁软。

4. 强弱　与心每搏输出量和外周阻力大小相关。增强见于高热、甲状腺功能亢进、主动脉关闭不全等。减弱见于心力衰竭、主动脉瓣狭窄或休克。

5. 波形　脉搏的形态变化。

(1) 水冲脉:脉搏骤起骤落,急促有力。提示脉压增大。常见于甲状腺功能亢进、严重贫血、主动脉瓣关闭不全等。检查者紧握患者手腕掌面,将其前臂高举过头部,可明显感知。

(2) 奇脉:吸气时脉搏明显减弱或消失,又称吸停脉。常见于心包积液、缩窄性心包炎。

(3) 交替脉:指节律规则而强弱交替出现的脉搏,为左心室收缩强弱交替的结果,是早期左心功能不全的重要体征之一。常见于高血压性心脏病、急性心肌梗死等。

(三) 呼吸

观察并记录患者的呼吸频率、节律、评估方法与临床意义,见本章第5节相关内容。

(四) 血压

血压是血管内的血液对血管壁产生的侧压力,通常指动脉压或体循环血压。心室收缩时,主动脉内压力在收缩中期达最高值称为收缩压;心室舒张时,主动脉内压力在舒张末期达最低值称为舒张压;收缩压与舒张压之差称为脉压(具体参看第4章第5节)。

四、发育与体型

1. 发育　一般通过年龄、智力和体格成长状态(身高、体重及第二性征)之间的关系综合判断。正常发育的人,头长为身高的1/8~1/7,胸围约等于身高的一半,两上肢平展的长度等于身高,坐高约等于下肢的长度。

2. 体型 根据个体身高、体质之间的比例不同,临床将人体分为正力型、无力型、超力型三类。

发育不正常一般与营养及内分泌功能障碍有关,如维生素 D 缺乏所致的佝偻病;幼年甲状腺功能减退的呆小症;垂体功能障碍性侏儒症、巨人症、肢端肥大症等。

五、营 养 状 态

营养状态是根据皮肤、毛发、皮下脂肪、肌肉的发育情况综合判断,大致可分为良好、中等与不良三种。

良好:黏膜红润、皮肤光泽、弹性良好,皮下脂肪丰满而有弹性,肌肉结实,指甲、毛发润泽,肋间隙及锁骨上窝深浅适中,肩胛部和股部肌肉丰满。

不良:皮肤黏膜干燥、弹性降低、皮下脂肪菲薄,肌肉松弛无力,指甲粗糙无光泽,毛发稀疏,肋间隙、锁骨上窝凹陷,肩胛骨或锁骨嶙峋突出。

中等:介于良好与不良之间为中等。

1. 评估方法

(1) 脂肪充实程度:皮下脂肪直接反映体内脂肪量,与营养状态关系密切,最简便、迅速的方法是观察前臂屈侧或上臂背侧下 1/3 处的皮下脂肪充实的程度。

(2) 体重测量

男性标准体重(kg)=[身长(cm)-100]×0.9

女性标准体重(kg)=[身长(cm)-100]×0.85

2. 常见异常营养状态

(1) 营养不良:体重低于正常10%时称为消瘦,极度消瘦者称为恶病质。

(2) 营养过度:体重高于正常20%以上者称为肥胖。可分为外源性肥胖和内源性肥胖:①外源性肥胖:主要为摄入热量过多所致,常有一定的遗传倾向。表现为全身脂肪分布均匀,身体各部位无异常表现。②内源性肥胖:多由某些内分泌疾病引起,如甲状腺功能低下、肾上腺皮质功能亢进症等。表现为向心性肥胖(如满月脸、水牛背)。

六、意 识 状 态

意识是大脑功能活动的综合表现,即对环境的反应(知觉)状态。正常人意识清晰、反应敏锐准确、思维合理、语言清晰、表达能力正常;凡影响大脑功能活动的疾病会引起不同程度的意识改变。意识障碍具体参见第4章第8节相关内容。

七、语 调 与 语 态

语调指言语过程中的音调。音调发生改变见于神经和发音器的病变,如喉返神经麻痹、喉炎等出现声音嘶哑、音调降低。语态指言语过程中的节奏。语态异常常表现为言语不畅、快慢不均、音节不清,见于帕金森病、手足徐动症及脑血管意外等。

八、面 容 与 表 情

面容是指面部所呈现的状态,表情是面部情感的表现。健康人表情自然。患病后可使人的面容与表情发生变化呈现不同的面容(图5-4)。临床上常见的典型面容如下:

1. 急性病容 表情痛苦、烦躁不安、面色潮红,可伴有鼻翼扇动,常见于急性发热性疾病,如疟疾、流行性脑脊髓膜炎和大叶性肺炎等。

2. 慢性病容 患者面色憔悴、苍白、目光黯淡,见于慢性消耗性疾病患者。

3. 贫血病容 患者面色苍白、表情疲惫、唇舌色淡,见于各类贫血患者。

4. 二尖瓣面容 患者面色晦暗,双颊紫红,口唇轻度发绀,见于慢性风湿性心瓣膜病二尖瓣狭窄患者。

5. 甲亢面容 患者表情惊愕,眼裂增大,眼球突出,目光炯炯,兴奋不安,见于甲状腺功能亢进患者。

第 5 章 身体状况评估

6. 满月面容　面圆如满月,皮肤发红,常有痤疮,唇上可有小须,见于库欣综合征及长期应用糖皮质激素患者。

7. 黏液性水肿面容　患者面色苍白,颜面水肿,脸厚面宽,目光呆滞,反应迟缓,眉毛、头发稀疏,见于甲状腺功能减退患者。

8. 肢端肥大症面容　头大脸长,下颌大且前突,眉弓及颧部隆起,唇舌肥厚,耳鼻增大,见于肢端肥大症患者。

9. 肝病面容　面色晦暗,双颊有褐色色素沉着,见于慢性肝病患者。

10. 苦笑面容　面肌抽搐,牙关紧闭,呈苦笑状,见于破伤风患者。

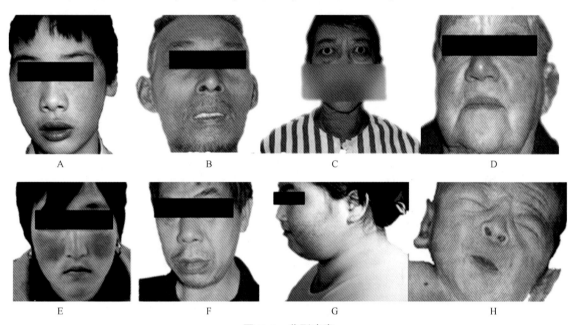

图 5-4　典型病容

A. 急性面容;B. 慢性面容;C. 甲状腺功能亢进面容;D. 黏液性水肿面容;E. 二尖瓣面容;F. 肢端肥大症面容;
G. 满月面容;H. 苦笑面容

九、体　位

体位指被评估者身体所处的状态。在不同疾病状态下,促使患者主动或被动地采取相应体位。对诊断某些疾病具有一定的意义。常见的体位有:

1. 自动体位　身体活动自如,不受限制,见于正常人、轻患者、疾病早期患者。

2. 被动体位　自己不能随意调整或变换体位,见于意识丧失或极度衰弱者。

3. 强迫体位　为减轻疾病痛苦被迫采取的某种体位。

(1) 强迫仰卧位:仰卧,双腿屈曲以减轻腹肌的紧张,见于急性腹膜炎等。

(2) 强迫俯卧位:患者俯卧以减轻脊背肌肉的紧张,见于脊柱疾病。

(3) 强迫侧卧位:患者卧向患侧,以减轻疼痛或咳嗽,并有利于健侧代偿呼吸,见于大量胸腔积液、一侧胸膜炎的患者。

(4) 强迫端坐位:患者不能平卧,以双手置于膝盖或扶持床边,以减轻心脏负担或改善肺功能,多见于严重的心、肺功能不全患者。

(5) 强迫蹲位:患者在步行或其他活动的过程中,由于感到呼吸困难和心悸而采取蹲踞体位或膝胸位以缓解症状,多见于发绀型先天性心脏病患者。

57

（6）辗转体位：患者辗转反侧，坐卧不安，见于胆石症、胆道蛔虫症、肾绞痛等。

（7）角弓反张位：患者因颈及脊背肌肉强直，头向后仰，腰腹前凸，躯干呈弓形，见于破伤风及小儿脑膜炎等。

十、步　态

步态即行走时所表现的姿态。某些疾病可使步态改变，并具一定的特征性。常见的异常步态有（图5-5）：

1. 蹒跚步态　走路身体左摇右摆如鸭态，见于佝偻病、进行性肌营养不良症、先天性双侧髋关节脱位等。

2. 跨阈步态（偏瘫步态）　患足下垂，行走时必须高抬下肢才能起步，见于腓总神经麻痹患者。

3. 共济失调步态　起步时一脚抬高，骤然垂落，且双目下视，两足间距较宽，以防身体倾斜，闭目时难以保持平衡，见于脊髓疾病。

4. 慌张步态　起步后小步急速前行，身体前倾，有难以止步之势，见于帕金森病。

5. 醉酒步态　行走时躯干重心不稳，步态紊乱，如醉酒状，见于小脑疾病、酒精或巴比妥中毒。

6. 剪刀步态　双下肢肌张力增高，移步时双脚交叉呈剪刀状，见于脑性瘫痪或截瘫患者。

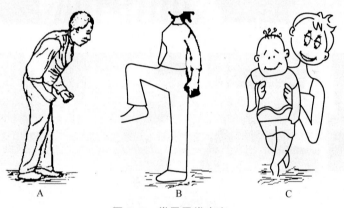

图 5-5　常见异常步态
A. 慌张步态；B. 跨阈步态；C. 剪刀步态

小结

1. 二尖瓣面容见于慢性风湿性心瓣膜病二尖瓣狭窄患者；满月面容见于库欣综合征及长期应用糖皮质激素患者；苦笑面容见于破伤风患者。

2. 强迫俯卧位见于脊柱疾病；强迫侧卧位见于大量胸腔积液、一侧胸膜炎的患者；强迫端坐位见于严重的心、肺功能不全患者；强迫蹲位见于发绀型先天性心脏病患者；角弓反张位见于破伤风及小儿脑膜炎等。

3. 蹒跚步态见于佝偻病、进行性肌营养不良症、先天性双侧髋关节脱位等；跨阈步态见于腓总神经麻痹；共济失调步态见于脊髓疾病；慌张步态见于帕金森病；剪刀步态见于脑性瘫痪或截瘫患者。

自测题

1. 面容惊愕、眼裂增宽、眼球突出、目光闪烁、焦躁易怒为

　　A. 慢性面容　　　B. 急性面容

　　C. 二尖瓣面容　　D. 甲亢面容

　　E. 黏液性水肿面容

2. 强迫俯卧位是下列哪种疾病的患者有效缓解症状

的体位

　　A. 肺囊肿　　　　B. 腹膜炎

　　C. 脊柱疾病　　　D. 冠心病心绞痛

　　E. 胆石症

3. 慌张步态常见于

　　A. 小脑疾患　　　B. 帕金森病

    C. 酒精中毒   D. 四肢畸形   A. 面瘫   B. 抑郁症

    E. 佝偻病   C. 帕金森病   D. 冠心病

4. 苦笑面容见于   E. 破伤风

（吴 庆）

第3节　皮肤、黏膜及浅表淋巴结评估

情境案例 5-3

    刘先生今年38岁,患慢性乙型病毒性肝炎已十年,平均1~2年住一次院,前天因全身疲乏、食欲不好、腹胀住进了医院,经医生检查诊断为慢性乙型病毒性肝炎活动期、肝硬化。请大家评估刘先生皮肤、黏膜及浅表淋巴结有哪些异常?

一、皮肤评估

    正常人皮肤有光泽、黏膜红润。皮肤病变表现在色泽、弹性、温度的改变,以及有无皮疹、出血点、溃疡、瘢痕等方面;它可以是局部病变,也可是全身病变。常见的皮肤、黏膜改变如下:

(一) 颜色

    皮肤的颜色与毛细血管的分布、血液充盈度、色素量的多少及皮下脂肪的厚薄有关。中国人健康的皮肤是微黄略透红润,室外工作者略黑。常见的异常变化有以下几种:

    1. 苍白　与贫血、末梢毛细血管痉挛或充盈不足有关,常见于严重贫血、休克、失血过多、寒冷、惊恐等。

    2. 发红　由毛细血管扩张充血、血流加速及红细胞数量增多所致,常见于发热患者、一氧化碳中毒、库欣综合征、真性红细胞增多症等。

    3. 发绀　皮肤黏膜青紫色,可见于各种原因引起的还原血红蛋白增多或异常血红蛋白血症,如发绀性先天性心脏病、心肺功能不全等。

    4. 皮肤黏膜发黄　常见原因有黄疸、胡萝卜素增高、长期服用含有黄色素的药物等(表5-3)。

表5-3　常见皮肤黏膜黄染的评估要点

要点	黄疸	胡萝卜素增高	药物影响
原因	血清胆红素浓度增高,超过34μmol/L	血清胡萝卜素增高,超过2.5g/L	长期服用含黄色素的药物,如阿的平、呋喃类
黄染出现部位	先出现于巩膜、硬腭后部及软腭黏膜上,后出现于皮肤中	手掌、足底、前额及鼻部皮肤	皮肤,重者巩膜
黄染特点	近角巩膜缘轻,远处重	无巩膜、口腔黏膜黄染	近角巩膜缘重,远处轻
其他	有致黄疸原发病,如肝细胞性黄疸、溶血性黄疸、胆汁淤积性黄疸等	停止食用富含胡萝卜素的蔬菜或果类后,皮肤黄染逐渐消退	停药后皮肤黄染逐渐消退

    5. 色素沉着　表皮基底层的黑色素增多所致的全身或部分皮肤颜色加深。

    (1) 妊娠斑:女性在妊娠期面颊部、额头、腹部等处出现的棕褐色对称性的色素沉着(图5-6)。

    (2) 全身色素沉着:见于慢性肾上腺皮质功能减退(图5-7)、肝硬化、肝癌晚期、肢端肥大症等。

    (3) 老年斑:老年人全身或面部出现的散在的点状色素沉着(图5-8)。

    6. 色素脱失　由于基底层的黑色素合成减少,皮肤丧失原有的色素形成的脱色斑。见于白癜风、白斑、白化病等(图5-9)。

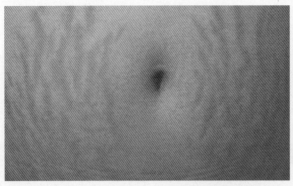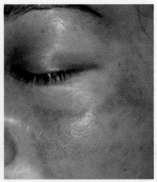

图 5-6　妊娠斑

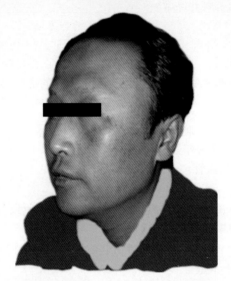

图 5-7　慢性肾上腺皮质功能减退患者

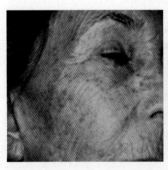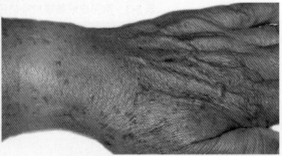

图 5-8　老年斑

（二）湿度

皮肤的湿度与出汗量有关。正常人在气温高、湿度大的环境中,出汗增多是生理调节功能。病理情况下有出汗过多、减少或无汗。

（三）弹性

皮肤的弹性与年龄、营养状态、皮下脂肪及组织间隙液体量多少有关。正常人皮肤皱褶平复速度很快,平复慢称皮肤弹性降低,见于长期消耗性疾病或严重脱水的患者。

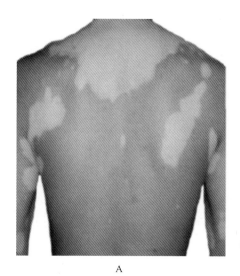
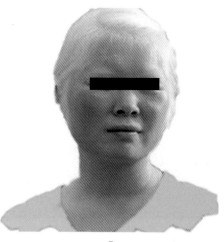

A   B

图 5-9 色素脱失
A. 白癜风患者；**B.** 白化病患者

（四）皮疹

皮疹常见于传染病、皮肤病和过敏性疾病等，是临床诊断某些疾病的重要依据。评估时要注意其发展顺序、部位、形态、颜色、压之是否退色以及有无瘙痒、脱屑等。常见的皮疹有以下几种（表 5-4）。

表 5-4 常见皮疹特点及临床意义

类型	特点	临床意义
斑疹	只有局部皮肤颜色变化而不隆起的皮疹	丹毒、风湿性多形性红斑
丘疹	局部皮肤颜色改变，坚实突出于皮肤表面	麻疹、药物疹、猩红热
斑丘疹	丘疹周围有皮肤发红的底盘	风疹、药物疹、猩红热
玫瑰疹	鲜红色圆形斑疹，直径 2~3mm，因病灶周围血管扩张所致，多见于胸、腹部	伤寒或副伤寒的特征性皮疹
荨麻疹	隆起皮面，苍白色或红色、大小不等的水肿性皮疹，类似风团，有痒感	过敏症
水疱疹	高出皮面、大小不等、充满浆液的小水疱	单纯疱疹、水痘、天花
脓疱疹	与水疱相似，充满脓液	痤疮、疖
囊肿	充满液体的囊性病灶，位于真皮和皮下组织中	皮脂囊肿、表皮样囊肿
结节	位于皮下或肌肉表层，质地坚实，可随皮肤移动，大小 0.5~2.0cm	风湿小结、皮下结节
肿瘤	质地可软可硬，比结节大	脂肪瘤、纤维瘤、癌

（五）皮下出血

皮肤或黏膜下出血是常见的皮肤病变。出血程度与面积视不同疾病而异。出血点：直径<2mm者；紫癜：直径在 2~5mm 者；瘀斑：直径>5mm 者；皮下血肿：片状出血并伴有皮肤明显隆起者。皮下出血常见于血液病、某些血管损害性疾病、外伤及某些中毒等。

（六）蜘蛛痣与肝掌

蜘蛛痣是由一支中央小动脉及许多向外放散的细小血管形成，形状如蜘蛛而得名（图 5-10），部位主要分布在上腔静脉引流的区域，如面、颈、上臂、前臂、前胸、肩部及手背等。肝掌为手掌大、小鱼际处，常常发红，加压后褪色（图 5-11）。肝掌和蜘蛛痣均见于慢性肝病患者，为肝功能下降、体内雌激素增多所致。

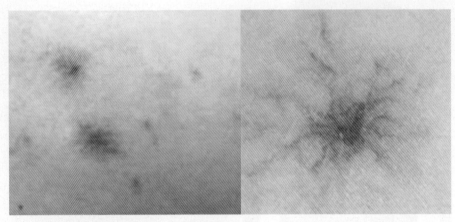

图 5-10　蜘蛛痣

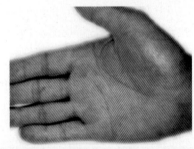

图 5-11　肝掌

（七）水肿

水肿是皮下组织的细胞内或组织间隙液体潴留过多所致。根据受压后有无凹陷可分为凹陷性水肿和非凹陷性水肿。临床上根据水肿的程度可分为轻、中、重三度。

1. 轻度水肿　仅见于眼睑、眶下软组织、胫骨前、踝部皮下组织。指压后有轻度下陷,平复较快。

2. 中度水肿　全身组织明显肿胀,指压后出现明显凹陷,平复缓慢。

3. 重度水肿　全身组织严重水肿,身体下垂部位皮肤紧张发亮,甚至有液体渗出。可见于胸腔积液、腹水等。

二、浅表淋巴结评估

人体淋巴结有 600~700 个,临床上一般只能检查身体各处表浅的淋巴结。健康人表浅淋巴结很小,直径不超过 1cm,一般在 0.5cm 以内,质地柔软,表面光滑,不易触及,无压痛与毗邻组织粘连。浅表淋巴结呈组群分布,收集一定区域内的淋巴液。局部的炎症和肿瘤可引起相应区域淋巴结肿大。淋巴结肿大可分为局限性与全身性。

1. 局限性淋巴结肿大的原因　有非特异性淋巴结炎、淋巴结结核、恶性肿瘤的淋巴结转移等。各种原因的局限性淋巴结肿大的临床特点见表 5-5。

表 5-5　局限性淋巴结肿大的临床特点

类型	大小	数目	硬度	活动度	表面	压痛
炎症性	小	单个	软	活动	光滑	有
结核性	小	多个	韧	固定	成串	可有
肿瘤性	大	单个	硬	固定	不平	无

2. 全身淋巴结肿大　可遍及全身表浅的淋巴结,大小不等,无粘连,常见于急、慢性淋巴结炎,各型急、慢性白血病,淋巴瘤,传染性单核细胞增多症及某些病毒性感染如风疹等。

小结

1. 出血点　直径<2mm;紫癜:直径在 2~5mm;瘀斑:直径>5mm;皮下血肿:片状出血并伴有皮肤明显隆起。

2. 蜘蛛痣与肝掌均与体内雌激素增多相关;蜘蛛痣是雌激素引起的小动脉扩张所致。见于慢性肝病患者及妊娠女性。

3. 由肿瘤引起的淋巴结肿大,其质硬、表面不光滑,固定,无压痛。

自 测 题

1. 皮疹和出血点的区别在于
   - A. 颜色不同
   - B. 是否高出皮面
   - C. 有无局部压痛
   - D. 压之是否褪色
   - E. 多发或孤立存在

2. 发绀是由于
   - A. 毛细血管扩张充血
   - B. 红细胞数量减少
   - C. 红细胞数量增多
   - D. 还原型血红蛋白增多

   - E. 血流加速

3. 关于蜘蛛痣下列说法不正确的是
   - A. 压之不褪色
   - B. 分布于面颈部、胸背部
   - C. 小动脉末端分支扩张而形成
   - D. 见于慢性肝炎或肝硬化
   - E. 可见于妊娠期女性

（吴　庆）

第 4 节　头、颈部评估

情境案例 5-4

李庄村最近一件事成了新闻,老李头家儿媳生了个孩子,头顶尖尖的,各手指与脚趾没有分开,大家众说纷纭,有的说是外星人的孩子,有的人说是孩子有病得抓紧时间到医院治治。你是医学生,能给老李头解释孩子的情况吗?

一、头部评估的方法及内容

(一) 头发和头皮

头发评估时应注意其颜色、曲直、疏密度等,放射治疗、肿瘤的化疗、伤寒、斑秃等可引起脱发。头皮的评估应注意有无头癣、头屑、外伤、炎症等。

(二) 头颅

头颅的大小以头围来衡量,测量时用软尺自眉间绕向颅后通过枕骨粗隆。常见的头颅畸形有:小颅、尖颅、巨颅、方颅(图 5-12)。

1. 小颅　小儿囟门多在 12~18 个月内闭合,如过早闭合即可形成小颅畸形,常伴有大脑发育不全。

2. 尖颅　因矢状缝与冠状缝过早闭合所致。其特征为头顶部尖突高起,与颜面比例异常。见于先天性尖颅并指(趾)畸形,即 Apert 综合征。

3. 巨颅　额、顶、颞及枕部突出膨大成圆形,颈部静脉充盈,对比之下颜面很小。由于颅内压增高,压迫眼球,形成双目下视,巩膜上部外露,称落日现象,见于脑积水。此外,颅内压增高使颅缝裂开,囟门隆起,触之有波动感。

4. 方颅　前额左右突出,头顶平坦呈方形,见于小儿佝偻病或先天性梅毒。

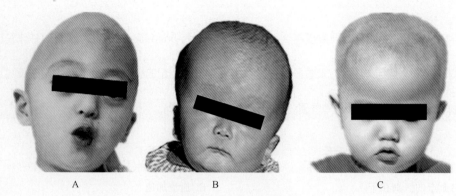

图 5-12 常见的头颅畸形

A. 尖颅;**B.** 巨颅;**C.** 方颅

二、面部评估方法与内容

(一) 眼

1. 眉毛 检查时注意有无脱落。如外 1/3 眉毛过于稀疏或脱落,见于黏液性水肿、腺垂体功能减退、麻风病等。小片眉毛脱落见于梅毒。

2. 眼睑 检查时注意有无水肿、闭合障碍、眼睑下垂及眼睑内翻等(图 5-13)。眼睑水肿常见于肾炎、营养不良、血管神经性水肿;双侧眼睑闭合障碍见于甲状腺功能亢进,单侧见于面神经麻痹;双侧眼睑下垂见于先天性上睑下垂、重症肌无力,单侧上睑下垂多为动眼神经麻痹,见于脑炎、脑外伤等;眼睑内翻见于沙眼等。

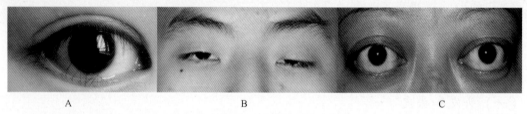

图 5-13 眼睑异常

A. 睑内翻;**B.** 左侧上睑下垂;**C.** 眼睑闭合障碍

3. 结膜 正常结膜为透明有光泽的薄膜,分睑结膜、穹隆部结膜与球结膜三部分。结膜充血发红,见于结膜炎、角膜炎;苍白见于贫血;发黄见于黄疸;出血点见于亚急性感染性心内膜炎、败血症;颗粒与滤泡见于沙眼;球结膜水肿见于颅内压增高、肺性脑病、重症水肿等。

4. 巩膜 正常为瓷白色或青白色,巩膜黄染可见于肝胆疾病、溶血性疾病、胰头癌等。

5. 角膜 正常角膜为透明光亮、感觉十分灵敏,检查时看有无混浊、白斑、云翳及溃疡等。

6. 眼球 注意眼球的外形有无凹陷、突出、运动、震颤及眼压等。

7. 瞳孔 注意瞳孔大小、形状,双侧是否等圆、等大,对光反射及调节反射等。

正常瞳孔两侧等大,一般室内光线下直径为 3~4mm。生理情况下,婴儿、老年人及光亮处瞳孔较小。青少年、精神兴奋或在暗处瞳孔可见扩大。在没有用扩瞳剂及缩瞳剂的情况下,如发现瞳孔扩大或缩小均属病理现象。

对光反射评估方法有直接及间接两种。评估时被评估者注视正前方,用手电筒光照射一侧瞳孔,被照的瞳孔立即缩小,移开光源后很快复原,称为直接对光反射。以手(或遮光板)隔开两眼,光照一侧瞳孔,另一瞳孔也同时收缩,称为间接对光反射。对光反射迟钝见于浅昏迷,完全消失见于深昏迷。

调节反射与集合反射反映动眼神经功能。评估方法:嘱被评估者注视 1m 以外的目标(一般用示指竖立),然后将目标迅速移向眼球(距眼球 5~10cm 处),正常人此时瞳孔逐渐缩小,称为调节反射;再次将目标由 1m 外缓慢移向眼球,双侧眼球向内聚合,称为集合反射。被评估者动眼神经损害时,调节反射和集合反射均消失。

(二)耳

注意外耳道有无红肿、溢液、流脓及疼痛,耳部有无小结及牵拉痛,乳突有无压痛。尚应注意听力有无障碍。外耳道炎时局部有红、肿、疼痛,并有耳部牵拉痛。慢性化脓性中耳炎患者的外耳道常有脓性分泌物,同时伴有鼓膜穿孔,乳突炎时乳突有压痛。

听力检查粗测方法为:让患者闭目静坐,评估者位于其后,一手握表或以手指互相摩擦。两手自远方移至患者耳部,令患者听到声音,立即举起同侧的手,以表示听到,在距离为 1m 处听到表声及捻指声,听力大致正常。

(三)鼻

注意外形、分泌物、通气与否、鼻窦(图 5-14)有无压痛及有无鼻翼扇动。鼻腔有无分泌物,是水样、黏液状还是脓性,是否伴有出血。

1. 上颌窦　评估者双手固定患者的两侧耳后,将拇指分别置于左右颧部向后按压。
2. 额窦　一手扶持患者枕部,用另一手置于眼眶上面内侧用力向后按压。
3. 筛窦　一手扶持患者枕部,以另一只手拇指置于鼻根部与眼内角之间向筛窦方向加压。
4. 蝶窦　因解剖部位较深,不能进行体表检查。

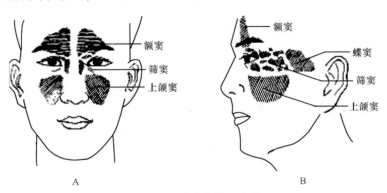

图 5-14　鼻窦位置示意图

A. 正面图;B. 侧面图

(四)口腔

1. 口唇　健康人口唇红润光泽。评估者应注意评估对象口唇的颜色,有无疱疹、口角糜烂、歪斜等。口唇苍白,见于贫血、虚脱、主动脉瓣关闭不全;口唇发绀,见于心、肺功能不全;口唇干燥皲裂,见于严重脱水;口唇疱疹,见于大叶性肺炎、流行性脑脊髓膜炎、疟疾等;口角歪斜,见于面神经麻痹。

2. 口腔黏膜　正常人的口腔黏膜光洁呈粉红色。评估时注意有无溃疡、出血、充血及黄染。如在第二磨牙颊黏膜处出现帽针头大小的白色斑点,称为麻疹黏膜斑,是麻疹早期的典型症状;如在红粉色黏膜上有白色假膜或外衣,为口腔念珠菌病,多见于衰弱的患儿或老年患者。

3. 牙齿　正常的牙齿呈瓷白色,评估牙齿的色泽、形状,有无缺齿、龋齿、残根及义齿,并记录其名称及部位。记录牙齿部位的方法见图 5-15。

4. 齿龈　正常呈粉红色,质坚韧,与牙颈部紧密贴合,压之无疼痛、出血、溢脓。牙龈肿大常见于

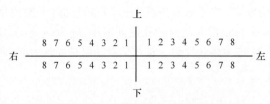

```
              上
  87654321 | 12345678
右 ─────────────────────── 左
  87654321 | 12345678
              下
```

图 5-15　牙齿的记录部位

1. 中切牙；2. 侧切牙；3. 尖牙；4. 第一前磨牙；5. 第二前磨牙；6. 第一磨牙；7. 第二磨牙．8. 第三磨牙

慢性牙周炎；牙龈出血常由牙结石等局部因素引起，也可由全身性疾病如缺乏维生素 C、肝脏疾病或血液病等所致；牙龈游离缘出现蓝灰色点线，为铅中毒。

5. 舌　正常人舌质淡红、柔软、湿润，舌苔薄白、伸舌居中、活动自如、无震颤。评估检查时应注意舌的颜色，舌的位置与活动状态，舌苔厚薄及颜色等。舌的变化特点及临床意义见表5-6。

表 5-6　异常舌的特点及临床意义

类型	特点	临床意义
干燥舌	重度干燥可有舌体缩小，出现纵沟	鼻部疾患、大量吸烟、阿托品作用、放射治疗后、严重脱水等
游走性舌炎	舌面出现黄色上皮细胞堆积而成的隆起部分，状如地图	维生素 B_2 缺乏
草莓舌	舌乳头肿胀、鲜红、似草莓	猩红热、长期发热者
牛肉舌	舌面绛红，形如生牛肉	烟酸缺乏
镜面舌	舌体变小，舌乳头萎缩，舌面光滑呈粉红色或红色	缺铁性贫血、恶性贫血、慢性萎缩性胃炎

6. 咽扁桃体　让患者张口发"啊"音，以压舌板压舌的前 2/3 处，可见腭、软腭、腭垂、扁桃体及咽后壁的情况。视诊时应注意有无充血、溃疡、分泌物或假膜。扁桃体按其大小可分为三度（图5-16）。Ⅰ度扁桃体肿大不超过咽腭弓；Ⅱ度扁桃体肿大超过咽腭弓，但不超过咽后壁中线；Ⅲ度扁桃体肿大超过咽后壁中线。

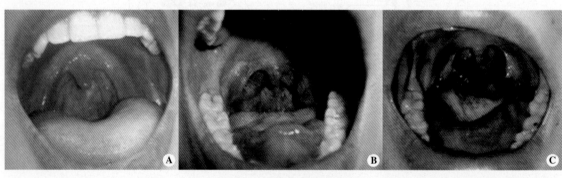

图 5-16　扁桃体肿大分度
A. Ⅰ度；B. Ⅱ度；C. Ⅲ度

7. 腮腺　位于耳屏、下颌角、颧所构成的三角区内。正常腮腺体薄而软，不易触及。腮腺肿大常见于流行性腮腺炎（图 5-17），为冬春季流行的一种病毒性传染病。

三、颈部评估方法及内容

检查颈部时尽可能使患者采取坐位。解开衣服，必要时可脱去上衣仔细观察，避免遗漏。注意颈部外形、运动、血管、甲状腺、气管的位置以及有无包块、瘢痕、溃疡与瘘管。手法尽量轻柔。

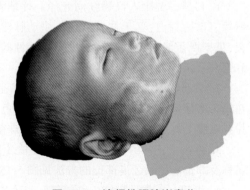

图 5-17　流行性腮腺炎患儿

（一）颈部外形及活动情况

正常颈部左右对称,活动自如。为准确说明病变部位,根据解剖结构,将两侧颈部各分为两个大三角区域,即颈前区为胸锁乳突肌内缘、下颌骨下缘与前正中线之间的区域。颈外侧区为胸锁乳突肌外缘、锁骨上缘与斜方肌前缘之间的区域。

（二）颈部血管

1. 颈静脉怒张及搏动　正常人在立位或坐位时颈外静脉常不明显,平卧时可稍见充盈,充盈水平仅限于锁骨上缘至下颌角距离的下 2/3 以内,但无搏动。异常征象:颈静脉怒张,指被评估者取 30°～45°的半卧位时,静脉充盈度超过正常水平或坐位,立位时颈静脉明显充盈,提示颈静脉压升高,见于心包积液、右心衰竭、缩窄性心包炎、上腔静脉阻塞综合征等(图 5-18)。

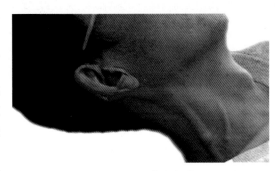

右心衰竭患者,如按压腹部时,则颈静脉充盈更为明显,称肝-颈静脉回流征阳性,是右心衰竭的重要征象之一,也可见于渗出性或缩窄性心包炎。三尖瓣关闭不全时可出现颈静脉搏动。

2. 颈动脉异常搏动　正常人看不到颈动脉搏动,在心排血量增加及脉压增大时可见到颈动脉搏动,如主动脉瓣关闭不全、高血压、甲状腺功能亢进及严重贫血等。

3. 颈部血管性杂音　多为颈动脉或椎动脉狭窄所致。

图 5-18　颈静脉怒张

（三）甲状腺

1. 视诊　正常甲状腺多不易看到,女性青年发育期甲状腺可略增大。

2. 触诊　甲状腺位于甲状软骨下方和两侧,正常人甲状腺外观不突出,表面光滑、柔软、不易触及。甲状腺肿大触诊检查应注意甲状腺的大小、质地、是否对称及有无结节、压痛等。可根据甲状腺的肿大程度将甲状腺肿大分为三度,即Ⅰ度不能看出肿大但能触及;Ⅱ度能看到肿大又能触及,但在胸锁乳突肌以内;Ⅲ度超过胸锁乳突肌。甲状腺的触诊方法见图 5-19。

（1）前面触诊法:检查者一手拇指施压于一侧甲状软骨,将气管推向对侧,另一手示指、中指在对侧胸锁乳突肌后缘向前推挤甲状腺侧叶,拇指在胸锁乳突肌前缘触诊甲状腺,配合吞咽动作,重复检查。用同样的动作检查另一侧。

（2）后面触诊法:检查者一手示指、中指、环指在一侧甲状软骨处施压,将气管推向对侧,另一手示指、中指、环指于对侧胸锁乳突肌前缘触诊甲状腺,配合吞咽动作,重复检查。用同样的动作检查另一侧。

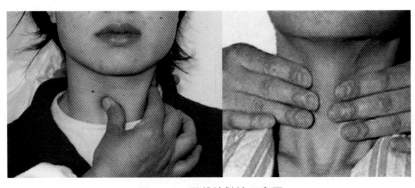

图 5-19　甲状腺触诊示意图

3. 听诊　在甲状腺功能亢进时,如有甲状腺肿大,在肿大的甲状腺上应注意有无血管杂音,如听到低调的连续性血管杂音,对诊断有帮助。

(四) 气管

正常气管居中,在胸骨上窝颈前正中线上。

1. 检查方法　嘱患者头居中位、用右手中指沿胸骨切迹向后触摸气管,示指与环指分别在左、右两侧胸锁关节处,看中指是否与其他两指等距离,或将中指触摸气管,观察中指与两侧胸锁乳突肌所构成间隙的大小,以判断气管是否移位。

2. 移位的意义　气管移位对诊断胸部疾病有重要意义。当一侧胸腔积液、积气或有占位性新生物时,由于患侧胸内压力增高而将气管推向健侧;当一侧肺不张、胸膜增厚及粘连时,气管被牵拉向患侧。此外,主动脉瘤时,由于心脏收缩时瘤体膨大,将气管压向后下,因此每随心脏搏动可以触到气管向下拽动。

小结

1. 小颅为小儿囟门过早闭合而形成,常伴有大脑发育不全;尖颅为矢状缝与冠状缝过早闭合所致,见于先天性尖颅并指(趾)畸形;巨颅见于脑积水;方颅见于佝偻病。

2. 正常瞳孔两侧等大等圆,直径为 3~4mm。

3. 扁桃体按其大小可分为三度。Ⅰ度扁桃体肿大不超过咽腭弓;Ⅱ度扁桃体肿大超过咽腭弓,但不超过咽后壁中线;Ⅲ度扁桃体肿大超过咽后壁中线。

4. 颈静脉怒张见于心包积液、右心衰竭、缩窄性心包炎、上腔静脉阻塞综合征等。

5. 甲状腺肿大可分为三度,Ⅰ度不能看出肿大胆能触及;Ⅱ度能看到肿大又能触及,但在胸锁乳突肌以内;Ⅲ度超过胸锁乳突肌。

6. 听到甲状腺低调的连续性血管杂音是甲状腺功能亢进的重要体征。

7. 一侧胸腔积液、积气或有占位性新生物时,气管推向健侧;一侧肺不张、胸膜增厚及粘连时,气管拉向患侧。

自 测 题

1. 脑积水常常会出现
   - A. 尖颅
   - B. 方颅
   - C. 巨颅
   - D. 长颅
   - E. 塔颅
2. 双侧瞳孔缩小见于
   - A. 有机磷农药中毒
   - B. 深昏迷
   - C. 阿托品中毒
   - D. 青光眼
   - E. 颅脑外伤
3. 正常人立位或坐位时,颈外静脉在锁骨上缘至下颌角间的充盈水平是
   - A. 下 1/2
   - B. 下 1/3

   - C. 下 1/4
   - D. 下 2/3
   - E. 常不显露
4. 气管移向患侧常见于
   - A. 气胸
   - B. 胸腔积液
   - C. 胸膜粘连
   - D. 纵隔肿瘤
   - E. 单侧甲状腺肿大
5. 结膜苍白见于
   - A. 沙眼
   - B. 黄疸
   - C. 高血压
   - D. 贫血
   - E. 结膜炎

(吴　庆)

第 5 节　胸 部 评 估

情境案例 5-5

张女士最近总是感觉心跳不怎么正常,有时候快,有时候慢,时不时还有点胸闷,有时感觉还有点心慌、头晕、气短、乏力,总感觉得了心脏病,但是又觉得自己现在这个年龄不应该有心脏病,听学医的朋友说可能是心房颤动。请大家跟张女士说说心房颤动的特点,评估张女士是否一定是心房颤动。

胸部是指颈部以下和腹部以上的区域,主要包括胸廓、胸壁、乳腺与胸腔及其内所含的组织和器官等。胸廓前部较短,背部稍长,由胸椎、肋骨、锁骨与胸骨组成;胸壁由皮肤、皮下组织、胸部肌肉、神经及血管构成;胸腔内包括气管、支气管、肺、食管、心脏及其相连的大血管等。评估时须在安静、光线充足、温度适宜的环境中进行,尽可能暴露全部胸部,根据病情,评估者让患者采取坐位或卧位,按视、触、叩、听四诊顺序进行,先评估前胸部,再评估侧胸,后评估背部,同时进行左右对称部位的对比。

一、胸部的体表标志

胸部的体表标志有骨骼标志、自然陷窝及人工划线,借助它们可标记正常胸廓内脏器的位置和轮廓以及异常体征的部位与范围。常用的胸部体表标志见图5-20。

(一) 骨骼标志

1. 胸骨角　又称 Louis 角,是胸骨柄和胸骨体相接处向前突起的角,是计数肋骨的重要标志,两侧平对第 2 前肋,后方平对第 4 胸椎体下缘,也相当于第 5 胸椎平面,还平对支气管分叉、主动脉弓、心房上缘、上下纵隔交界。食管在此平面以下与左主支气管交叉,形成食管第二狭窄。

2. 肋间隙　是两肋骨之间的空隙。

3. 第 7 颈椎棘突　低头时更明显,其下即为胸椎的起点,常以此为计数胸椎的标志。

4. 肩胛骨　位于后胸壁第 2~8 肋骨之间。肩胛冈及其肩峰端均易触及。肩胛骨呈三角

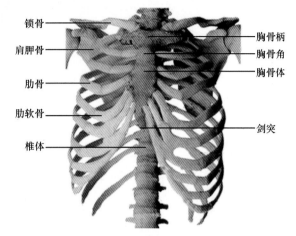

图 5-20　胸廓的骨骼结构

形,其下部尖端称肩胛下角。被检查者取坐位或直立位,两上肢自然下垂时,肩胛下角平第 7 后肋水平或第 7 后肋间隙,或相当于第 8 胸椎水平。

(二) 自然陷窝和解剖区域

1. 腋窝(左、右)　为上肢内侧与胸壁相连的凹陷部。

2. 胸骨上窝　为胸骨柄上方的凹陷部,正常气管位于其后。

3. 锁骨上窝(左、右)　为锁骨上方的凹陷部,相当于两肺尖的上部。

4. 锁骨下窝(左、右)　为锁骨下方的凹陷部,下界为第 3 肋骨下缘,相当于两肺上叶肺尖的下部。

5. 肩胛上区(左、右)　为肩胛冈以上的区域,其外上界为斜方肌的上缘。相当于上叶肺尖的下部。

6. 肩胛下区(左、右)　为两肩胛下角的连线与第 12 胸椎水平线之间的区域。后正中线将此区分为左右两部分。

7. 肩胛区(左、右)　为肩胛冈以下、肩胛下角水平以上、肩胛骨内缘以外的区域,后正中线将此区分为左右两部分。

8. 肩胛间区(左、右)　为肩胛冈以下、肩胛下角水平以上、两肩胛骨内缘之间的区域。后正中线将此区分为左右两部分。

(三) 人工划线(图 5-21 和图 5-22)

1. 前正中线　即胸骨中线。为通过胸骨的正中线。即上端位于胸骨柄上缘的中点,向下通过剑突中央的垂直线(图 5-21)。

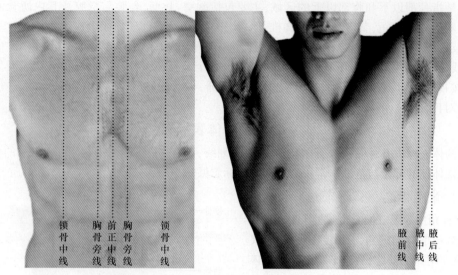

锁骨中线　胸骨旁线　前正中线　胸骨旁线　锁骨中线　　腋前线　腋中线　腋后线

图 5-21　人工划线（前胸壁与侧胸壁垂直标志）

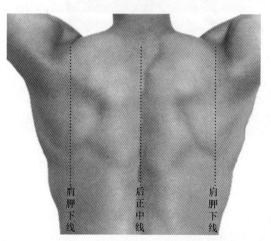

肩胛下线　　后正中线　　肩胛下线

图 5-22　人工划线（后胸壁垂直标志）

2. 胸骨旁线（左、右）　为沿胸骨边缘与前正中线平行的垂直线（图 5-21）。

3. 锁骨中线（左、右）　为通过锁骨的肩峰端与胸骨端两者中点所作与前正中线平行的垂直线。即通过锁骨中点向下的垂直线（图 5-21）。

4. 腋前线（左、右）　上肢向外侧方平举，与躯体成 90°以上角时，通过腋窝前皱襞沿前侧胸壁向下的垂直线（图 5-21）。

5. 腋后线（左、右）　为通过腋窝后皱襞沿后侧胸壁向下的垂直线（图 5-21）。

6. 腋中线（左、右）　为自腋窝顶于腋前线和腋后线之间向下的垂直线。它与腋前线和腋后线距离相等（图 5-21）。

7. 后正中线　即脊柱中线，为通过椎骨棘突或沿脊柱正中下行的垂直线（图 5-22）。

8. 肩胛下线（左、右）　为双臂下垂时通过肩胛下角所作与后正中线平行的垂直线（图 5-22）。

二、胸壁及胸廓的评估

（一）胸壁

胸壁主要评估有无胸壁静脉曲张、皮下气肿和胸壁压痛。

1. 胸壁静脉　正常胸壁无明显静脉显露，当血流受阻后，侧支循环建立则胸壁静脉充盈曲张。上腔静脉阻塞时，静脉血流方向自上而下；下腔静脉阻塞时，血流方向自下而上。

2. 胸壁压痛　正常胸壁无压痛。以手指轻压或叩击胸壁时出现压痛者见于胸壁炎症、肿瘤浸润、骨转移癌、肋软骨炎、肋间神经痛等。疑有肋骨骨折时除局部有压痛外，尚可行压胸试验：即患者取坐位、半卧位或仰卧位，评估者用双手置于胸廓左右两侧，或胸骨与脊柱处，相对轻轻挤压，边挤压边观察患者，或耳朵贴近可疑骨折部位听诊。挤压时双手位于相对同一水平，用力不可过猛，由轻而重逐渐加压，以免发生气胸。挤压时胸部出现疼痛，挤压时胸壁可闻及骨擦音为阳性；并可定位诊断，疼痛处即为骨折部位。一旦出现阳性症状，立即终止试验。胸骨压痛或叩击痛见于白血病、骨髓瘤。

3. 皮下气肿 正常皮下无气体。当气管、肺、胸膜受伤或病变后,气体自病变部位逸出,存积于皮下,称为皮下气肿。用手按压时气体可在皮下组织中移动形成握雪感和捻发感。

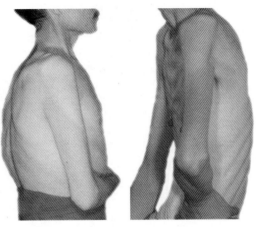

图 5-23 桶状胸(左)与扁平胸(右)

（二）胸廓

正常胸廓两侧大致对称,呈椭圆形,个体间存在外形和大小的差异。成人胸廓的前后径较左右径短,两者之比约为 1∶1.5,小儿及老年人胸廓的前后径略小于左右径或几乎相等,常见的胸廓外形改变见图 5-23 与图 5-24。

1. 扁平胸 胸廓扁平,前后径明显缩小,常短于左右横径的一半。可见于瘦长体型,也可见于慢性消耗性疾病如肺结核等。

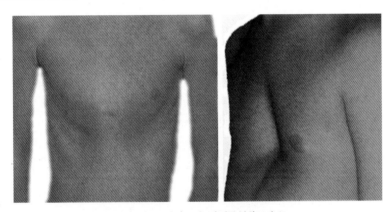

图 5-24 鸡胸(左)与漏斗胸(右)

2. 桶状胸 胸廓前后径与左右横径几乎相等,呈圆桶状。肋骨呈水平位,肋间隙增宽、饱满,胸骨下角增大呈钝角。多见于支气管哮喘、慢性支气管炎所致的严重肺气肿,也可见于老年人及矮胖体型者。

3. 佝偻病胸 佝偻病所致的胸廓改变,多见于佝偻病患者。

（1）鸡胸:胸骨下端前突,两侧肋骨凹陷,胸廓左右横径缩小,犹如鸟类胸廓外形。

（2）漏斗胸:胸骨下部剑突处明显内陷,形成类似漏斗样形状。

（3）肋骨串珠:肋骨与肋软骨交接处增厚隆起,形成串珠状。

（4）肋膈沟:前侧胸壁的肋骨外翻,附着在膈肌上的胸壁向内凹陷形成沟状。

4. 胸廓膨隆与凹陷 局限性隆起见于胸壁炎症、肿瘤、心脏及大血管异常隆起。一侧胸廓隆起,多伴有肋间隙增宽,若同时呼吸运动受限,气管及心脏向健侧移位,见于大量胸腔积液、气胸、液气胸、胸内巨大肿物等。胸廓单侧或局限性凹陷,见于肺不张、肺纤维化、广泛的肺结核及胸膜粘连。

5. 脊柱疾病引起的胸廓畸形 脊柱畸形（图 5-25）可表现为前凹、后凸、侧凹、后侧凸,使胸廓两侧不对称,肋间隙增宽或变窄,胸腔内器官与表面标志关系发生改变。严重脊柱畸形者可引起呼吸、循环功能障碍。胸廓畸形常见于脊椎结核、发育畸形、佝偻病等。

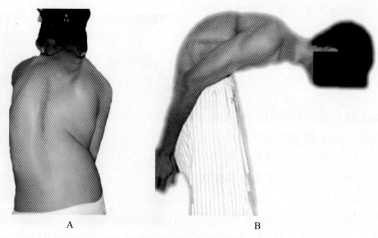

图 5-25　脊柱畸形
A. 侧凸；**B.** 后凸

（三）乳腺

1. 视诊　女性取坐位时，两侧乳腺基本对称。一侧乳腺明显增大，见于乳腺先天畸形、炎症及较大肿物；一侧乳腺明显缩小，见于发育不全。乳腺发红、肿胀，见于急性乳腺炎。乳腺皮肤呈"橘皮"样改变、乳头内陷、溢血性液体，见于乳腺癌（正常乳腺、急性乳腺炎与乳腺癌外观见图 5-26）。男性乳腺女性化，见于肝硬化和使用某些药物，如雌激素类药物、西咪替丁等。

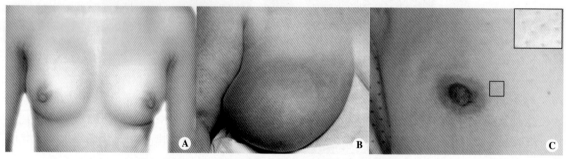

图 5-26　正常乳腺、急性乳腺炎和乳腺癌的外观
A. 正常乳腺；**B.** 急性乳腺炎（红、肿）；**C.** 乳腺癌（乳头内陷、局部皮肤呈"橘皮"样）

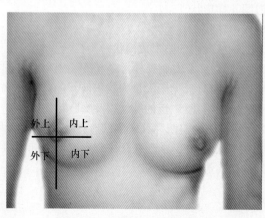

图 5-27　乳腺四个象限的划分

2. 触诊　乳腺触诊可采取坐位或仰卧位，先检查健侧乳腺，后检查患侧乳腺。触诊时将乳腺分为四个象限，便于检查和记录，检查顺序为外上、外下、内下、内上，最后触诊乳头（图 5-27）。发现乳腺内有肿块时，应明确肿块的位置、数目、形状、大小、质地、边界、表面情况、活动度、有无压痛等。青年人乳腺柔软，触之有弹性，中年人可触及乳腺小叶，老年人有纤维结节感；女性处于生理周期时，触之有紧张感；妊娠期女性乳腺增大饱满有柔韧感；乳腺炎症或新生物浸润时，局部硬度增加，弹性消失；触诊时有压痛提示炎症，恶性病变较少有压痛。

三、肺和胸膜的评估

(一) 视诊

呼吸运动对于肺与胸膜疾病的诊断有一定帮助,观察时注意其频率、节律、深度及两侧是否相同。

1. 呼吸运动

(1) 呼吸运动类型:呼吸运动主要由膈肌与肋间肌的收缩与舒张活动形成,正常男性和儿童呼吸时,以膈肌活动为主,上腹部起伏动度较大,称为腹式呼吸;女性呼吸时,以肋间肌活动为主,胸廓起伏动度较大,称为胸式呼吸。实际上,正常人通常表现为混合式呼吸运动,当肺与胸膜疾病时,如胸膜炎、肋骨骨折等,胸式呼吸减弱,腹式呼吸增强;大量腹水、巨大腹腔肿物、膈肌麻痹等,腹式呼吸减弱,胸式呼吸增强。

(2) 呼吸运动强弱变化:双侧呼吸运动增强,多见于剧烈运动后、发热、甲状腺功能亢进症、代谢性酸中毒及呼吸道部分阻塞;单侧或局部呼吸运动增强,多见于代偿性。双侧呼吸运动减弱或消失,见于慢性阻塞性肺疾病、双侧大量胸腔积液或气胸、呼吸肌麻痹及碱中毒等;一侧呼吸运动减弱或消失,见于单侧大量胸腔积液、气胸、膈神经麻痹、胸膜肥厚粘连及大叶性肺炎等。

2. 呼吸频率、节律和深度变化　呼吸频率、节律及深度方面的改变,不仅受肺部疾病的影响,而且也可由肺部以外的疾病所引起。正常成人静息状态下,呼吸节律规整、深浅适度、频率为 16～20 次/分,婴幼儿较成人快,老年人略慢,呼吸与脉搏之比为 1：4。在一些生理与病理因素的影响下,呼吸的频率、节律与深度可发生变化(图 5-28)。

(1) 呼吸频率的变化:①呼吸过快:指呼吸频率超过 20 次/分,见于发热、剧烈运动、大叶性肺炎、气胸及心力衰竭等;②呼吸过缓:指呼吸频率低于 12 次/分,呼吸浅慢,见于麻醉剂(如吗啡)或镇静剂(如巴比妥类)过量和颅内压增高等。

(2) 呼吸深度变化:当重度代谢性酸中毒时,机体为排出过多的二氧化碳以调节血液的酸碱平衡,出现呼吸深快,称为深大呼吸或库斯

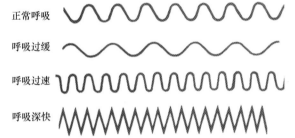

图 5-28　呼吸频率与深度的变化

莫尔(Kussmaul)呼吸。呼吸浅快,多见于肺炎、胸腔积液、气胸、肺气肿、大量腹水等。

(3) 呼吸节律变化:①潮式呼吸:亦称陈-施(Cheyne-Stokes)呼吸,是一种由浅慢逐渐变为深快,而后又由深快变浅慢,此期持续 30 秒至 2 分钟,随后经过 5～30 秒钟的暂停,再重复上述规律的呼吸。②间停呼吸:亦称毕奥(Biots)呼吸,表现为有规律地呼吸几次后,突然停止,间隔几秒钟后又开始呼吸,如此周而复始。以上两种呼吸均提示呼吸中枢的兴奋性降低。临床上以潮式呼吸多见,而间停呼吸提示病情更严重,常于呼吸停止前出现。两者多见于中枢神经系统疾病及某些中毒,如颅内压增高、脑炎、脑膜炎、糖尿病酮症酸中毒、巴比妥类药物中毒等,部分老年人熟睡时,亦可出现潮式呼吸,为动脉硬化的表现。③叹息样呼吸:患者自觉胸闷,在呼吸过程中每隔一段时间发生一次深大呼吸及叹息声,见于神经症。上述三种呼吸形式见图 5-29。④抑制性呼吸:亦称断续呼吸,为胸廓发生剧痛所致的吸气时相突然中断,呼吸运动被短暂遏止,呈断续浅快的呼吸,多见于肋骨骨折、急性胸膜炎等。

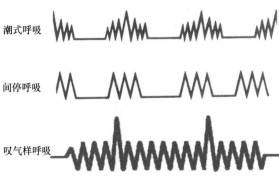

图 5-29　呼吸节律的改变

（二）触诊

1. **胸廓扩张度** 指呼吸时胸廓随之扩大和回缩的动度。

前胸廓扩张度的评估：评估者两手置于胸廓下面的前侧部，左右两拇指分别沿两侧肋缘指向剑突，拇指尖在前正中线两侧对称部位，而手掌和伸展的手指置于前侧胸壁。后胸廓扩张度的评估，则将两手平置于患者背部，约于第10后肋水平，拇指与后正中线平行，并将两侧皮肤向后正中线轻推。嘱患者作深呼吸运动，观察比较两手的动度是否一致，增强或减弱。具体评估方法见图5-30。

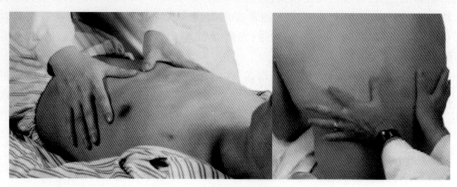

图 5-30 胸廓扩张度的评估

（1）胸廓扩张度增强：一侧胸廓扩张度增强，见于对侧肺扩张受限，如对侧膈肌麻痹、肺不张或肋骨骨折；两侧胸廓扩张度均增强：多见于膈肌在吸气时向下运动障碍，使腹式呼吸减弱所致，如腹水、肝脾肿大、腹内巨大肿瘤、急性腹膜炎、膈下脓肿等。

（2）胸廓扩张度减弱：一侧胸廓扩张度减弱，见于肺部疾病（如肺炎、肺不张、肺纤维化等）、胸膜病变（如胸腔积液、气胸、胸膜肥厚粘连等）、肋骨病变（如肋骨骨折）等；两侧胸廓扩张度均减弱：见于中枢神经系统病变或周围神经病变、呼吸肌无力或广泛肺部病变。

2. **语音震颤** 触诊评估语音震颤是一种重要的检查方法。患者发出声音，声波产生的震动沿着气管、支气管及肺泡，传到胸壁引起共鸣的震动，评估者可以用手触及，故又称为触觉语颤，简称语颤。根据语颤的增强或减弱，可判断胸内病变的性质。方法（图5-31和图5-32）：评估者将左右手掌的尺侧缘轻放于两侧胸壁的对称部位，然后嘱被检查者用同等的强度重复发"yi"长音，自上至下，从内而外，从前胸到后背，交叉比较两侧相应部位语音震颤，注意有无增强或减弱。

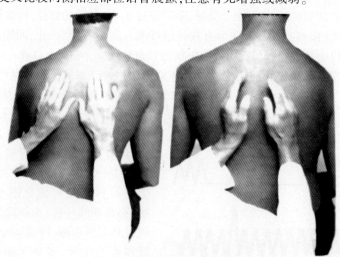

图 5-31 语音震颤评估的手法

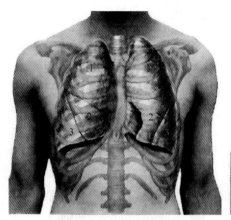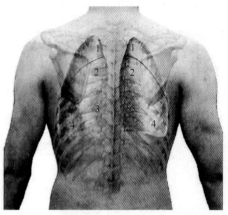

图 5-32 语音震颤评估的顺序(引自万学红、卢雪峰主编的第 8 版诊断学)

语音震颤的强弱与气管及支气管通畅与否、肺含气量多少、胸膜壁层及脏层是否相贴近、发音的强弱与语调高低、距音源的远近及胸壁的厚薄等有密切关系。语音震颤有生理性与病理性改变。生理性改变:成人较儿童强,男性较女性强,瘦者较胖者强,前胸上部较前胸下部强,右胸上部较左胸上部强。病理性改变如下所述。

(1)病理性语音震颤增强:凡能使声波增强并传至胸壁的病理情况,皆可出现语音震颤增强,主要见于:①肺组织实变,如大叶性肺炎的实变期,肺泡含气量明显减少,传导介质变为均匀,声音传导良好,因此语颤增强;②肺组织受压或肺不张,如胸腔积液的液面上方、肺组织受压变致密,肺泡含气量减少,故声音传导良好;③肺空洞:靠近胸壁的大空洞(与支气管相通),因声波在空洞内共鸣,且空洞周围组织常有浸润,如空洞型肺结核、咳出脓液后的肺脓肿等,使语颤增强。

(2)病理性语音震颤减弱:任何阻碍声波传至胸壁者,均可引起语颤减弱或消失。主要见于:①支气管阻塞,如阻塞性肺不张;②肺泡内含气过多,如肺气肿;③肺泡与体表间的距离增加,如胸腔积液、气胸、广泛胸膜增厚及皮下气肿等。

3. 胸膜摩擦感 正常人胸膜光滑,胸腔内有少量的浆液起润滑作用,呼吸时不产生摩擦感,当胸膜表面变粗糙,呼吸时胸膜脏层与壁层相互摩擦,触诊时有似皮革相互摩擦的感觉,称为胸膜摩擦感,常见于纤维素性胸膜炎、渗出性胸膜炎的早期。该征象常于患侧胸廓的下前侧部触及,因该处为呼吸时胸廓动度最大的区域。

(三)叩诊

1. 叩诊的方法与顺序 被评估者取坐位或卧位,放松肌肉,两臂下垂,呼吸均匀。检查顺序从上到下,从前胸到侧胸,最后为背部。叩诊前胸和后背时,循自上而下、由外向内的顺序。评估者以左手中指为板指,平贴肋间隙,并与肋骨平行。但在叩诊肩胛间区时,板指可与脊柱平行。

2. 胸部的正常叩诊音(图 5-33) 正常肺部叩诊音为清音,肺组织覆盖心脏及肝脏实质脏器部位的叩诊音为浊音。左下胸部,因正常的肺组织与含气的胃泡相重叠,所以叩诊时有一鼓音区。正常肺部叩诊音的音响强弱及音调高低与肺脏含气量、胸壁的厚薄等因素有关。肺上叶体积较下叶小,含气量较少,且胸部上部肌肉较厚,故前胸上部较下部叩诊音稍浊。右肺上部叩诊音比左肺上部稍浊,系由于右侧胸肌比左侧稍厚及右上肺体积较小之故;背部叩诊音较胸前稍浊,因背部肌肉较多。但上述这些正常差异一般不明显。

3. 胸部的异常叩诊音 正常肺脏清音区内出现浊音、实音、鼓音和过清音,则为异常叩诊音。①浊音:见于肺炎、肺不张、肺结核、胸膜增厚粘连及肺肿瘤等;②实音:见于大量胸腔积液、肺实变等;③过清音:见于肺气肿;④鼓音:见于气胸,浅表的空洞型肺结核。

4. 肺界的叩诊 包括肺上界、肺下界及肺下界的移动范围(图 5-34)。

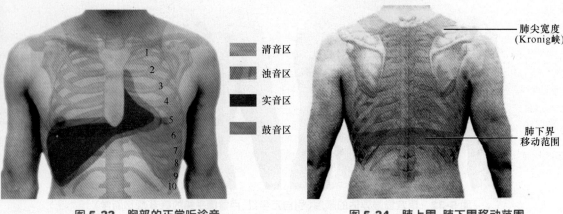

图 5-33 胸部的正常听诊音　　　　图 5-34 肺上界、肺下界移动范围

清音区
浊音区
实音区
鼓音区

肺尖宽度
(Kronig峡)

肺下界
移动范围

(1) 肺上界:即肺尖的宽度,又称 Kronig 峡(柯氏峡),其内侧为颈肌,外侧为肩胛带。叩诊肺上界时,受评估者取坐位,评估者立于患者身后,自斜方肌前缘中央部开始叩诊,此音为清音,逐渐向外侧叩诊,当音响变为浊音时,用笔作一记号,然后转向内侧叩诊,直到清音变为浊音为止,两浊音标记之间的宽度即肺尖的宽度,正常人为 4~6cm,右侧较左侧稍窄。一侧肺上界明显变小提示该侧肺尖有肺结核、肺炎、肺肿瘤、胸膜肥厚或胸膜顶包裹性积液等。肺上界增宽见于肺气肿、气胸、肺尖部的肺大疱等。

(2) 肺前界:正常的肺前界相当于心脏的浊音界。右肺前界相当于胸骨旁线的位置。左肺前界则相当于胸骨旁线自第 4~6 肋间隙的位置。当心脏扩大、心包积液、主动脉瘤、肺门淋巴结明显肿大时,可使左右两肺前界间的浊音区扩大,肺气肿时则可使其缩小。

(3) 肺下界:嘱患者平静呼吸,从肺野的清音区开始叩诊,向下叩至实音,变实音处为肺下界。正常人平静呼吸时,在锁骨中线、腋中线和肩胛下线上,肺下界分别是第 6、第 8 和第 10 肋间隙。正常肺下界的位置可因体型和发育情况的不同而有所差异,如矮胖者的肺下界可上升 1 肋间隙,瘦长者可下降 1 肋间隙。病理情况下,肺下界降低见于肺气肿、腹腔内脏下垂;肺下界上升见于肺不张、腹内压升高使膈上升,如鼓肠、腹水、气腹、肝脾肿大、腹腔内巨大肿瘤及膈肌麻痹等。

(4) 肺下界的移动范围:先叩出患者平静呼吸时的肺下界,然后嘱患者作深吸气后屏住气,同时向下叩诊,叩出肺下界,作一标记。待患者恢复平静呼吸后再嘱其作深呼气,并屏住气,再由上而下,叩出肺下界,再作一标记。深吸气和深呼气两个肺下界标记之间的距离即肺下界移动范围。正常人肺下界移动范围为 6~8cm,肺下界移动范围减小见于肺气肿、肺不张、肺纤维化、肺水肿和肺部炎症等。气胸、胸腔积液、胸膜肥厚或膈肌麻痹时肺下界移动范围也减小。

(四) 听诊

肺部听诊音是由于呼吸时,气流进出呼吸道及肺泡产生湍流而引起振荡,发出音响,通过肺组织和胸壁传到体表,在体表所能听到的声音称为肺部听诊音。肺部听诊内容有正常呼吸音、异常呼吸音、啰音、语音共振。此外,胸部还要听诊胸膜摩擦音。

1. 正常呼吸音 正常人可听到三种呼吸音,即支气管呼吸音、肺泡呼吸音及支气管肺泡呼吸音(图 5-35)。

(1) 支气管呼吸音:气流经声门、气管及主支气管时形成湍流所产生的声音。颇似舌尖上抬后经口腔呼气时所发出"ha"的声响。该呼吸音强而高调。呼气时相较吸气时相长,调高,音响长,吸气末与呼气始之间有极短暂的间隙。正常人在喉部、胸骨上窝,背部第 6、7 颈椎及第 1、2 胸椎附近都可听到,且越靠近气管区,其声响越强,音调亦降低。

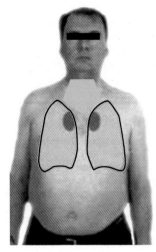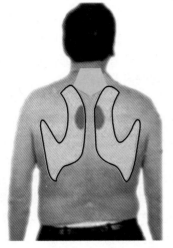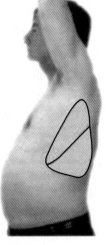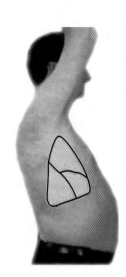

图 5-35　肺部正常呼吸音听诊部位
绿:支气管呼吸音;褐:支气管肺泡呼吸音;灰:肺泡呼吸音

（2）肺泡呼吸音:在吸气时气流由气管经支气管进入肺泡,冲击肺泡壁,使肺泡由松弛状态变为紧张状态,呼气时肺泡内紧张状态变为松弛状态,这种肺泡的弹性变化及气流振动而产生的声音称肺泡呼吸音。肺泡呼吸音的特点为声音似微风吹过一样,呈"夫"声。吸气时音响较强,音调较高,时相较长,呼气时音响较弱,音调较低,时相较短。正常人除在支气管呼吸音和支气管肺泡呼吸音听诊部位外,大部分肺部都可听到肺泡呼吸音,乳腺下部和肩胛下部最强,腋窝下部次之,肺尖与近肺下缘区域较弱。正常人肺泡呼吸音强弱与性别、年龄、肺组织弹性、胸壁厚薄及呼吸深浅有关。男性较女性强,儿童较老年人强,瘦长体型较矮胖者强。

（3）支气管肺泡呼吸音:该呼吸音兼有支气管呼吸音与肺泡呼吸音两者的特点,亦称混合性呼吸音,其吸气音的性质与正常肺泡呼吸音相似,但音调较高且较响亮,其呼气音的性质则与支气管呼吸音相似,但强度稍弱,音调稍低,支气管肺泡呼吸音的吸气相与呼气相大致相等。正常听诊部位在胸骨角两侧,肩胛间区第3、4胸椎两侧及肺尖附近。

2. 异常呼吸音

（1）异常肺泡呼吸音:包括肺泡呼吸音减弱或消失、增强与呼气延长等。

肺泡呼吸音减弱或消失:与进入肺泡内的空气流量减少、速度减慢有关,可在单侧、双侧或局部出现。常见于:①胸廓活动受限,如胸痛、肋间神经痛、肋骨骨折等。②呼吸肌疾病,如重症肌无力。③支气管阻塞,如慢性支气管炎、阻塞性肺气肿等。④胸膜疾患,如胸腔积液、气胸、胸膜肥厚。⑤腹部疾患,如大量腹水、腹腔内巨大肿瘤等。

肺泡呼吸音增强:可见于呼吸运动增强,通气功能加强,使进入肺泡的空气流量增多,流速加快,如运动后、发热、甲状腺功能亢进、情绪紧张、缺氧的刺激、代谢性酸中毒或一侧胸部及肺组织病变,使健侧肺通气量代偿性增强。

呼气延长:由于下呼吸道部分阻塞、痉挛或狭窄,如炎症、痉挛等,或肺组织弹性减弱,失去应有的紧张度,如支气管哮喘、慢性阻塞性肺气肿。

（2）异常支气管呼吸音:凡在肺泡呼吸音听诊范围内听到支气管呼吸音,即为异常的支气管呼吸音,亦称管呼吸音。见于病变部位表浅的肺组织实变、肺空洞及肺组织受压。

（3）异常支气管肺泡呼吸音:凡在正常肺泡呼吸音听诊范围内听到支气管肺泡呼吸音称为异常支气管肺泡呼吸音。见于病变范围小或较深的肺组织实变、肺空洞及肺组织受压。

3. 啰音　是伴随呼吸音的一种附加音,按其性质及发生原理可分为干啰音、湿啰音（水泡音）及捻发音。

（1）干啰音：是气流通过狭窄的管道产生的声音。低调而响亮的干啰音，似熟睡时的鼾声，称为鼾音，多发生于气管或主支气管。高调性干啰音，又称哨笛音或哮鸣音，多起源于较小的支气管或细支气管。干啰音广泛分布者见于慢性支气管炎、支气管哮喘，也可见于心源性哮喘；局限分布者常由支气管内局部瘢痕、结核、肿块、异物或黏稠分泌物附着所致。

（2）湿啰音：是由于吸气时气体通过呼吸道内稀薄的分泌物如渗出液、痰液、血液、黏液和脓液等，形成的水泡破裂所产生的声音，故又称水泡音。按呼吸道管腔大小及腔内渗出物多少可分为粗、中、细湿啰音和捻发音。①粗湿啰音：又称为大水泡音，发生于气管、主支气管或空洞部位，多出现于吸气早期；②中湿啰音：又称为中水泡音，发生于中等的支气管，多出现于吸气后期；③细湿啰音：又称为小水泡音，发生于小支气管，多在吸气后期出现；④捻发音：极细均匀一致的湿啰音，当吸气时黏着的肺泡突然被气体展开，或毛细支气管黏膜肿胀并被黏稠的分泌物黏着，当吸气时黏着的部分又被分开，而产生的特殊的爆裂音，即捻发音，一般在吸气末为清楚。捻发音常发生的部位是肺脏的后下部。肺部局限性湿啰音提示局部病变，见于肺炎、肺结核、支气管扩张；两肺底湿啰音见于心力衰竭所致肺淤血、支气管肺炎等；两肺满布湿啰音，见于急性肺水肿、严重的支气管肺炎。

（3）干、湿啰音的听诊特点：①干啰音的听诊特点：调较高、带乐性、持续时间长，吸气、呼气均可听到，但以呼气明显，啰音强度、部位易变，瞬间内数量可明显增多或减少；②湿啰音的听诊特点：断续、短暂、连续多个，部位恒定，性质不变，见于吸气和呼气早期，吸气末明显，咳嗽后可减轻或消失。

4. 语音共振　当被检查者以平常声调说"yi"时，用听诊器在胸壁上可听到柔和而模糊的声音，称为语音共振。产生机制和临床意义基本同语音震颤。

5. 胸膜摩擦音　正常胸膜表面光滑，脏壁层间有少量液体起润滑作用，呼吸时不会产生声响。当胸膜炎时，纤维素的渗出使之变得粗糙，摩擦时出现声响，称为胸膜摩擦音。

胸膜摩擦音的特点：①声音强度和性质依病变性质不同而异，轻者柔和，如丝织物摩擦；重者粗糙，如搓皮革、握雪样的断续而浅表的声响。②吸气与呼气时皆可听到，一般在吸气末或呼气开始时较为明显，屏气时即消失。③可发生在胸膜任何部位，但多见于胸廓动度较大的部位，如下前侧胸壁。④深呼吸及听诊器加压后，声音更为清楚。⑤随胸腔积液增多将两层胸膜分开后，摩擦音可消失。临床上最常见于急性结核性胸膜炎早期。

四、心脏评估

心脏评估应在安静环境中进行，评估者站在被评估者右侧，被评估者可采取平卧位、半卧位或坐位，两上肢自然平放或下垂于躯干的两侧，身体勿左右倾斜。

（一）视诊

1. 心前区隆起与凹陷

（1）心前区隆起：正常人前胸左右对称，如儿童期患先天性心脏病、风湿性心瓣膜病和心肌炎后心肌病等引起的心脏明显增大时，由于胸壁的骨骼尚软，可引起心前区隆起，大量心包积液时出现心前区肋间隙饱满。

（2）心前区凹陷：指胸骨向后移位，可见于马方综合征、佝偻病漏斗胸及部分二尖瓣脱垂患者。

2. 心尖搏动　心脏收缩时，心尖向前冲击心前区胸壁，使相应部位肋间隙向外搏动，称为心尖搏动。

（1）正常成人坐位时的心尖搏动一般位于第5肋间左锁骨中线内0.5~1.0cm处（图5-36），搏动范围直径为2.0~2.5cm。肥胖、肺气肿或女性乳腺下垂时，心尖搏动不易看到。

（2）心尖搏动移位：①生理因素：体形、年龄、体位都会影响到心尖搏动的位置。如肥胖、小儿、妊娠中晚期时心脏呈横位，心尖搏动可向外向上移位；仰卧时心尖搏动向上移位，左侧卧位心尖搏动则向左移位。②病理因素：左心室增大时心尖搏动向左下移位，右心室增大时心尖搏动向左移位，先天性右位心时,心尖搏动则位于胸部右侧相应位置。

（3）心尖搏动的强度变化:①生理变化:胸壁肥厚或肋间隙变窄,心尖搏动较弱,搏动范围也减小;胸壁较薄、肋间隙增宽、剧烈运动、情绪激动、兴奋时可使心尖搏动增强,搏动范围增大。②病理变化:左心室肥大时,心尖搏动增强,范围也增大,明显者强而有力,用手指触诊时,可使指端抬起片刻,称为抬举性心尖搏动,为左心室肥大的可靠体征;甲状腺功能亢进或发热时,可使心尖搏动增强;心肌炎时,心尖搏动减弱并较弥散;心包积

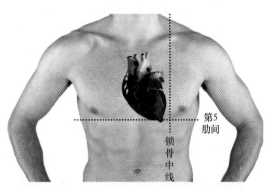

图 5-36　正常人心尖搏动的位置

液、左侧胸腔积液或肺气肿时,心尖搏动减弱或消失;在重度右心室肥大、粘连性心包炎患者,心脏收缩时心尖部内陷,称负性心尖搏动。

3. 心前区异常搏动　正常人心前区无异常搏动。右心室肥大时可见胸骨左缘第3~4肋间搏动;肺动脉扩张或肺动脉高压患者,可见胸骨左缘第2肋间收缩期搏动;肺气肿或腹主动脉瘤患者,可见剑突下搏动;主动脉弓动脉瘤、甲状腺功能亢进、贫血等,可见胸骨右缘第2肋间或胸骨上窝搏动。

（二）触诊

被评估者最好应采取平卧位,评估者可先用右手全手掌开始在心前区检查,再逐渐缩小到用手掌尺侧(小鱼际)或示指、中指及环指指腹并拢同时触诊,以确定心尖搏动的准确位置、强度和有无抬举性搏动(图 5-37)。

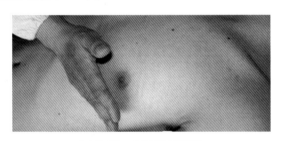

图 5-37　心脏触诊方法

1. 心尖搏动　用触诊确定的心脏搏动位置较视诊更为准确。触诊感知的心尖搏动冲击胸壁的时间即心室收缩的开始,有助于确定第一心音。心尖区抬举性搏动是指心尖区徐缓有力、较局限的搏动,可使手指尖端抬起且持续至第二心音开始,同时心尖搏动的范围也增大,为左心室肥厚的可靠体征。

2. 震颤　又称猫喘,是触诊时手掌感到的一种细小震动感,为器质性心血管病变的体征,常见于瓣膜口狭窄或异常通道。主要由于血液经狭窄的口径或经异常的方向流动形成湍流造成瓣膜、血管壁或心腔壁振动传至胸壁所致。发现震颤后应首先确定部位及来源,其次确定其处于心动周期中的时相,最后分析临床意义。常见震颤部位的临床意义见表5-7。

3. 心包摩擦感　在心前区以胸骨左缘第4肋间为主,于心动周期的收缩期和舒张期可触及双相的粗糙摩擦感。以收缩期、前倾体位或呼气末更为明显,是由于急性心包炎时心包膜纤维素渗出致表面粗糙,心脏收缩时脏、壁层心包摩擦产生的振动传至胸壁所致。

（三）叩诊

心脏叩诊可以确定心界,以判断心脏的大小、形态和位置。心脏不被肺遮盖的部分呈绝对浊音,心脏左右被肺遮盖的部分呈相对浊音。

表 5-7　震颤的部位、产生时期及临床意义

部位	时期	临床意义
胸骨右缘第2肋间	收缩期	主动脉瓣狭窄
胸骨左缘第2肋间	收缩期	肺动脉瓣狭窄
胸骨左缘第3、4肋间	收缩期	室间隔缺损、梗阻性肥厚性心肌病
心尖部	舒张期	二尖瓣狭窄
胸骨左缘第2肋间	连续性	动脉导管未闭

1. 叩诊的方法及顺序　被评估者应取仰卧位或坐位,使用间接叩诊法,左手扳指与肋间平行(仰卧位时,见图5-38)或与肋间垂直(坐位时,见图5-39),逐一叩出每个肋间由清音变浊音处,以此确定心浊音界。通常的叩诊顺序是先左界,后右界,由下而上,由外向内。

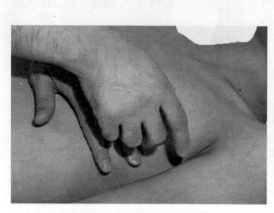

图 5-38　心脏叩诊方法(卧位)

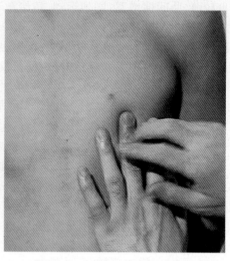

图 5-39　心脏叩诊方法(坐位)

2. 正常心浊音界　正常成人心脏相对浊音界见表5-8。心脏浊音界的组成见图5-40,相对浊音界与绝对浊音界见图5-41。

表 5-8　正常成人心脏相对浊音界

右界(cm)	肋间	左界(cm)
2~3	Ⅱ	2~3
2~3	Ⅲ	3.5~4.5
3~4	Ⅳ	5~6
	Ⅴ	7~9

注:左锁骨中线距前正中线的距离为8~10cm。

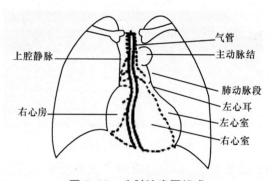

图 5-40　心脏浊音界组成

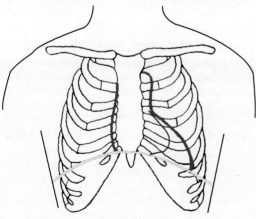

图 5-41　心脏的相对浊音界(红线)与绝对浊音界(蓝线)

3. 心浊音界改变及临床意义　心脏浊音界改变主要与心脏病变有关,也与心外因素有关。

(1)心浊音界缩小或消失:多见于气胸、肺气肿等。

(2)心浊音界增大:①左心室增大时心界向左下增大,心界似靴形,称为主动脉瓣型心,见图5-42。可见于主动脉瓣狭窄或关闭不全,高血压性心脏病等。②右心室增大时,由于心脏沿长轴作顺钟向转动,故左、右侧心浊音界均可增大,常以左侧更为明显,可见于二尖瓣狭窄等。③左、右心室增大时,心浊音界向两侧增大且左界向左下扩大,称普大型。常见于扩张型心肌病、克山病等。④左房与肺动脉段均扩大时,胸骨左缘第2、3肋间心浊音界增大,使心腰饱满,心界形如梨,常见于二尖瓣狭窄,故又称二尖瓣型心,见图5-43。⑤心包积液时,心界向两侧扩大且随体位改变。坐位时心浊音界呈三角烧瓶形,卧位时心底部(一般位于第2肋间)浊音界增宽,为心包积液的特征性体征。

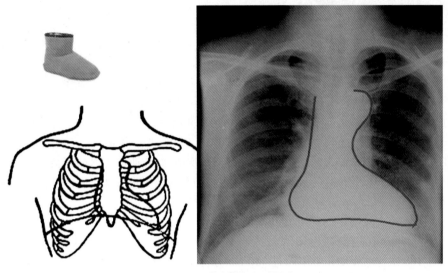

图5-42 主动脉瓣型心(靴形心)

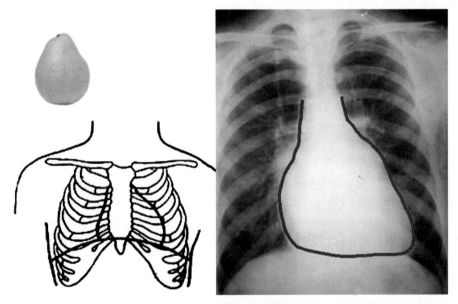

图5-43 二尖瓣型心(梨形心)

(3)心脏移位:肺不张或胸膜增厚可使心界移向患侧;大量胸腔积液或气胸可使心界移向健侧;大量腹水或腹腔巨大肿瘤可使腹内压力升高,横膈抬高,心脏横位,以致心界向左增大。

(四)听诊

心脏听诊有利于心血管疾病的诊断和鉴别诊断。听诊时要求环境安静,被评估者多取平卧位,评估者注意力高度集中,仔细辨别声音改变。

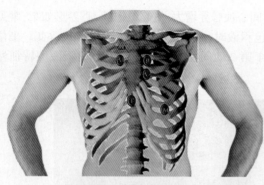

图 5-44　心脏瓣膜听诊区

1. 心脏瓣膜听诊区及听诊顺序　心脏各瓣膜开放与关闭时所产生的声音传导至体表最易听清的部位称心脏瓣膜听诊区，与其解剖位置不完全一致。传统听诊区有 5 个(图 5-44)。

(1) 二尖瓣听诊区(M)：又称心尖区，位于心尖搏动最强点，即第 5 肋间左锁骨中线内侧。

(2) 肺动脉瓣听诊区(P)：位于胸骨左缘第 2 肋间。

(3) 主动脉瓣第一听诊区(A_1)：位于胸骨右缘第 2 肋间。

(4) 主动脉瓣第二听诊区(A_2)：位于胸骨左缘第 3、4 肋间。

(5) 三尖瓣听诊区(T)：位于胸骨下端左缘，即胸骨左缘第 4、5 肋间。

通常的听诊顺序可以从心尖区开始，逆时针方向依次听诊：先听心尖区，再听肺动脉瓣区，然后为主动脉瓣区、主动脉瓣第二听诊区，最后是三尖瓣区。一些评估者也有从心底部开始依次进行各个瓣膜区的听诊。

2. 听诊内容　包括心率、心律、心音和额外心音、杂音及心包摩擦音。

(1) 心率：指每分钟心搏次数。正常成人心率为 60~100 次/分，女性稍快，儿童偏快、老年偏慢。成人心率超过 100 次/分，婴幼儿心率超过 150 次/分称为心动过速，可见于运动或情绪激动时，也可见于发热、贫血、甲状腺功能亢进、心肌炎等。心率低于 60 次/分称为心动过缓，可见于运动员，也可见于冠状动脉粥样硬化性心脏病或应用洋地黄、β-受体阻滞剂、非二氢吡啶类钙拮抗剂、利血平等药物后。

(2) 心律：指心脏跳动的节律。正常人心律规则，部分青年人可出现吸气时心率加快，呼气时减慢，称窦性心律不齐，一般无临床意义。听诊所能发现的心律失常最常见的为期前收缩和心房颤动。

期前收缩是指在规则心律基础上，突然提前出现一次心跳，其后有一较长间歇。根据其发生频率的多少可分为频发(≥6 次/分)与偶发(<6 次/分)。期前收缩规律出现，可形成联律，如每次窦性搏动后出现一次期前收缩，称二联律；每两次窦性搏动后出现一次期前收缩称为三联律，依此类推。多见于冠状动脉粥样硬化性心脏病、风湿性心脏病、甲状腺功能亢进性心脏病等。偶发的期前收缩也可见于正常人。

心房颤动的听诊特点是心律绝对不规则，第一心音强弱不等和心率快于脉率，称为脉搏短绌，常见于风湿性心瓣膜病、缺血性心脏病、扩张性心肌病、甲状腺功能亢进症等。

(3) 心音：每一心动周期有四个心音，依次为第一心音(S_1)、第二心音(S_2)、第三心音(S_3)和第四心音(S_4)，见图 5-45。正常情况下只能听到第一心音和第二心音。第三心音可在青少年中闻及，而第四心音一般听不到。

第一心音(S_1)：标志心室收缩的开始，主要是由于二尖瓣和三尖瓣突然关闭时，瓣叶振动所产生的声音。特点为音调低钝，强度较响，持续时间较长(持续约 0.1 秒)，在心前区各部位均可听到，心尖部最响。

第二心音(S_2)：标志心室舒张的开始，主要是由于主动脉瓣和肺动脉瓣突然关闭时，瓣叶振动所产生的声音。特点为音调高而脆，强度较 S_1 弱，持续时间较短(约 0.08

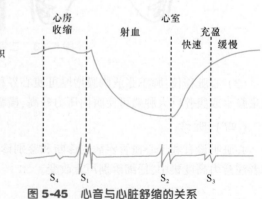

图 5-45　心音与心脏舒缩的关系

秒),心底部最响。

S₁与S₂的区别主要为:①S₁的音调较低而长;S₂的音调高而短。②S₁在心尖部最响;S₂在心底部最响。③S₁与S₂的间隔时间比S₂距下一心动周期的S₁间隔短。④S₁与心尖搏动、颈动脉搏动同时出现;S₂则在其后出现。

(4)心音改变及其临床意义

心音强度改变:与心室充盈度以及瓣膜的位置、完整性和弹性,心肌收缩力和收缩速度、胸壁厚度等因素有关。影响心音强度的变化因素见表5-9。

表5-9 影响心音强度变化的可能因素

心音强度变化	影响因素
S₁增强	二尖瓣狭窄、P—R间期缩短、发热、运动、完全性房室传导阻滞
S₂减弱	二尖瓣关闭不全、P—R间期延长、心肌收缩力下降(心力衰竭、心肌梗死、心肌病)
S₁强弱不等	心房颤动、完全性房室传导阻滞
A₂增强	主动脉内压增高(高血压、主动脉粥样硬化)
A₂减弱	主动脉内压降低或主动脉瓣膜疾病(主动脉瓣狭窄、主动脉瓣关闭不全)
P₂增强	肺动脉高压疾病(二尖瓣狭窄、肺心病、左向右分流的先天性心脏病)
P₂减弱	肺动脉内压降低或其瓣膜受损(肺动脉瓣狭窄、肺动脉瓣关闭不全)

心音性质改变:S₁失去原有特性,与S₂相似,当心率增快时,舒张期与收缩期的时限几乎相等,心音酷似钟摆的"di-da"音,称为钟摆律。此音常见于胎儿心音,又称为"胎心律",是心肌严重受损的标志,常见于大面积心肌梗死、重症心肌炎。

心音分裂:正常心室收缩与舒张时三尖瓣较二尖瓣延迟关闭0.02~0.03秒,肺动脉瓣迟于主动脉瓣关闭约0.03秒,这种时间差不能被人耳分辨。当S₁或S₂的两个主要成分之间的间距延长时,听诊可闻及两个声音,即称心音分裂。

额外心音:指正常心音之外出现的病理性附加心音。额外心音多数为病理性的,大部分出现在舒张期,也可出现在收缩期。其中舒张早期奔马律是由于舒张早期心室负荷过重,心肌张力降低,心室壁顺应性减退,当血液快速充盈心室时使室壁振动所产生的声音,它标志着严重器质性心脏病。

(5)心脏杂音:是指心音和额外心音之外,由心室壁、瓣膜或血管壁振动所致的持续时间较长的异常声音。

杂音产生的机制:在血液加速、瓣膜开放口径或大血管通道狭窄、瓣膜关闭不全、异常血流通道、心腔异物或异常结构等均可使血流发生紊乱而产生杂音。

杂音听诊要点:①最响部位:杂音的最响部位常为病变部位。②时期:可分为收缩期杂音、舒张期杂音和连续性杂音。一般舒张期和连续性杂音为器质性杂音,而收缩期杂音则可能是器质性或功能性杂音。③性质:如吹风样、喷射性、隆隆样等。④强度:常用Levine 6级分级法(表5-10),杂音级别为分子,6级为分母,如强度为2级的杂音则记录为2/6级杂音。⑤传导:杂音可沿血流方向传导,也可经周围组织传导。可根据杂音的最响部位和传导方向来判断杂音的来源及性质。⑥体位、呼吸和运动对杂音的影响:如左侧卧位可使二尖瓣的舒张期杂音更明显;仰卧位则使二尖瓣、三尖瓣与肺动脉瓣关闭不全的杂音更明显。深吸气可使与右心相关的杂音增强;运动在一定范围内也可使杂音增强。

杂音的临床意义:有杂音不一定有心脏病,有心脏病也可无杂音。根据产生杂音的部位有无器质性病变可区分为器质性杂音和功能性杂音,根据杂音的临床意义又可分为病理性杂音和生理性杂音。常见心脏疾病杂音听诊特点见表5-11。

表 5-10 心脏杂音强度分级

级别	强度	评价
1	最轻	很弱,所占时间很短,必须在安静环境下仔细听诊才能听到
2	轻度	弱,但较易听到
3	中度	较响亮,容易听到
4	响亮	响亮
5	很响	更响亮,且向四周甚至背部传导,但听诊器离开胸壁听不到
6	最响	极响亮,震耳,甚至听诊器离开胸壁一定的距离也可听到

表 5-11 常见心脏杂音听诊特点

病变	杂音出现时期	最响部位	传导方向
二尖瓣狭窄	舒张期	局限心尖部	
二尖瓣关闭不全	收缩期	心尖部	左腋下、左肩胛下区
主动脉瓣关闭不全	舒张期	主动脉瓣第二听诊区	胸骨下端、心尖部
肺动脉瓣狭窄	收缩期	肺动脉瓣听诊区	
房间隔缺损	收缩期	胸骨左缘第2、3肋间	
室间隔缺损	收缩期	胸骨左缘第3、4肋间	

(6) 心包摩擦音:指脏层和壁层心包因炎症时纤维蛋白沉积而粗糙,在心脏搏动时发生摩擦而出现的粗糙声音。其发生与心跳一致,屏气时摩擦音仍存在。可见于各种感染性心包炎、风湿性或结核性病变、急性心肌梗死及尿毒症等。

五、血管评估

(一) 脉搏

具体参见第 5 章第 2 节。

1. 脉率 正常人安静状态下,脉率为 60~100 次/分。

2. 脉律 正常人脉律比较规则。

3. 紧张度 与血压的高低有关,即压迫近心端使远端触不到脉搏所需的压力。

4. 强弱 取决于心脏的每搏量、脉压及外周阻力的强弱。

5. 波形 有水冲脉、交替脉、奇脉。

6. 动脉壁的情况 如压迫近心端远端仍触到脉搏,则提示有动脉硬化。

(二) 血压

血压指动脉血管所承受的压力,是重要的生命体征。

1. 测量方法(直接测量法、间接测量法) 主要介绍汞柱式血压测量法(参见护理学基础)。

2. 血压标准 世界卫生组织高血压诊断标准:1999 年世界卫生组织(WHO)/国际高血压协会(ISH)《高血压防治指南》及中国卫生部/中国高血压联盟《2010 中国高血压防治指南》规定:收缩压≥140mmHg 和(或)舒张压≥90mmHg 为高血压。详见表 5-12。

3. 血压变动的临床意义(过高、过低、两上肢差、上下肢差)

血压增高的临床意义:高血压常见于原发性高血压和继发性高血压,继发性高血压常见于肾窦性、肾血管性疾病,醛固酮增多症,皮质醇增多症,嗜铬细胞瘤等。

血压降低的临床意义:血压低于 12.0/8.0kPa(90/60mmHg)者,称为低血压。常见于各种原因的休克、心肌梗死、心功能不全、心脏压塞、肾上腺皮质功能减退等。

表 5-12 血压水平的定义和分类

类别	收缩压(mmHg)	舒张压(mmHg)
理想血压	<120	<80
正常血压	<130	<85
高血压前期	130~139	85~89
高血压	≥140	≥90
单纯收缩期高血压	≥140	<90
亚组:临界收缩期高血压	140~149	<90
1级高血压(轻度)	140~159	90~99
亚组:临界高血压	140~149	90~94
2级高血压(中度)	160~179	100~109
3级高血压(重度)	≥180	≥110

脉压增大或减小的临床意义:收缩压与舒张压之间的压差值称为脉压。正常值为 4~5.3kPa(30~40mmHg),压差大于60mmHg 称之为脉压过大,小于20mmHg 称之为脉压过小。①脉压增大:见于动脉导管未闭、主动脉瓣关闭不全、主动脉粥样硬化、甲状腺功能亢进、严重贫血等;②脉压减小:见于低血压、心包积液、缩窄性心包炎、严重二尖瓣狭窄、主动脉瓣狭窄、重度心功能不全等。

两上肢或上、下肢血压明显不等的临床意义:正常成人测血压,两上肢的收缩压之差不大于10mmHg,一般情况下右上肢血压高于左上肢,也有少数人左上肢高于右上肢的,如果>10mmHg,即两上肢血压明显不等,可见于主动脉瘤、无名动脉或锁骨下动脉受压、上肢无脉型多发性大动脉炎、先天性动脉畸形等;正常情况下,同侧下肢的血压一般比上肢高出 2.66~5.3kPa(20~40mmHg)。当上、下肢血压差别明显或下肢血压等于或低于上肢血压时,可见于主动脉或股动脉有动脉硬化、动脉狭窄、病变下肢无脉型多发性大动脉炎、主动脉或股动脉栓塞等。

血压听不到时的可能情况为:①听诊器放置位置错误,可再寻找肱动脉正确位置测量;②被检查者严重休克,测不到血压值;③被检查者出现"听诊无音间隙"。在袖带放气减压过程中有时可能出现血管音暂时消失,随后又重新出现,称无音间隙,可在袖带充气前,举起上臂,促进静脉回流后再进行充气、放气操作,此时无音间隙就不再出现。

4. 动态血压监测 24小时动态血压监测可去除偶测血压的偶然因素,避免了情绪、运动、进食、吸烟、饮酒等因素影响血压,较为客观真实地反映血压情况;还可指导高血压的药物治疗,判断高血压患者靶器官损害情况等。

(三) 周围血管征及其他

1. 周围血管征 为脉压增大所致。主要见于主动脉瓣关闭不全、动脉导管未闭、甲状腺功能亢进症、严重贫血及主动脉粥样硬化等。

(1) 枪击音:指在四肢动脉处听到的一种短促的如同开枪时的声音,故又称射枪音。听诊部位常选择股动脉,有些患者在肱动脉、足背动脉处也可听到。

(2) 杜氏(Duroziez)双重杂音:听诊器稍加压放至股动脉,可闻及双期吹风样杂音。

(3) 毛细血管搏动征:用手指轻压患者指甲末端或以玻片轻压患者口唇黏膜,使局部发白,心脏收缩期局部又发红,这种红白交替的改变即毛细血管搏动征阳性。

2. 肝-颈静脉回流征 右心衰竭的患者,如按压其肿大的肝脏时,则颈静脉充盈更为明显,称肝-颈静脉回流征,最常见的原因就是右心功能不全。右心衰竭时,因右心房淤血或右心室舒张受限,不能完全接受回流血量,而致颈静脉充盈更为明显。检查方法见图5-46。

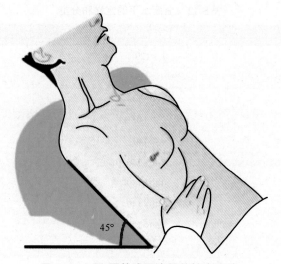

图 5-46　肝-颈静脉回流征的检查方法

小结

1. 胸骨角是计数肋骨与肋间隙的重要标志;第 7 颈椎棘突是计数胸椎的标志。

2. 桶状胸见于严重肺气肿患者;鸡胸、漏斗胸、肋膈沟、肋骨串珠见于佝偻病患者。

3. 乳房局部皮肤呈"橘皮"样、乳头内陷、溢血性液体见于乳腺癌。

4. 语音震颤增强见于肺实变及肺空洞,语音震颤减弱见于肺气肿、胸腔积液、气胸、皮下气肿及胸膜增厚粘连。

5. 正常的胸部叩诊音有清音、浊音、实音及鼓音。

6. 正常人肺上界的宽度为 4~6cm;正常人肺下界分别位于锁骨中线、腋中线、肩胛下线第 6、8、10 肋间隙;正常人肺下界移动范围为 6~8cm。

7. 支气管呼吸音听诊区位于喉、胸骨上窝和背部第 6、7 颈椎及第 1、2 胸椎水平;支气管肺泡呼吸音听诊区位于胸骨角附近和肩胛间区第 3、4 胸椎水平;肺泡呼吸音在支气管呼吸音与支气管肺泡呼吸音听诊区之外均可听到,尤以乳腺下、腋下及肩胛下最为清楚。

8. 异常的支气管呼吸音见于病变浅表的肺实变与肺空洞;异常的支气管肺泡呼吸音见于病变较深或病变范围较小的肺实变与肺空洞。

9. 干啰音是气流通过狭窄的气道产生的声响,见于支气管异物、支气管内膜结核、支气管内肿瘤、支气管痉挛或狭窄、支气管内黏稠痰的形成等。听诊特点是干啰音的部位、性质、强度易变,可瞬时增多或减少;呼气时明显;声音响亮而带有乐音。

10. 湿啰音主要是气流通过气道稀薄的液体产生的声响。肺局部出现湿啰音提示病变局限,见于肺炎、支气管扩张、肺结核;两肺底湿啰音见于心力衰竭、支气管肺炎;两肺满布湿啰音见于急性肺水肿与严重的支气管肺炎。听诊的特点是湿啰音的部位恒定、性质不易改变,咳嗽后可减轻或消失,多发生在吸气时或吸气终末。

11. 正常心尖搏动位于第 5 肋间,左锁骨中线内侧 0.5~1.0cm 处,搏动范围直径为 2.0~2.5cm,排除心外因素的影响后,心尖搏动向左下移位见于左心室肥大,左心室明显肥厚时可见抬举性心尖搏动;心尖搏动向左移位见于右心室肥大,可见负性心尖搏动。

12. 心尖搏动减弱病理情况下见于心肌收缩力下降,心脏受到压迫或心脏与体表距离增大等原因。

13. 心音强度变化与心肌收缩力呈正相关,与房室瓣位置及心室充盈量呈反相关。

14. 二尖瓣狭窄时,左心房扩大,心腰部饱满,呈"梨形心";主动脉瓣关闭不全时心脏浊音界向左下扩大,使心脏呈"靴形心",又称主动脉瓣型心脏;大量心包积液时,因液体重力作用使心脏呈烧瓶状,称"烧瓶心"。

15. 二尖瓣听诊区在心尖部,主动脉瓣听诊区有两个:胸骨右缘第 2 肋间及胸骨左缘第 3、4 肋间,后者在主动脉瓣关闭不全时听诊清楚;肺动脉瓣听诊区在胸骨左缘第 2 肋间;三尖瓣听诊区在胸骨体下端近剑突处。心脏杂音的意义主要是根据杂音听诊的最响部位及时期来判断。

16. 心房颤动的特点是心音绝对不整齐、第一心音强弱不等及脉搏短绌。

自 测 题

1. 库斯莫尔呼吸的特征是
   A. 呼吸幅度由浅至深,再浅至停
   B. 呼吸与暂停相交替
   C. 呼吸表浅、快速
   D. 呼吸深大、频率稍快
   E. 呼吸急促、有屏气

2. 正常肺部叩诊音是
   A. 清音　　　　　　　B. 过清音
   C. 浊音　　　　　　　D. 鼓音
   E. 实音

3. 肺气肿的叩诊音为
   A. 过清音　　　　　　B. 鼓音
   C. 实音　　　　　　　D. 清音
   E. 浊音

4. 代谢性酸中毒的呼吸表现是
   A. 吸气性呼吸困难　　B. 呼气性呼吸困难
   C. 呼吸间断　　　　　D. 呼吸深大而规则
   E. 呼吸浅表而不规则

5. 呼吸减慢见于
   A. 发热　　　　　　　B. 颅内压增高
   C. 疼痛　　　　　　　D. 贫血
   E. 甲状腺功能亢进

6. 胸膜摩擦音听诊最清楚的部位是
   A. 锁骨中线下部　　　B. 腋前线下部
   C. 腋中线下部　　　　D. 腋后线下部
   E. 肩胛下角线下部

7. 用来确定肺下界的垂直线常使用
   A. 腋前线,腋中线,肩胛下线
   B. 锁骨中线,腋中线,肩胛下线
   C. 腋后线,后正中线,胸骨中线
   D. 锁骨中线
   E. 腋前、中、后线

8. 严重的酸中毒产生的深长呼吸称为
   A. Cheyne-Stokes 呼吸　　B. Biots 呼吸
   C. 抑制性呼吸　　　　　D. Kussmaul 呼吸
   E. 叹息样呼吸

9. 某老年男性,胸部查体示胸廓前后径明显增宽,肋间隙饱满,腹上角增大。此胸廓形态为
   A. 漏斗胸　　　　　　B. 扁平胸
   C. 桶状胸　　　　　　D. 鸡胸
   E. 正常胸廓

10. 下述何种情况肺下界移动度不消失
    A. 膈神经麻痹　　　　B. 肺气肿

    C. 血气胸　　　　　　D. 胸腔大量积液
    E. 广泛胸膜肥厚粘连

11. 胸部触诊时语音震颤增强常见于
    A. 大叶性肺炎　　　　B. 胸壁皮下气肿
    C. 上腔静脉阻塞综合征　D. 支气管肺炎
    E. 慢性支气管炎

12. 肺泡呼吸音的呼气期延长主要见于
    A. 贫血　　　　　　　B. 代谢性酸中毒
    C. 肋软骨软化　　　　D. 阻塞性肺气肿
    E. 胸膜炎

13. 异常支气管呼吸音最常见于
    A. 大叶性肺炎消散期　B. 大叶性肺炎充血期
    C. 大叶性肺炎实变期　D. 支气管肺炎
    E. 慢性阻塞性支气管炎

14. 肺部听诊湿啰音特点为
    A. 多在吸气末明显
    B. 部位恒定,性质不易变,咳嗽后不消失
    C. 持续时间短
    D. 有些湿啰音听上去似哨笛音
    E. 瞬间数目可明显增减

15. 大水泡音主要发生在
    A. 细支气管　　　　　B. 主支气管
    C. 小支气管　　　　　D. 肺泡
    E. 终末支气管

16. 与语音共振产生机制相似的是
    A. 支气管肺泡呼吸音　B. 语音震颤
    C. 肺泡呼吸音　　　　D. 支气管呼吸音
    E. 捻发音

17. 导致呼吸减慢的原因应除外
    A. 使用麻醉剂后　　　B. 用镇静药过量
    C. 患胸膜炎时　　　　D. 颅内压增高
    E. 有机磷农药中毒

18. 下列哪种情况肺泡呼吸音不减弱
    A. 发热　　　　　　　B. 胸痛
    C. 重症肌无力　　　　D. 慢性支气管炎
    E. 胸腔积液

19. 下列疾病听诊时语音共振均减弱,但除外
    A. 支气管阻塞　　　　B. 肺气肿
    C. 大叶性肺炎实变期　D. 胸膜增厚
    E. 胸腔积液

20. 下列肺部叩诊可为浊音或实音,除外
    A. 肺肿瘤　　　　　　B. 胸膜增厚
    C. 肺实变　　　　　　D. 气胸

21. 胸膜摩擦音在下列何部位听诊最清楚
    A. 双肺尖　　　　　B. 双腋侧上部
    C. 前下侧胸壁　　　D. 双下背部
    E. 双上前胸

22. 中水泡音多发生在
    A. 气管　　　　　　B. 右主支气管
    C. 细支气管　　　　D. 中等大小支气管
    E. 终末支气管

23. 下列为胸部异常叩诊音的为
    A. 左侧腋前线下方胃泡所在处叩诊呈鼓音
    B. 右侧腋下部叩诊音变浊
    C. 右前胸上部叩诊为浊音
    D. 左背部叩诊音较前浊
    E. 左侧卧位，近床面胸部叩诊音变浊

24. 心尖搏动位于左锁骨中线外第6肋间，可能的原因是
    A. 右心房增大　　　B. 左心房增大
    C. 右心室增大　　　D. 左心室增大
    E. 肺气肿

25. 心尖搏动减弱或消失见于
    A. 贫血　　　　　　B. 甲状腺功能亢进
    C. 左胸腔大量积液　D. 左心室肥厚
    E. 运动时

26. 负性心尖搏动可见于
    A. 左心室肥大　　　B. 粘连性心包炎
    C. 胸腔积液　　　　D. 肥厚性心肌病
    E. 肺气肿

27. 关于心脏震颤和杂音的关系，下列描述正确的是
    A. 有杂音一定能触到震颤
    B. 有震颤一定能听到杂音
    C. 无震颤就听不到杂音
    D. 无杂音也可能触到震颤
    E. 震颤与杂音产生的机制不同

28. 第二心音的产生主要是
    A. 心房收缩　　　　B. 心室收缩
    C. 二、三尖瓣关闭　D. 主、肺动脉瓣关闭
    E. 主、肺动脉瓣开放

29. 确定第一心音最有价值的是
    A. 与颈动脉搏动同时出现
    B. 音调较第二心音低
    C. 心尖部听诊最清楚
    D. 持续时间长
    E. 第一心音与第二心音之间距离短

30. 正常人通常可以听到的心音有

A. 1个　　　　　　B. 2个
C. 3个　　　　　　D. 4个
E. 5个

31. 心脏听诊出现"大炮音"应考虑
    A. 高热　　　　　　B. 运动
    C. 左心室肥厚　　　D. 贫血
    E. 完全性房室传导阻滞

32. 心前区触到心包摩擦感提示
    A. 夹层动脉瘤　　　B. 主动脉瓣狭窄
    C. 二尖瓣狭窄　　　D. 右侧胸膜炎
    E. 心包炎

33. 心房颤动最常见于
    A. 冠心病　　　　　B. 高血压性心脏病
    C. 肺心病　　　　　D. 先心病
    E. 风湿性二尖瓣狭窄

34. 第二心音反常分裂见于
    A. 完全性左束支传导阻滞
    B. 完全性右束支传导阻滞
    C. 肺动脉瓣狭窄
    D. 二尖瓣狭窄
    E. 二尖瓣关闭不全

35. 二尖瓣狭窄最具特征的是
    A. 心尖区第一心音拍击样亢进
    B. 肺动脉瓣第二心音亢进
    C. 心尖区舒张期隆隆样杂音
    D. 左心房肥大
    E. 梨形心

36. 听诊器距胸壁一定距离也能听到的杂音是
    A. 2/6级杂音　　　B. 3/6级杂音
    C. 4/6级杂音　　　D. 5/6级杂音
    E. 6/6级杂音

37. 心浊音界缩小，甚至叩不出见于
    A. 肺实变　　　　　B. 胸腔积液
    C. 肺气肿　　　　　D. 心包积液
    E. 腹水

38. 胸骨右缘第2肋间处为
    A. 主动脉瓣第一听诊区
    B. 二尖瓣区听诊区
    C. 肺动脉瓣区听诊区
    D. 主动脉第二听诊区
    E. 三尖瓣区听诊区

39. 心律绝对不规则，第一心音强弱不一，脉搏短绌的心律失常是
    A. 窦性心动过速　　B. 房性期前收缩
    C. 心房颤动　　　　D. 室性期前收缩

E. 心室颤动

40. 患者，46 岁。查体：杵状指、"靴形心"，考虑患者最可能的诊断为
    A. 动脉导管未闭　　　B. 法洛四联症
    C. 室间隔缺损　　　　D. 肺动脉瓣狭窄
    E. 房间隔缺损

41. 患者，女性，38 岁。心尖搏动位于第 6 肋间左锁骨中线外 2.0cm 处，胸骨左缘第 3、4 肋间闻及舒张期叹气样杂音。既往有风湿病史，最可能的诊断是
    A. 风湿性二尖瓣狭窄
    B. 风湿性二尖瓣关闭不全
    C. 风湿性主动脉瓣狭窄
    D. 风湿性主动脉瓣关闭不全

E. 室间隔缺损

42. 患者，女性，45 岁。触诊心尖区舒张期震颤，叩诊心界呈梨形，听诊心尖部有舒张期隆隆样杂音，伴心尖区 S_1 亢进。应诊断为
    A. 主动脉瓣狭窄　　　B. 主动脉瓣关闭不全
    C. 二尖瓣狭窄　　　　D. 二尖瓣关闭不全
    E. 肺动脉瓣关闭不全

43. 患者，男性，15 岁。胸骨右缘第 2 肋间闻及收缩期杂音，响亮、震耳，伴有震颤，但听诊器离开胸壁则听不到。该杂音为
    A. 2 级　　　　　　　B. 3 级
    C. 4 级　　　　　　　D. 5 级
    E. 6 级

（王　峰　刘丽明）

附：胸部常见疾病的主要症状与体征
一、呼吸系统常见疾病的主要体征

（一）大叶性肺炎

大叶性肺炎主要由肺炎球菌引起的累及肺大叶的大部或全部，以肺泡内弥漫性纤维素渗出为主的急性炎症。病理改变为充血水肿期（1~2 天）、红色肝样变期（3~4 天）、灰色肝样变期（5~6 天）、消散吸收期（1~2 天）。

1. 主要症状　起病急骤，寒战、高热、胸痛、咳嗽、咳铁锈色痰；病变广泛者可伴气促和发绀；部分病例有恶心、呕吐、腹胀、腹泻；重症者可有神经精神症状，如烦躁不安、谵妄等；亦可发生周围循环衰竭，并发感染性休克，称休克型（或中毒性）肺炎。

2. 主要体征　患者可有急性病容，呼吸急促，鼻翼扇动。部分患者出现口唇和鼻周疱疹。早期肺部体征不明显或仅有呼吸音减低和胸膜摩擦音，实变期可有典型体征。

视诊：胸廓对称、病侧呼吸运动减弱。

触诊：气管居中，病侧语音震颤增强。

叩诊：病变部位叩诊呈浊音。

听诊：病变部位可闻及支气管呼吸音和响亮的湿啰音，语音共振增强，累及胸膜者可闻及胸膜摩擦音。

（二）慢性支气管炎

慢性支气管炎是气管、支气管黏膜及其周围组织的慢性非特异性炎症。

1. 主要症状　临床上以咳嗽、咳痰或伴有气喘等反复发作为主要症状，每年持续 3 个月，连续 2 年或 2 年以上。早期症状轻微，多于秋冬季发作，春夏缓解。晚期因炎症加重，症状可常年存在。其病理学特点为支气管腺体增生和黏膜分泌增多。病情呈缓慢进行性进展，常并发阻塞性肺气肿，严重者常发生肺动脉高压，甚至肺源性心脏病。

2. 主要体征　早期多无任何异常体征，或可在肺底部闻及散在干、湿啰音，咳嗽排痰后啰音可消失，急性发作期肺部啰音可增多，其数量多寡视病情而定。慢性支气管炎合并喘息的患者急性发作时可闻及广泛哮鸣音并伴呼气延长。晚期患者因并发肺气肿，常有肺气肿的典型体征。

视诊：胸廓前后径增大，呈桶状胸，呼吸运动减弱。

触诊:双侧呼吸动度及语音震颤减弱。

叩诊:呈过清音,心脏浊音界缩小,肝浊音界下移。

听诊:呼吸音减低,有时可听到干、湿啰音,心率增快,心音低远,肺动脉第二心音亢进。

(三) 支气管哮喘

支气管哮喘是由多种细胞(如嗜酸性粒细胞、肥大细胞、T淋巴细胞、中性粒细胞、气道上皮细胞等)和细胞组分参与的气道慢性炎症性疾患。这种慢性炎症导致气道高反应性的产生,通常出现广泛多变的可逆性气流受限,并引起反复发作的喘息、气急、胸闷或咳嗽等症状,常在夜间和(或)凌晨发作,多数患者可自行缓解或经治疗缓解,缓解期无明显症状或体征。某些患者在缓解数小时后可再次发作,甚至导致哮喘持续状态。

1. 主要症状 发作性伴有哮鸣音的呼气性呼吸困难或发作性胸闷、咳嗽,严重时可有强迫坐位或端坐呼吸、发绀、干咳或大量白色泡沫痰。对于咳嗽变异型哮喘则仅有咳嗽症状,而运动性哮喘则表现为运动时出现胸闷和呼吸困难。上述症状可在数分钟内发作,持续数小时至数天,用支气管扩张剂或自行缓解。

2. 主要体征 呼气性哮鸣音,与呼吸困难同时出现和消失,一般来说,哮鸣音音调越高、哮喘症状越严重。发作期可有肺过度充气,体征如桶状胸,叩诊呈过清音,呼吸音减弱等,呼吸辅助肌和胸锁乳突肌收缩增强,严重时可有发绀,呼气相颈静脉怒张、奇脉等,部分危重患者,气流严重受限,喘鸣音消失,呈现"沉默肺",需要人工呼吸机通气。

(四) 胸腔积液

胸腔积液为胸膜腔内有较多液体积聚,积液的性质按病因不同可分为渗出液和漏出液两种。胸腔积液的出现多伴有基础疾病,可原发于肺、胸膜,也可为肺外疾病,如心血管、肾脏疾病等,故仔细询问病史和观察患者症状,对于胸腔积液的病因评估十分重要。结核性等感染性胸膜炎常为渗出液,心力衰竭者多为漏出液。

1. 主要症状 少量胸腔积液可无临床异常症状或仅有胸痛,积液达300~500ml以上时,感胸闷或轻度气急,大量胸腔积液时气急明显、心悸,而胸痛缓解或消失。

2. 主要体征 胸腔积液的体征与积液的多少有关。少量积液时,可无明显体征或仅因胸痛出现患侧胸部呼吸运动受限、胸式呼吸减弱,触及胸膜摩擦感。中至大量胸腔积液时,可出现呼吸困难。

视诊:患侧胸廓饱满。

触诊:气管及心尖搏动向健侧移位,触觉语颤减弱。

叩诊:患侧呈浊音或实音;心界向健侧移位。

听诊:呼吸音减弱或消失。

(五) 气胸

气胸是指空气进入胸膜腔内而言,常因慢性呼吸道疾病,如慢性阻塞性肺气肿、肺结核、肺表面胸膜下肺大疱导致胸膜脏层破裂,使肺和支气管内气体进入胸膜而形成气胸。也可因胸部外伤、胸腔穿刺或针灸等引起。

1. 主要症状 气胸症状的轻重取决于起病快慢、肺压缩程度和肺部原发疾病的情况。典型症状为突发性胸痛,继之有胸闷和呼吸困难,并可有刺激性咳嗽。这种胸痛常为针刺样或刀割样,持续时间很短暂。刺激性干咳因气体刺激胸膜所致。大多数起病急骤,气胸量大,或伴肺部原有病变者,则气促明显。部分患者在气胸发生前有剧烈咳嗽、用力屏气解大便或提重物等诱因,但不少患者在正常活动或安静休息时发病。年轻健康人的中等量气胸很少有不适,有时患者仅在体格检查或常规胸部透视时才被发现;而有肺气肿的老年人,即使肺压缩不到10%,亦可产生明显的呼吸困难。

2. 主要体征 气胸的体征:少量胸腔积气者,常无明显体征,积气量多时可有明显体征。

视诊:患者胸廓饱满,肋间隙变宽,呼吸动度减弱。

触诊:语音震颤及语音共振减弱或者消失,气管、心尖搏动向健侧移位。

叩诊:患侧呈鼓音,右侧气胸时肝浊音界下移。

听诊:患侧呼吸音减弱或消失。

二、循环系统常见疾病的主要体征

(一)二尖瓣狭窄

我国很常见的心脏瓣膜病,主要由风湿病引起。当二尖瓣口面积明显缩小(正常为 $4.0\sim6.0cm^2$)时,在左心室舒张时左心房血流进入左心室受阻,左心房内压力增高,左心房肥大扩张,肺静脉和肺毛细血管扩张、淤血,继而形成肺动脉高压,肺循环阻力增加,右心室因负荷过重而发生肥大和扩张,终致右心衰竭。

1. 主要症状　呼吸困难为最早期的症状,初为劳力性呼吸困难,随病情加重,出现休息时呼吸困难、夜间阵发性呼吸困难和端坐呼吸,甚至急性肺水肿,可伴有咳嗽和咯血。

2. 主要体征

视诊:典型者呈"二尖瓣面容"。

触诊:心尖部可触及舒张期震颤。

叩诊:中度以上狭窄,心浊音界可呈梨形。

听诊:心尖部第一心音增强,可闻及开瓣音,可有肺动脉瓣区第二心音亢进。最重要而有特征的是在心尖部听到舒张期、隆隆样、不传导、左侧卧位更明显的杂音。

(二)二尖瓣关闭不全

二尖瓣关闭不全有急性和慢性两种类型。急性者常由感染或缺血坏死引起的腱索断裂或乳头坏死所致。慢性者常见病因为风湿性、二尖瓣脱垂等。

二尖瓣关闭不全主要病理生理改变为左心室收缩时,部分血液反流入左心房,导致心排血量降低及左心房肥厚、扩张,在舒张期左心室容量负荷增加,左心室肥厚、扩张,终至左心衰竭。左心室舒张末期压力和左心房压力明显上升,肺淤血出现,最终肺动脉高压和右心室衰竭发生。

1. 主要症状　慢性二尖瓣关闭不全早期症状不明显,一旦出现,多不可逆,主要以心排血量减少所致的乏力或因肺淤血而产生的劳力性呼吸困难为主要症状。

2. 主要体征

视诊:左心室增大时,心尖搏动向左下移位。

触诊:心尖搏动呈抬举性。

叩诊:心浊音界向左下扩大,晚期可向两侧扩大。

听诊:心尖部第一心音减弱,可有肺动脉瓣区第二心音亢进。最主要特征是在心尖部听到收缩期、吹风样,向左腋下、左肩胛下区传导,性质粗糙,强度在 3/6 级以上的杂音。

(三)主动脉瓣狭窄

主动脉瓣狭窄见于风湿性心脏病、退行性老年钙化性主动脉瓣狭窄或先天性主动脉瓣二瓣畸形。左心室收缩时,由于主动脉瓣膜口狭窄,导致左心室排血阻力加大,后负荷增加引起左心室肥厚。由于排血量降低,冠状动脉和周围动脉血流量减少。可出现心、脑供血不足的症状。

1. 主要症状　轻者症状不明显。中、重度狭窄者,常见呼吸困难、晕厥和心绞痛,为典型主动脉狭窄三联征。

2. 主要体征

视诊:心尖搏动增强,位置正常或移向左下。

触诊:心尖搏动呈抬举性,主动脉瓣区可触及收缩期震颤。

叩诊：心浊音界向左下扩大。

听诊：主动脉瓣区第二心音减弱，最主要体征为在主动脉瓣区可听到粗糙、响亮、喷射样收缩期杂音，可向颈部、胸骨上窝传导。

（四）主动脉瓣关闭不全

主动脉瓣关闭不全最常见于风湿性心脏病，其次为感染性心内膜炎、梅毒性心脏病。主要病理生理改变为左心室舒张时，血液从主动脉反流入左心室，致左心室因容量负荷过重而扩张，可出现外周动脉供血不足及舒张压降低、脉压增大的表现。

1. 主要症状　症状出现较晚，可有乏力、心悸、头晕或心绞痛。

2. 主要体征

视诊：心尖搏动向左下移位。

触诊：心尖搏动呈抬举性。

叩诊：心浊音界向左下扩大，心腰部凹陷，呈"靴形心"。

听诊：心尖部第一心音减弱，主要特征为在主动脉瓣第二听诊区听到舒张期、叹气样，并向心尖部和胸骨下端传导的杂音。

可有周围血管征：水冲脉、颈动脉搏动明显、点头运动、毛细血管搏动征、枪击音和 Duroziez 双重杂音。

（五）心包积液

心包积液是由感染性（结核性、化脓性感染）和非感染（风湿性、尿毒症性等）因素引起的心包腔内液体积聚。主要病理生理改变为心包腔内压力增高使心脏舒张受限，回心血量减少，心排血量下降、全身静脉压及肺循环压力增高。

1. 主要症状　心前区闷痛、心悸、呼吸困难，邻近器官压迫症状如干咳、吞咽困难，感染者还可有发热、出汗、乏力等。

2. 主要体征

视诊：心尖搏动减弱或消失。

触诊：心尖搏动在心浊音界之内。

叩诊：心浊音界向两侧扩大，并随体位改变而变化。

听诊：早期主要体征为心包摩擦音。渗出液增多时心音弱而遥远。

其他体征：颈静脉怒张、奇脉、脉压变小、静脉压增高、肝肿大、腹水、下肢水肿等。

（六）心力衰竭

心力衰竭指在静脉回流正常情况下，心肌损害引起心排血量减少，不能满足组织代谢需要的一种综合征。以肺循环和（或）体循环淤血及组织血液灌注不足为主要特征。

1. 主要症状

（1）左心衰的主要症状：呼吸困难为左心衰的主要症状，早期为劳力性呼吸困难。以后发展为夜间阵发性呼吸困难、端坐呼吸，重者呈急性肺水肿，伴有咳嗽、咳痰，肺水肿时呈特征性的粉红色泡沫样痰。

（2）右心衰主要症状：食欲缺乏、恶心、呕吐、腹胀、腹痛、尿少及水肿等。

2. 主要体征

（1）左心衰的主要体征：发绀和端坐呼吸。左心室扩大。心尖部第一心音减弱，可闻及舒张期奔马律。双肺底可闻及湿啰音，肺水肿时布满大、中、小水泡音，可出现交替脉。

（2）右心衰主要体征：发绀，颈静脉怒张，肝大伴压痛，肝-颈静脉回流征阳性，开始水肿出现于身体下垂部位，重者可有全身水肿、腹水、胸腔积液。右心室扩大，心浊音界向左扩大。第 3、4 肋间可闻及舒张期奔马律。

（刘丽明）

第 6 节 腹部评估

情境案例 5-6

今年春节,刘明回家探亲看望父母。儿时好友杨瑞听说后,请刘明和儿时的小伙伴们聚餐,餐中朋友们推杯换盏,气氛融洽,刘明心情非常愉快。但是,聚会结束回到家后不久刘明开始出现腹痛、恶心、呕吐,把吃的食物都吐了出来,同时里面还混有绿色的胆汁。刘明的父母非常着急,赶紧把刘明送到了医院,询问医护人员"我儿子怎么了?有危险吗?"

腹痛是日常生活中常见的症状,每个人在不同时期因不同原因都出现过腹痛,当出现腹痛时作为医护人员我们要对病人做出评估,你知道评估哪些内容吗?正常人腹部评估会有哪些表现?评估中如发现异常病人患有何种疾病?这些内容就属于今天要讲的范畴。

腹部的范围为上起横膈,下至骨盆上口,前面及侧面为腹壁,后面为脊柱及腰肌,其内为腹膜腔及腹腔脏器。腹部评估时,为避免叩诊与触诊刺激肠蠕动而影响听诊结果,可按视诊、触诊、叩诊、听诊的顺序进行检查,其中以触诊最为常见和重要。

一、腹部的体表标志与分区

评估腹部必须熟悉腹部脏器的部位及其在体表的投影。为了准确描述腹部脏器及病变的位置,常需要借助一些体表标志对腹部进行适当的分区。

(一)体表标志

腹部体表标志常用的有:胸骨剑突、肋弓下缘、腹上角、脐、耻骨联合、髂前上棘、腹中线、腹直肌外缘(图 5-47)。

(二)腹部分区

1. 四区分法　通过脐作一水平线与一垂直线,两线相交,将腹部分为四个区,分别为右上腹、右下腹、左上腹和左下腹(图 5-48)。

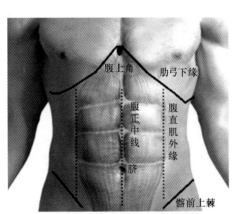

图 5-47　腹部前面体表标志示意图

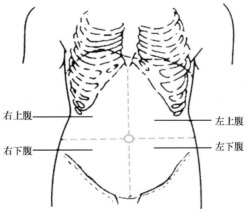

图 5-48　腹部体表分区四分法标志示意图

2. 九区分法　两侧肋弓下缘连线与左、右髂前上棘连线为两条水平线,左、右髂前上棘与腹中线的水平连线中点作两条垂直线将腹部分为"井"字形(图 5-49),将腹部划分为九个区,即右上腹部(右季肋部)、右侧腹部(右腰部)、右下腹部(右髂部)、上腹部、中腹部(脐部)、下腹部、左上腹部(左季肋部)、左侧腹部(左腰部)、左下腹部(左髂部)。各区的主要脏器分布见图 5-50。

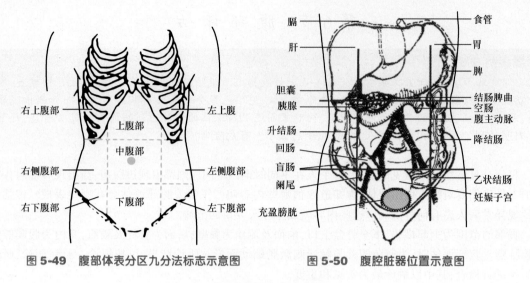

图 5-49　腹部体表分区九分法标志示意图　　图 5-50　腹腔脏器位置示意图

二、腹部评估内容

（一）视诊

腹部视诊时,室内光线要充足而柔和,被评估者取仰卧位,充分暴露腹部。评估者站在被评估者右侧,自上而下进行观察。

1. 腹部外形　正常成年人平卧时,腹面大致处于肋缘至耻骨联合平面或略低,称为腹部平坦;肥胖者和小儿腹部外形较饱满,腹面可略高于肋缘与耻骨联合的平面,称腹部饱满;消瘦者及老年人皮下脂肪少,腹部下凹,腹面稍低于肋缘与耻骨联合的平面,称腹部低平。异常腹部外形主要包括:

（1）腹部膨隆:是指平卧时腹面明显高于肋缘至耻骨联合平面,外形凸起。生理情况见于肥胖、妊娠。病理状况有以下两种:

全腹膨隆:腹部弥漫性隆起,见于:①腹水:当腹腔大量积液时,平卧位腹部两侧明显膨出,扁而宽,称为蛙腹,坐位时下腹部膨出。见于肝硬化大量腹水、右心衰竭、缩窄性心包炎等。②腹内积气:大量胃肠积气可引起全腹膨隆,腹部呈球形,两侧腰部膨出不明显,体位变动时腹部外形改变不明显,也称为气腹。常见于胃肠穿孔、人工气腹、肠梗阻或肠麻痹。③腹腔内巨大包块:见于巨大卵巢囊肿、畸胎瘤等。

局部膨隆:常见于脏器肿大、腹内肿瘤或炎症性包块等。脏器肿大一般在该脏器所在部位,并保持其外形特征。

（2）腹部凹陷:是指仰卧时腹面明显低于肋缘至耻骨联合的平面。全腹凹陷见于消瘦及脱水者。严重者腹壁凹陷几乎贴近脊柱,使肋弓、髂嵴、耻骨联合显露,形如舟状,称舟状腹,主要见于结核病、恶性肿瘤等慢性消耗性疾病的晚期。局部凹陷较少见,多由手术后腹壁瘢痕收缩所致,患者立位或加大腹压时,凹陷更明显。

2. 呼吸运动　腹部随呼吸而上下起伏,称为腹式呼吸运动。男性、儿童以腹式呼吸为主,成年女性以胸式呼吸为主。腹式呼吸减弱见于腹膜炎症、急性腹痛、腹水、腹腔内巨大肿物、妊娠等;腹式呼吸消失见于胃肠穿孔所致急性弥漫性腹膜炎或膈肌麻痹等;腹式呼吸增强较少见。

3. 腹壁静脉　正常人腹壁皮下静脉一般不显露,但皮肤白皙和较瘦的人隐约可见,腹部皮肤薄而松弛的老年人可见条纹较直而不迂曲的腹壁静脉。腹壁静脉曲张,见于门静脉高压及上、下腔静脉回流受阻(图5-51和图5-52)。检查腹壁曲张静脉的血流方向可判断静脉曲张的来源。

评估者首先选择一段没有分支的腹壁静脉,将右手示指和中指并拢按压在静脉上,然后一手指紧压不动,另一手指紧压静脉向外滑动,挤压出该段静脉内血液,至一定距离后放松一手指,另一手指不动,若被挤空的这段静脉迅速充盈,说明血流方向是从放松手指一端流向紧压手指的一端。再以同样方法放松另一手指,观察静脉充盈速度,即可辨别血流方向。

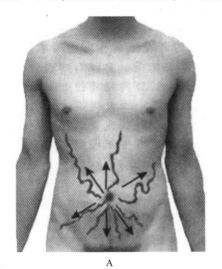 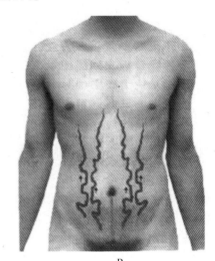

图 5-51　腹壁静脉曲张示意图
A. 门静脉高压;B. 腔静脉阻塞

　　正常情况下,脐水平线以上的腹壁静脉血流方向自下而上经胸壁静脉和腋静脉入上腔静脉,脐水平线以下的腹壁静脉血流方向自上而下经大隐静脉而进入下腔静脉。门静脉高压时,腹壁曲张静脉以脐为中心向四周伸展,血流方向与正常相同。下腔静脉阻塞时,曲张的静脉多分布在腹壁两侧,血流方向自下而上。上腔静脉阻塞时,上腹部和胸壁浅静脉曲张,血流方向为自上而下。

　　4. 胃肠型及蠕动波　是指腹部可看到胃肠轮廓以及蠕动波形。正常人一般看不到,但腹壁薄弱、松弛的老年人和经产妇以及极度消瘦者可见到。胃肠道梗阻时,梗阻近端的胃或肠道内因内容物聚积而饱满隆起,这时在腹壁可见到胃肠型。

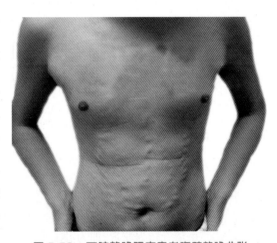

图 5-52　下腔静脉阻塞患者腹壁静脉曲张

而该部位由于蠕动加强,可在腹壁见到蠕动波。小肠梗阻时的肠型及蠕动波多见于脐部,结肠远端梗阻时的肠型及蠕动波多位于腹部周边。伴肠麻痹时蠕动波消失。

(二) 听诊

　　1. 肠鸣音　是指肠蠕动时,肠管内气体和液体随之流动,产生一种断断续续的“咕噜”声,称为肠鸣音。正常情况下,肠鸣音 4~5 次/分,全腹均可听到,以脐部最清楚。评估肠鸣音时,应在固定的部位至少听诊 1 分钟。异常肠鸣音有:

　　(1) 肠鸣音活跃:肠蠕动增强时,肠鸣音超过 10 次/分,音调不特别高亢,称肠鸣音活跃,多见于急性胃肠炎、服用泻药、胃肠道大出血等。

　　(2) 肠鸣音亢进:肠鸣音次数多且声音响亮、高亢,甚至呈“叮当”声或金属音,称肠鸣音亢进,见于机械性肠梗阻。

（3）肠鸣音减弱：肠鸣音明显少于正常，甚至数分钟才能听到一次，称肠鸣音减弱，见于腹膜炎、低血钾等。

（4）肠鸣音消失：若持续听诊3~5分钟仍未听到肠鸣音，称为肠鸣音消失，见于急性腹膜炎、麻痹性肠梗阻等。

2. 振水音　被评估者取仰卧位，评估者将听诊器听件置于被评估者上腹部，同时用稍弯曲的手指连续迅速冲击上腹部，若听到胃内气体和液体撞击的"咣啷"声音，称为振水音。正常人餐后或饮用大量液体后，可出现振水音。若空腹或餐后6~8小时后仍有振水音，提示胃内有过多的液体潴留，见于幽门梗阻、胃扩张等。

3. 血管杂音　正常腹部无血管杂音。腹中部闻及收缩期血管杂音见于腹主动脉瘤或腹主动脉狭窄；左、右上腹部闻及收缩期血管杂音见于肾动脉狭窄；下腹两侧闻及收缩期血管杂音见于髂动脉狭窄。门静脉高压腹壁静脉严重曲张时，在脐周围或上腹部闻及一种连续的潺潺声音，性质柔和。

（三）叩诊

1. 腹部叩诊音　正常情况下，除肝、脾、增大的膀胱和子宫所占据的部位以及两侧腹部近腰肌处叩诊为浊音外，其余区域叩诊均为鼓音。胃肠高度胀气、人工气腹和胃肠穿孔时，鼓音范围增大；肝脾或其他脏器极度肿大、腹腔内肿瘤或大量腹水时，病变部位为浊音或实音，导致鼓音范围缩小。

2. 移动性浊音　是指因变换体位而出现浊音区变动的现象，移动性浊音阳性，提示腹腔内游离腹水达1000ml以上。评估时，被评估者取仰卧位，评估者自被评估者脐部向左侧腰部叩诊，当叩诊音由鼓音转为浊音时，板指固定不动，嘱被评估者取右侧卧位，如该处叩诊音变为鼓音，表明浊音移动，以同样的方法再次向右侧叩诊，核实浊音是否移动（图5-53）。

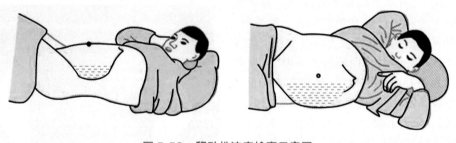

图5-53　移动性浊音检查示意图

3. 肝叩诊

（1）肝界叩诊：叩诊肝上界和肝下界时，嘱被评估者仰卧，平静呼吸，沿右锁骨中线由肺清音区向下叩向腹部，当由清音转为浊音，即为肝上界。叩诊肝下界，可由腹部鼓音区沿右锁骨中线向上叩，当由鼓音转为浊音，即为肝下界。正常肝上界在右锁骨中线上第5肋间，肝下界位于右肋下缘，两者间的距离为9~11cm。瘦长体型者肝上界和肝下界均可低一个肋间，矮胖体型者则可高一个肋间。

（2）肝浊音界的变化：肝浊音界上移见于右下肺不张、右肺纤维化、气腹和鼓肠等；肝浊音界下移见于肺气肿、右侧张力性气胸等。肝浊音界扩大见于肝癌、肝炎、肝淤血和肝脓肿等；肝浊音界缩小见于急性重型肝炎、肝硬化及胃肠胀气等；肝浊音界消失代之以鼓音者，是急性胃肠穿孔的重要体征之一。

（3）肝区叩击痛：评估者左手平放于被评估者肝区，右手半握拳，以中等力量叩击左手手背。正常人肝区无叩击痛，肝炎、肝脓肿时可出现肝区叩击痛。

4. 肾脏叩诊　被评估者取坐位或侧卧位，评估者用左手手掌平放在被评估者肋脊角处（肾区），右手半握拳用中等的力量叩击左手手背。正常人无叩击痛，肾炎、肾盂肾炎、肾周围炎、肾结石及肾结核时可有不同程度的肋脊角叩击痛。

5. 膀胱叩诊　判断膀胱充盈的程度，膀胱空虚时，耻骨上方有肠管充盈，叩诊呈鼓音；膀胱充盈时,在耻骨联合上方可叩得圆形浊音区。排尿或导尿后再次叩诊,浊音区转变为鼓音,此现象可与妊娠子宫、卵巢囊肿或子宫肌瘤时在膀胱区叩诊的浊音相鉴别。

(四) 触诊

触诊是腹部评估的主要方法,对腹部体征的辨认和疾病的诊断有重要作用。触诊时,被评估者取仰卧位,双上肢自然置于身体两侧,双下肢屈曲并稍分开,做张口缓慢腹式呼吸,使腹肌松弛。评估者站在被评估者的右侧,面对被评估者,手要温暖,指甲剪短,先将整个手掌放在被评估者腹壁上,使其适应片刻,然后自左下腹开始逆时针方向依次触诊全腹各部,动作轻柔。

1. 腹壁紧张度　正常人腹壁有一定张力,但触之柔软,较易压陷,称为腹壁柔软。某些病理情况下,腹壁紧张度可增高或减低。

(1) 腹壁紧张度增高:急性胃肠穿孔或脏器破裂所致的急性弥漫性腹膜炎,引起腹肌痉挛,全腹壁紧张度明显增高,腹壁紧张甚至强直如木板,称为板状腹;结核性腹膜炎或其他慢性炎症,对腹膜刺激缓和,并且有腹膜增厚和肠管、肠系膜的粘连,使腹壁柔韧抵抗,不易压陷,称为揉面感。局部腹壁紧张度增高是由脏器炎症累及腹膜所致。如上腹或左上腹紧张多见于急性胰腺炎;右上腹腹肌紧张常见于急性胆囊炎;右下腹肌紧张常见于急性阑尾炎。

(2) 腹壁紧张度减低:全腹紧张度减低,常见于慢性消耗性疾病、大量放腹水后、严重脱水患者等。局部腹壁紧张度减低较少见,多因局部的腹肌瘫痪或缺陷所致。

2. 压痛及反跳痛

(1) 压痛:腹部触摸时一般不引起疼痛,重按时有一种压迫感。由浅入深触压腹部引起疼痛者,称腹部压痛。压痛部位常为病变所在部位,如右锁骨中线与肋缘交界处的胆囊点压痛为胆囊病变的标志;脐与右髂前上棘连线中、外 1/3 交界处的麦氏(McBurney)点压痛为阑尾病变的标志。

(2) 反跳痛:评估者触诊腹部出现压痛后,手指在原处稍停片刻,让压痛感觉趋于稳定,然后将手迅速抬起,若这时被评估者感觉腹痛骤然加重,伴有痛苦表情或呻吟,称为反跳痛。反跳痛是炎症累及壁腹膜的征象。压痛、反跳痛及腹肌紧张称为腹膜刺激征,是腹膜炎症病变的可靠体征。

3. 肝触诊

(1) 触诊方法:①单手触诊法:评估者将右手四指并拢,掌指关节伸直,示指前端的桡侧与肋缘大致平行或示指和中指的指端指向肋缘,平放在右上腹部估计肝下缘的下方,随被评估者呼气时,手指压向腹壁深部,吸气时,手指向前上迎触下移的肝缘,如此反复进行,手指逐渐向肋缘移动,直至触到肝缘或肋缘为止。②双手触诊法:评估者右手位置同单手触诊法,左手手掌置于被评估者右腰部,将肝脏向上托起并紧贴腹壁,拇指固定在右肋缘,限制右下胸扩张,以增加膈下移的幅度,使吸气时下移的肝脏更易被触及,提高触诊效果(图 5-54)。

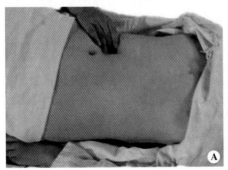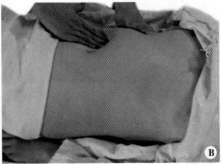

图 5-54　肝脏触诊方法
A. 单手触诊;B. 双手触诊

（2）触诊内容：①大小：正常成人的肝脏，一般在肋缘下不能触及，但腹壁松软的瘦长体型者可在肋弓下触及肝下缘，肋下在 1cm 以内，剑突下在 3cm 以内。如超出上述标准，为肝大或肝下移。②质地：一般将肝脏质地分为三个等级，即质软、质韧和质硬。正常人肝脏质地柔软，如触口唇；急性肝炎、脂肪肝时肝脏质地稍韧，如触鼻尖；肝硬化、肝癌时肝脏质地坚硬，如触额头。③表面状态和边缘：正常肝脏表面光滑，边缘整齐，薄厚一致；肝淤血、脂肪肝时，肝脏表面光滑，边缘圆钝；肝硬化时表面不光滑，呈结节状，边缘锐薄；肝癌时肝脏表面凹凸不平，呈不均匀结节状或巨块状，边缘厚薄不一。④压痛：正常肝脏无压痛。轻度弥漫性压痛见于肝炎、肝淤血等；局限性剧烈压痛见于较表浅的肝脓肿。当右心衰竭引起肝淤血肝大时，用手压迫肿大肝脏可使颈静脉怒张更明显，称肝-颈静脉回流征阳性。⑤搏动：当肿大肝脏压迫到腹主动脉或右心室增大向下推压肝脏时，可触及肝脏搏动，应区别是肝本身的扩张性搏动还是传导性搏动。

4. 脾脏触诊　正常情况下脾脏不能触及。脾脏肿大明显且位置较表浅时，用右手单手触诊即可触及。若肿大的脾脏位置较深，则用双手触诊法（图 5-55）。

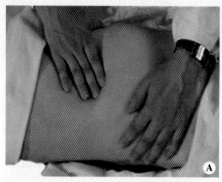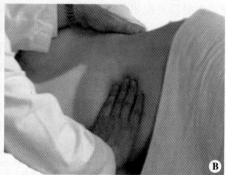

图 5-55　脾脏的触诊（双手触诊法）
A. 仰卧位；B. 侧卧位

被评估者仰卧，两腿稍屈曲，评估者左手绕过被评估者腹前方，置于其左胸下部第 9~11 肋处，将脾脏从后向前托起，右手掌平放于脐部，与左肋弓大致成垂直方向，配合呼吸如同触诊肝脏一样，迎触脾尖，直至触到脾缘或左肋缘为止。触及脾脏后，应注意其大小、压痛、质地、边缘及表面情况等。临床上将肿大的脾脏分为轻、中、高三度，①轻度肿大：深吸气时脾脏在肋缘下不超过 2cm；②中度肿大：脾脏超过肋缘下 2cm，但在脐水平线以上；③高度肿大（巨脾）：脾脏超过脐水平线或向右超过前正中线。

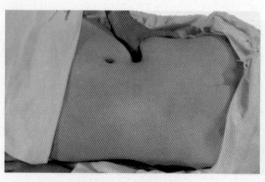

图 5-56　胆囊触诊法

5. 胆囊触诊　正常胆囊隐藏于肝脏下面的胆囊窝内，不能被触及。当胆囊肿大时，可用单手滑行触诊法或钩指触诊法进行触诊，与肝脏触诊要领相同。胆囊触诊时除注意胆囊有无肿大、肿大胆囊的质地外，还要探测胆囊有无触痛。评估者以左手掌平放于被评估者右胸下部，以拇指指腹勾压于右肋下胆囊点处（图 5-56），然后嘱被评估者缓慢深吸气，如在深吸气时，被评估者因疼痛而突然屏气，即为胆囊触痛征，又称墨菲（Murphy）征阳性，见于急性胆囊炎。

小结

1. 蛙状腹见于大量腹水,球形腹见于大量腹腔积气,舟状腹见于恶性肿瘤、结核等慢性消耗性疾病所致的恶病质。

2. 门静脉高压时,腹壁曲张静脉以脐为中心向四周伸展,血流方向与正常相同。下腔静脉阻塞时,曲张的静脉多分布在腹壁两侧,血流方向自下而上。上腔静脉阻塞时,上腹部和胸壁浅静脉曲张,血流方向为自上而下。

3. 胃型及胃蠕动波见于幽门梗阻,肠型及肠蠕动波见于肠梗阻。

4. 正常情况下,肠鸣音 4~5 次/分;肠鸣音超过 10 次/分,音调不特别高亢,称肠鸣音活跃,多见于急性胃肠炎、服用泻药、胃肠道大出血等;肠鸣音次数多且声音响亮、高亢,甚至呈"叮当"声或金属音,称肠鸣音亢进,见于机械性肠梗阻;肠鸣音明显少于正常,甚至数分钟才能听到一次,称肠鸣音减弱,见于腹膜炎、低血钾等;持续听诊 3~5 分钟仍未听到肠鸣音,称为肠鸣音消失,见于急性腹膜炎、麻痹性肠梗阻等。

5. 振水音见于幽门梗阻、胃扩张等。

6. 移动性浊音阳性,提示腹腔内游离腹水达 1000ml 以上。

7. 板状腹见于急性胃肠穿孔或脏器破裂所致的急性弥漫性腹膜炎;腹部揉面感见于结核性腹膜炎。

8. 右锁骨中线与肋缘交界处压痛为胆囊病变的标志;脐与右髂前上棘连线中、外 1/3 交界处的麦氏(McBurney)点压痛为阑尾病变的标志。

9. 反跳痛是炎症累及壁腹膜的征象。压痛、反跳痛及腹肌紧张称为腹膜刺激征,是腹膜炎症病变的可靠体征。

10. 肝触诊常用双手触诊法,正常成人的肝脏,一般在肋缘下不能触及,若能触及,则肋下不超过 1cm,剑突下不超过 3cm。

11. 脾脏肿大分为轻、中、高三度。①轻度肿大:深吸气时脾脏在肋缘下不超过 2cm;②中度肿大:脾脏超过肋缘下 2cm,但在脐水平线以上;③高度肿大(巨脾):脾脏超过脐水平线或向右超过前正中线。

12. 墨菲(Murphy)征阳性,见于急性胆囊炎。

13. 正常肝上界在右锁骨中线上第 5 肋间,肝下界位于右肋下缘,两者间的距离为 9~11cm。

自 测 题

1. 不属于腹部体表标志的是
   A. 剑突　　　　　　　B. 腹上角
   C. 腹中线　　　　　　D. 腋前线
   E. 腹直肌外缘

2. 腹部九区分法的右上腹部区域不包含
   A. 肝右叶　　　　　　B. 胰尾
   C. 胆囊　　　　　　　D. 结肠肝区
   E. 右肾

3. 腹壁静脉曲张以脐为中心向四周放射,呈水母头样见于
   A. 门静脉高压　　　　B. 上腔静脉阻塞
   C. 下腔静脉阻塞　　　D. 腹主动脉栓塞
   E. 髂总静脉阻塞

4. 关于蠕动波的描述错误的是
   A. 胃梗阻时可见胃蠕动波
   B. 肠梗阻时可见肠蠕动波
   C. 胃蠕动波从左向右
   D. 胃蠕动波不能从右向左
   E. 以上都不是

5. 不出现上腹部搏动的是
   A. 正常人较瘦者　　　B. 腹主动脉瘤
   C. 肝血管瘤　　　　　D. 右心室增大
   E. 上腔静脉阻塞

6. 呈蛙状腹的大量腹水最常见于
   A. 肝硬化　　　　　　B. 心力衰竭
   C. 缩窄性心包炎　　　D. 结核性腹膜炎
   E. 腹膜转移瘤

7. 腹壁静脉曲张,其血流方向向上,最可能的诊断为
   A. 上腔静脉阻塞　　　B. 下腔静脉阻塞
   C. 门静脉阻塞　　　　D. 淋巴管阻塞
   E. 部分老年人

8. 腹部触诊呈揉面感常见于
   A. 血性腹膜炎　　　　B. 化脓性腹膜炎
   C. 化学性腹膜炎　　　D. 结核性腹膜炎
   E. 癌性腹水感染

9. 正常情况下脐周围叩诊呈
   A. 清音　　　　　　　B. 浊音
   C. 鼓音　　　　　　　D. 实音

E. 过清音

10. 正常情况下,肠鸣音的频率为
    A. 0~1次/分　　　　　B. 2~3次/分
    C. 4~5次/分　　　　　D. 7~8次/分
    E. 10次/分以上

11. 关于肠鸣音亢进描述正确的是
    A. 频率增加,音调正常　B. 频率增加,音调高亢
    C. 频率减少,音调高亢　D. 频率减少,音调减低
    E. 频率增加,伴振水声

12. 机械性肠梗阻患者腹部听诊肠鸣音特点为
    A. 正常　　　　　　　　B. 肠鸣音活跃
    C. 肠鸣音亢进　　　　　D. 肠鸣音减弱
    E. 肠鸣音消失

13. 体检时发现患者上腹部出现自左向右的胃蠕动
    波,则该患者最可能发生了
    A. 贲门狭窄　　　　　　B. 幽门梗阻
    C. 高位肠梗阻　　　　　D. 低位肠梗阻
    E. 以上都不正确

14. 板状腹常见于
    A. 胃溃疡大出血　　　　B. 急性肠穿孔
    C. 肠梗阻　　　　　　　D. 结核性腹膜炎
    E. 癌性腹膜炎

15. 标志着炎症波及壁腹膜的是
    A. 腹壁紧张　　　　　　B. 腹部压痛
    C. 反跳痛　　　　　　　D. 逆蠕动波
    E. 以上都不是

16. 不可能在正常时触到的腹部结构是
    A. 腹直肌肌腹　　　　　B. 横结肠
    C. 胃　　　　　　　　　D. 盲肠
    E. 乙状结肠

17. 触诊肝脏质韧时,触之如
    A. 口唇　　　　　　　　B. 面颊
    C. 鼻尖　　　　　　　　D. 前额
    E. 头顶

18. 腹膜刺激征是指
    A. 全腹压痛
    B. 全腹膨隆、腹肌紧张

C. 腹部反跳痛
D. 肠鸣音消失
E. 腹肌紧张、压痛、反跳痛

19. 临床记录中,脾轻度肿大为脾下缘不超过肋下
    A. 1cm　　　　　　　　B. 2cm
    C. 3cm　　　　　　　　D. 4cm
    E. 5cm

20. Murphy征在诊断疾病最有价值的是
    A. 急性胰腺炎　　　　　B. 急性胆囊炎
    C. 急性胃穿孔　　　　　D. 胆石症
    E. 急性肝炎

21. 肝区叩诊浊音界增大不可能见于
    A. 肝癌　　　　　　　　B. 胃肠胀气
    C. 肝炎　　　　　　　　D. 肝淤血
    E. 多囊肝

22. 肝浊音界缩小见于
    A. 急性肝炎　　　　　　B. 急性重型肝炎
    C. 肝癌　　　　　　　　D. 肝脓肿
    E. 肝淤血

23. 可出现移动性浊音的最少腹水量为
    A. 500ml　　　　　　　B. 600ml
    C. 800ml　　　　　　　D. 1000ml
    E. 1500ml

24. 肠鸣音活跃是指听诊每分钟肠鸣音次数大于
    A. 5次　　　　　　　　B. 6次
    C. 8次　　　　　　　　D. 10次
    E. 15次

25. 肠鸣音消失的是
    A. 持续听诊1~2分钟未听到肠鸣音
    B. 持续听诊2~3分钟未听到肠鸣音
    C. 持续听诊3~5分钟未听到肠鸣音
    D. 持续听诊6~8分钟未听到肠鸣音
    E. 持续听诊8~10分钟未听到肠鸣音

26. 上腹部听到振水音时可见于
    A. 胃溃疡　　　　　　　B. 胃扩张
    C. 急性胃炎　　　　　　D. 慢性胃炎
    E. 壶腹部溃疡

(李文慧)

附:腹部常见疾病的主要症状与体征

一、消化性溃疡

消化性溃疡主要指发生于胃、十二指肠的慢性溃疡,即胃溃疡(GU)和十二指肠溃疡(DU),因其形成均有胃酸和胃蛋白酶的消化作用参与,故而得名。食管下段及胃肠吻合术后空肠上段的溃疡也

属于此类。

(一) 症状

1. 上腹痛的特点　主要表现为腹痛,其特点:①慢性反复发作:延续数年至数十年,每次发作时间数周至数月不等。②节律性:胃溃疡的疼痛多在餐后0.5~2小时出现,至下一餐前消失,即进餐—疼痛—缓解。十二指肠溃疡的疼痛则多在餐后3~4小时出现,持续至下次进餐后缓解,即疼痛—进餐—缓解,故又称空腹痛,也可出现夜间痛。③季节性:溃疡的好发季节为秋末冬初或冬春之交,与寒冷有明显关系。

2. 部位　胃溃疡的疼痛多在上腹部正中或偏左,十二指肠溃疡则位于上腹部偏右或脐周。如溃疡较深或于胃、壶腹部后壁时,腰背部常出现放射痛。

3. 性质　常为持续性钝痛如胀痛、灼痛、饥饿样不适等。

4. 诱发及缓解因素　过度紧张、劳累、焦虑、忧郁、生冷饮食及烟酒等均可诱致疼痛发作。休息、服制酸药或稍进食物可缓解。

(二) 体征

1. 全身情况　患者多体型瘦长、腹上角锐。出血时可见皮肤及黏膜苍白。

2. 腹部体征　溃疡活动期时,上腹部常有压痛点,与疼痛部位一致,并可在背部第10~12胸椎段有椎旁压痛,胃溃疡偏左侧,十二指肠偏右侧;缓解期则不明显。后壁溃疡穿孔,可有明显背部压痛。

二、急性腹膜炎

急性腹膜炎是腹膜受到细菌感染或化学物质(如胃液、肠液、胰液、胆汁等)刺激时所致的急性炎症。按发病的来源分为继发性和原发性,绝大多数腹膜炎为继发性,常继发于腹内脏器的穿孔、脏器炎症的直接蔓延,或外伤及手术的感染。原发性腹膜炎系指病原菌从腹外病灶经血液或淋巴播散至腹腔引起腹膜炎,常见于抵抗力低下的患者,如患有肾病综合征或肝硬化者;按炎症范围可分为弥漫性和局限性。

(一) 症状

因其病因不同而腹膜炎的症状各异,可突然发生或逐渐出现。

1. 腹痛　其程度与发病的原因、炎症的轻重、年龄、身体素质等有关。急性弥漫性腹膜炎常见于消化性溃疡穿孔和外伤性胃肠穿孔。多为突发的持续性剧烈腹痛,一般以原发病灶处最明显,常迅速扩展至全腹。在深呼吸、咳嗽和变换体位时疼痛可加重。急性局限性腹膜炎疼痛往往局限于病变脏器的部位,如阑尾炎时局限于右下腹;胆囊炎时局限于右上腹,多为持续性钝痛。

2. 恶心与呕吐　常早期出现。开始由于腹膜刺激,恶心、呕吐为反射性,时有时无,呕吐物为胃内容物,有时带有胆汁。其后由于麻痹性肠梗阻,呕吐变为持续性,呕吐物为棕黄色的肠内容物,可有恶臭。

3. 体温、脉搏　其变化与炎症的轻重有关,初期正常,以后逐渐升高、脉搏逐渐加快。年老体弱者体温可不升高,脉搏多加快;如脉搏快体温反而下降,提示病情恶化。

4. 全身表现　为发热等毒血症症状,严重者可出现休克。

(二) 体征

1. 全身情况　急性弥漫性腹膜炎患者多呈急性危重病面容,冷汗,表情痛苦。被迫采取仰卧位,两下肢屈曲,呼吸频速表浅。在毒血症后期,由于高热、不进饮食、失水、酸中毒等情况,患者精神抑郁,面色灰白,皮肤及舌面干燥,眼球及两颊内陷,脉搏频数而无力。

2. 腹部检查

视诊:腹式呼吸运动减弱或消失。当腹腔渗出增多及肠管发生麻痹时,可显示腹部膨胀。

触诊:典型的腹膜炎刺激征——腹壁肌紧张、腹部压痛和反跳痛。溃疡穿孔时由于胃酸的强烈刺激,可出现板状腹,腹壁肌肉呈木板样强直。局限性腹膜炎,腹膜刺激征局限于腹部的一个部位。而弥漫性腹膜炎则遍及全腹。

如局部已形成脓肿,或炎症使附近的大网膜及肠袢粘连成团,则该处可触及明显压痛的肿块。

叩诊:由于胃肠内气体游离于腹腔内以及肠麻痹,叩诊肝浊音界缩小或消失,腹腔内有较多游离液体时,可叩出移动性浊音。

听诊:肠鸣音减弱或消失。

三、肝 硬 化

肝硬化是一种常见的慢性进行性肝病。主要病因有病毒性肝炎、慢性酒精中毒等。临床上以肝功能损害和门静脉高压为主要表现,晚期常出现上消化道出血、肝性脑病、继发感染等严重并发症。

(一) 症状

肝硬化起病隐匿,进展缓慢,肝脏又有较强的代偿功能,所以在肝硬化发生后有一段较长的时间内并无明显症状及体征。临床上肝硬化可分为代偿期和失代偿期,但两期界限常不清楚。

1. 代偿期　症状较轻,缺乏特异性。可有食欲缺乏、消化不良、腹胀、恶心、大便不规则等消化系统症状以及乏力、头晕、消瘦等。面部、颈部、上胸部可见毛细血管扩张或蜘蛛痣,也可见肝掌。

2. 失代偿期　上述症状加重,并可出现水肿、腹水、黄疸、皮肤黏膜出血、发热、肝性脑病、无尿等。患者面色灰暗,缺少光泽,皮肤、巩膜多有黄染。

(二) 体征

1. 代偿期　肝脏轻度肿大,表面光滑,质地偏硬,多无压痛;脾脏可呈轻、中度肿大。

2. 失代偿期　男性患者可有乳房发育、压痛。肝脏由肿大而缩小,质地变硬,表面不光滑可有结节,并出现肝功能障碍及门静脉高压的表现。

(1) 腹水:是肝硬化最突出的临床表现。出现腹水以前,常发生肠内胀气,有腹水时腹壁紧张度增加。患者直立时下腹部饱满,仰卧时则腰部膨隆呈蛙腹状。脐可突出而形成脐疝。叩诊有移动性浊音,腹水量多时有液波震颤。因横膈抬高和运动限制,可发生呼吸困难和心悸。

(2) 门-体静脉侧支循环开放:肝硬化使门静脉回流受阻,形成门静脉高压,门静脉血流由此直接进入体静脉。临床上最有意义的是形成食管-胃底静脉曲张,破裂后患者表现呕血、黑便、休克及肝性脑病等症状,严重时危及生命。

3. 脾大及脾功能亢进　门静脉压力增高时,脾脏由于淤血而肿大,常为中、高度肿大,为正常的2~3倍,部分病例可平脐或达脐下。脾大时出现脾功能亢进,全血减少。上消化道出血时,脾脏可暂时缩小,甚至不能触及。如发生脾周围炎,可引起左上腹隐痛或胀痛。

四、急性阑尾炎

急性阑尾炎是指阑尾的急性细菌性感染,为急腹症中最常见的疾病。

(一) 症状

1. 腹痛　典型早期表现为上腹痛或脐周痛,数小时后转移至右下腹部。

2. 胃肠道症状　发病早期,常伴有恶心、呕吐、便秘,儿童常有腹泻。

3. 全身症状　早期乏力,炎症重时出现中毒症状,心率增快,发热等。

(二) 体征

1. 右下腹压痛和反跳痛　早期阑尾炎尚未累及壁腹膜时,右下腹可不出现压痛,而是在上腹部或脐周围有位置不定的压痛。起病数小时后,右下腹(阑尾点)有显著而固定的压痛和反跳痛。

2. 右下腹肿块　如发现右下腹饱满,扪及一压痛性肿块,边界不清、固定,多为阑尾周围脓肿。

3. 结肠充气试验　患者仰卧位,用右手压迫左下腹,再用左手挤压近侧结肠,结肠内气体可传至盲肠和阑尾,引起右下腹疼痛者,为洛(Rovsing)氏征阳性。

4. 腰大肌试验 嘱患者左侧卧位,两腿伸直,当使右腿被动向后过伸时发生右下腹痛,称腰大肌征阳性。此征提示盲肠后位的阑尾炎。

5. 闭孔内肌试验 患者仰卧位,使右髋和大腿屈曲,然后被动向内旋转,引起右下腹疼痛者为阳性。提示阑尾靠近闭孔内肌。

五、肠 梗 阻

肠梗阻是肠内容物不能正常运行和顺利通过肠道。根据发生的基本原因,肠梗阻可分为三大类:机械性肠梗阻、动力性肠梗阻、血运性肠梗阻;根据肠壁有无循环障碍,分为单纯性肠梗阻和绞窄性肠梗阻;根据肠梗阻的程度;分为完全性肠梗阻和不完全性肠梗阻;根据肠梗阻的发展快慢,分为急性肠梗阻和慢性肠梗阻。肠梗阻亦可随其病情不断发展和演变,可由单纯性发展为绞窄性;由不完全性变为完全性;由慢性变为急性;机械性肠梗阻如存在时间过长,可转化为麻痹性肠梗阻。

(一) 症状

1. 腹痛 机械性肠梗阻时,由于梗阻近端肠段平滑肌产生强烈收缩,表现为阵发性绞痛,约数分钟一次。多在腹中部,也可偏于梗阻所在的部位。腹痛发作时,自觉有"气块"在腹内窜动,并受阻于某一部位。

2. 呕吐 早期为反射性呕吐,吐出物为发病前所进食物。以后呕吐则按梗阻部位的高低而有所不同。高位梗阻者呕吐发生早,次数多。如高位小肠梗阻(十二指肠和上段空肠),早期频繁呕吐胃液、十二指肠液、胰液及胆汁,呕吐量大。低位小肠梗阻呕吐出现较晚,先吐胃液和胆汁,以后吐出小肠内容物,棕黄色,有时带粪臭味。结肠梗阻时,很少出现呕吐。

3. 腹胀 肠道气体和液体的积聚引起腹胀,以上腹部和中腹部为最明显。高位肠梗阻腹胀不明显,低位肠梗阻及麻痹性肠梗阻腹胀明显,遍及全腹。

4. 肛门排气、排便停止 完全性肠梗阻患者除早期可排出大肠内积存的少量气体和粪便外,一般均无排气排便。

(二) 体征

肠梗阻患者呈重症病容,痛苦表情,脱水貌,呼吸急促,脉搏增快,甚至休克。

视诊:腹部膨隆,腹式呼吸减弱或消失,机械性肠梗阻时可见肠型及蠕动波。

触诊:腹壁紧张,有压痛。绞窄性肠梗阻有反跳痛。

叩诊:全腹呈高调鼓音,肝浊音界缩小或消失。绞窄性肠梗阻时腹腔内有渗液,可叩出移动性浊音。

听诊:肠鸣音明显亢进,呈金属音调。麻痹性肠梗阻时无肠型,肠鸣音减弱或消失。

六、腹 部 肿 块

腹部肿块为腹部常见的体征之一。可由很多病因引起,如脏器肿大、炎性肿块、肿瘤、寄生虫等。

(一) 症状

肿块发展进程、大小、形状和硬度变化以及肿块伴随的症状等具有诊断意义。如肿块长时间无明显变化且一般情况无改变者多为良性;肿块进行性长大多为恶性肿瘤;肿块活动幅度大多在小肠、系膜或网膜;肿块伴黄疸多为肝胆疾病;肿块伴腹部绞痛、呕吐多与胃肠道有关。

(二) 体征

1. 全身检查 注意一般情况改变、发育营养状况,有否贫血、黄疸、出血倾向等。还应注意身体其他部位是否有相似肿块,有无恶性肿瘤转移的可能,包括检查锁骨上窝、腋窝的淋巴结,直肠膀胱窝,以及肝、肺等。

2. 腹部检查

视诊：观察腹部的轮廓，是否有局限性隆起，肿块位置、外形，有无搏动，是否随呼吸或体位而变动。

触诊：为诊断腹部肿块最重要的检查步骤，触诊时手法轻柔。应注意肿块的位置、大小、轮廓、质地、压痛、搏动及活动度等，同时注意肿块的数量、边缘及有无震颤等特征。

叩诊：肝、脾肿大时，其浊音界扩大。胃肠道肿瘤发展到一定的大小，可以叩到浊音，与肝、脾浊音区不相连。

听诊：腹主动脉瘤者可听到血管杂音。肿块致胃肠道梗阻时，可听到肠鸣音亢进，有气过水声或金属音。

（余俊玲）

第7节 脊柱与四肢评估

情境案例 5-7

小赵自小就患了心脏病，由于父母的疏忽没及时送他到医院治疗，现在病情加重，口唇与指甲变为紫黑色，稍走动就喘气不止，伸出手见指头末端粗大，像敲锣的木槌，医生说小赵失去了手术治疗的机会。你能解释小赵的手指现象吗？

一、脊柱评估

脊柱是躯体活动的枢纽，是支持体重和维持躯体各种姿势的重要支柱。脊柱病变的主要表现为疼痛、姿势异常及活动受限。评估内容主要包括脊柱的弯曲度和活动度、有无畸形及有无压痛、叩击痛等。

（一）脊柱的弯曲度及活动度

1. 脊柱的弯曲度

（1）生理性弯曲：正常成人直立时，脊柱存在四个生理性弯曲（图 5-57），呈"S"形；颈椎前凸，胸椎后凸，腰椎明显前凸，骶椎后凸。

（2）病理性变形：患者站立位，通常可见 3 种畸形。

脊柱侧凸：根据侧凸的性状分为姿势性侧凸和器质性侧凸。姿势性侧凸特点是改变体位可使侧凸纠正，常见原因有儿童发育期坐、立姿势不良。器质性侧凸特点是改变体位不能使侧凸得到纠正，见于先天性脊柱发育不全、佝偻病、慢性胸膜增厚及胸廓畸形等（图 5-58）。

脊柱前凸：多发生于腰椎部位，患者腹部明显向前凸出，臀部明显向后凸出，见于晚期妊娠、大量腹水、腹腔巨大肿瘤等。

脊柱后凸：俗称驼背，多发生于胸段脊柱，见于佝偻病、强直性脊柱炎、脊柱退行性病变、脊柱外伤等。

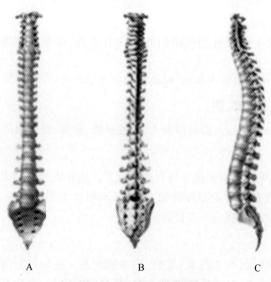

图 5-57 脊柱的生理弯曲
A. 前面观；**B.** 后面观；**C.** 侧面观

2. 脊柱的活动度　正常人脊柱有一定的活动度，评估脊柱活动度时，应让被检查者作前屈、后伸、左右侧弯及旋转等运动,以观察脊柱的活动情况及有无异常改变。脊柱活动受限可见于相应脊柱节段肌肉及韧带劳损、结核或肿瘤浸润、脊椎骨折或关节脱位等。

(二) 脊柱压痛与叩击痛

1. 压痛 被评估者取端坐位,身体稍向前倾,评估者以右手拇指自上而下逐个按压棘突及椎旁肌肉,正常人无压痛,脊柱压痛可见于脊椎结核、椎间盘突出、脊椎外伤或骨折等。

2. 叩击痛

(1) 直接叩诊法:用叩诊锤或中指直接叩诊各椎体棘突,观察有无疼痛。颈椎关节损伤时慎用。

(2) 间接叩诊法:被评估者取坐位,评估者用左手置于被评估者头顶,右手半握拳以小鱼际部叩击左手背,叩击痛的部位多为病变的部位。正常人脊椎无叩击痛,叩击痛阳性见于脊椎结核、脊椎骨折、椎间盘突出等。

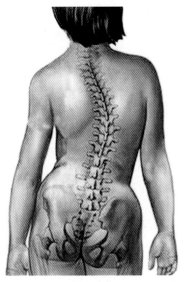

图 5-58 脊柱侧凸

二、四肢与关节评估

正常人四肢关节左右对称、形态正常、无肿胀及压痛、活动不受限。四肢与关节的评估方法主要采用视诊和触诊,评估内容主要包括四肢及其关节的形态、肢体的位置、活动度或运动情况等。

(一) 形态异常

1. 匙状甲 又称反甲,其特点为指甲中部凹陷,边缘翘起,指甲变薄且表面粗糙带条纹(图 5-59),多见于缺铁性贫血或高原疾病及甲癣等。

2. 杵状指(趾) 表现为手指或足趾末端明显增宽、增厚,呈杵状膨大,指甲从根部到末端呈弧形隆起(图 5-60)。临床最常见于肺脓肿、肺癌、支气管扩张、发绀型先天性心脏病等慢性缺氧性疾病。

3. 指关节变形 梭形关节是指关节呈梭形,活动受限,重者手指及腕部向尺侧偏移(图 5-61),常见于类风湿关节炎。爪形手是掌指关节过伸,指间关节屈曲,骨间肌和大、小鱼际萎缩,手呈鸟爪样,见于尺神经损伤、进行性肌萎缩等。

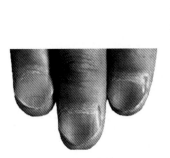

图 5-59 匙状甲

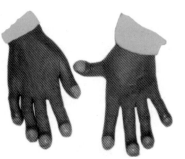

图 5-60 杵状指

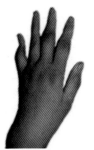

图 5-61 梭形关节

4. 膝关节变形 表现为膝关节明显肿胀,伴有红、肿、热、痛及运动障碍,可见于风湿性关节炎发作期、结核性或外伤性关节炎、痛风等。当关节腔内出现积液时,其表现为膝关节明显肿胀,触诊浮髌试验阳性。浮髌试验的评估方法为评估者以一手拇指与其余四指置于膝关节肿胀关节的上方两侧,另一手拇指和其余四指置于肿胀关节的下方两侧,使关节腔内的液体固定,然后用右手示指将髌骨向后方连续按压数次,如按压时有髌骨与关节面的触碰感,松开时有髌骨随手浮起感则为浮髌试验阳性。浮髌试验阳性是膝关节腔积液的重要体征。

5. 膝内、外翻畸形　正常人两脚并拢直立时两膝和两踝可靠拢。如果直立两膝并拢时,两踝分离呈"X"形,称膝外翻;如两踝可并拢而两膝却分离呈"O"形,称膝内翻。两种畸形(图 5-62)均可见于佝偻病或大骨节病。

6. 足内、外翻畸形　正常人当膝关节固定时,足掌做内、外翻动作时皆可达 35°,复原时足掌、足跟可全着地。足内翻时足掌活动受限呈固定性内翻、内收畸形。足外翻时足掌部呈固定性外翻、外展。足内翻或外翻畸形(图 5-63)均可见于先天性畸形或脊髓灰质炎后遗症。

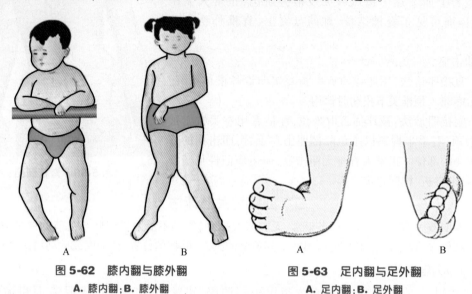

图 5-62　膝内翻与膝外翻
A. 膝内翻;B. 膝外翻

图 5-63　足内翻与足外翻
A. 足内翻;B. 足外翻

7. 肌肉萎缩　见于周围神经病变、肌炎或肢体失用所致肢体肌肉组织体积缩小。常见于周围神经损伤、多发性神经炎、偏瘫、外伤性截瘫、脊髓灰质炎后遗症等。

(二) 运动功能障碍

嘱被评估者做主动及被动运动,观察各关节的活动幅度,并注意有无活动受限和疼痛。关节的主动或被动运动障碍的常见原因为神经、肌肉组织的损害及关节的炎症、创伤、肿瘤、退行性变等。

小结

1. 脊柱存在四个生理性弯曲　颈椎前凸,胸椎后凸,腰椎明显前凸,骶椎后凸。
2. 匙状甲　又称反甲,多见于缺铁性贫血或高原疾病及甲癣等。
3. 杵状指(趾)　临床最常见于慢性肺脓肿、肺癌、支气管扩张、发绀型先天性心脏病等慢性缺氧性疾病。
4. 当膝关节腔内出现积液时,其表现为膝关节明显肿胀,触诊浮膑试验阳性。
5. 如果直立两膝并拢时,两踝分离呈"X"形,称膝外翻;如两踝可并拢而两膝却分离呈"O"形,称膝内翻。两种畸形均可见于佝偻病或大骨节病。

自 测 题

1. 杵状指一般不见于
   A. 严重的室间隔缺损　B. 支气管扩张
   C. 大叶性肺炎　D. 慢性肺脓肿
   E. 法洛四联症
2. 匙状指常见于
   A. 支气管扩张　B. 先心病
   C. 肝硬化　D. 缺铁性贫血

   E. 肺气肿
3. 梭形关节常见于
   A. 类风湿关节炎　B. 风湿热
   C. 肌萎缩　D. 尺神经损伤
   E. 骨结核
4. 爪形手常见于
   A. 肺气肿　B. 支气管扩张

C. 缺铁性贫血　　　　D. 尺神经损伤　　　　　A. 偏瘫　　　　　B. 脊髓灰质炎后遗症

E. 风湿热　　　　　　　　　　　　　　　　　C. 佝偻病　　　　D. 肢端肥大症

5. 足内、外翻畸形多见于　　　　　　　　　　E. 跟腱挛缩

（吴晓明）

第8节　神经系统评估

情境案例 5-8

　　小贺近来一直感到头部搏动性疼痛,到医院做了脑血管造影检查,发现患有脑血管畸形。昨天与人争吵时突发剧烈头痛,难以忍受。你给小赵作身体状况评估时可能会发现哪些异常?

　　神经系统评估对神经系统疾病的认识具有重要意义。它包括脑神经、运动功能、感觉功能、神经反射等方面的评估。

一、脑　神　经

　　脑神经经颅底的裂隙孔洞而出颅,当颅底因损伤而骨折时,容易合并脑神经损伤。但无颅底骨折的其他类型颅脑损伤也可累及脑神经。脑神经损伤病变包括神经挫伤及神经断裂,脑神经被骨折片、骨痂或血肿压迫,也会出现相应的功能障碍。12对脑神经见图5-64。

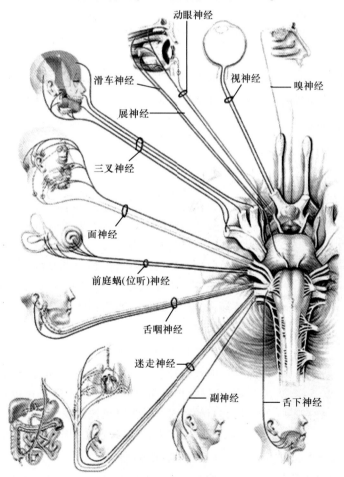

图 5-64　脑神经示意图

（一）嗅神经

眶顶、筛板骨折或额底脑挫（裂）伤时，表现为嗅球或嗅束损伤。轻者嗅觉丧失，可部分或全部恢复；重者将永久性丧失嗅觉。

（二）视神经

视神经损伤临床较为常见，表现为视力障碍与视野缺损。

1. 视力障碍　为最常见、最主要的临床表现，初期常有眶后部疼痛与胀感、视物模糊，继之症状加重，表现视力明显降低或丧失。

2. 视野缺损　可分为两种：①双颞侧偏盲：如为肿瘤压迫所致两侧神经传导至鼻侧视网膜视觉的纤维受累时，不能接受双侧光刺激而出现双颞侧偏盲。肿瘤逐渐长大时，因一侧受压重而失去视觉功能则一侧全盲，另一侧为颞侧偏盲，最后两侧均呈全盲。②同向偏盲：视束或外侧膝状体以后通路的损害，可产生一侧鼻侧与另一侧颞侧视野缺损，称为同向偏盲。视束与中枢出现的偏盲不同，前者伴有对光反射消失，后者对光反射存在；前者偏盲完整，而后者多不完整，呈象限性偏盲；前者患者主观感觉症状较后者明显，后者多无自觉症状；后者视野中心视力存在，呈黄斑回避现象。

（三）动眼神经、滑车神经及展神经

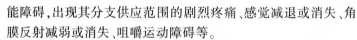

动眼神经、滑车神经及展神经均经颅底的眶上裂进入眶内，分别支配眼球运动的眼肌。当损伤导致颅前窝骨折时，骨折和（或）合并发生的血肿可损伤这些神经，出现相应的症状和体征。由于它们相距很近，常表现为同时损伤。动眼神经损伤时表现为眼睑下垂、外斜视、复视、瞳孔扩大、眼球不能向上、向内、向下转动，以及瞳孔对光反射减弱或消失；滑车神经损伤时伤眼向下运动可减弱，或出现复视；展神经损伤时表现为内斜视，眼球不能向外转动，并有复视。

（四）三叉神经

三叉神经是包括感觉和运动的混合神经，管理头面部包括眶、鼻腔、口腔的感觉及咀嚼肌的运动，其中枢在脑桥，当颜面损伤或脑干损伤时，如眼眶上缘骨折、上颌骨骨折、岩骨嵴骨折时，可导致其功能障碍，出现其分支供应范围的剧烈疼痛、感觉减退或消失、角膜反射减弱或消失、咀嚼运动障碍等。

（五）面神经

面神经亦为混合神经，其中枢在脑桥，经颞骨岩部的面神经管，自茎乳孔出颅，在腮腺深面分支呈放射状分布于面部表情肌和运动肌中。由于其在岩部面神经管行程较长，因此当岩部骨折时易伤及面神经干，表现为伤侧额纹消失，不能闭眼，口角向健侧歪斜（周围性面瘫）。若其皮质或脑干的中枢损伤，则为对侧下半部面肌瘫痪，鼻唇沟变浅，口角轻度下垂，但皱眉、蹙额、闭眼无障碍（中枢性面瘫）。中枢性面瘫与周围性面瘫见图 5-65。

（六）前庭蜗神经

前庭蜗神经自内耳孔入颅，终止于脑桥延脑沟外侧部的耳蜗神经核，传导听觉。而且其中还有司位置感觉的神经纤维。因此当颅底岩部骨折时可被累及，且常与上述面神经同时受伤而出现听力丧失，平衡失调并周围性面瘫。

（七）其他脑神经

其他脑神经损伤包括舌咽神经、迷走神经、副神经和舌下

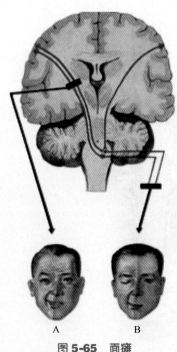

图 5-65　面瘫

A. 中枢性面瘫；B. 周围性面瘫

神经损伤,均是颅底骨折时可能出现的并发症,且常同时受累。表现为舌的感觉和运动障碍,舌咽困难、声音嘶哑等症状。

二、运动功能

运动可分随意运动和不随意运动。随意运动由锥体束支配,不随意运动由锥体外系和小脑支配。评估内容有肌力、肌张力、不随意运动及共济失调。

(一) 肌力

1. 肌力　指肌肉主动运动时的力量、幅度和速度。评估时令患者作肢体伸缩动作,评估者从相反方向给予阻力,测试患者对阻力的克服力量,并注意两侧比较。根据肌力的情况,一般均将肌力分为 0~5 级,共 6 个级别,见表 5-13。

表 5-13　肌力的分级

分级	标准
0 级	肌肉完全瘫痪,毫无收缩
1 级	可看到或者触及肌肉轻微收缩,但不能产生动作
2 级	肌肉在不受重力影响下,可进行运动,即肢体能在床面上移动,但不能抬高
3 级	在和地心引力相反的方向中尚能完成其动作,但不能对抗外加的阻力
4 级	能对抗一定的阻力,但较正常人为低
5 级	正常肌力

2. 瘫痪　一般有单瘫、偏瘫、截瘫、交叉瘫等形式。①单瘫:单一肢体瘫痪,多见于脊髓灰质炎。②偏瘫:为一侧肢体(上、下肢瘫痪)常伴有一侧脑神经损害,多见于颅内损害或脑卒中。③交叉性偏瘫:为一侧肢体瘫痪及对侧脑神经损害,多见于脑干病变。④截瘫:为双下肢瘫痪,是脊髓横贯性损伤的结果,多见于脊髓外伤、炎症。

瘫痪是随意运动功能的减低或丧失,是神经系统常见的症状,瘫痪是上下运动神经元、锥体束及周围神经病变所致。凡皮层运动投射区和上运动神经元径路受到病变的损害,均可引起上运动神经元性瘫痪,又称中枢性瘫痪。下运动神经元性瘫痪是脊髓前角细胞(或脑神经运动核细胞)、脊髓前根、脊周围神经和脑周围神经的运动纤维受损的结果,又称周围性瘫痪。上、下运动神经元瘫痪的特点见表 5-14。

表 5-14　上、下运动神经元瘫痪的比较

临床特点	上运动神经元瘫痪	下运动神经元瘫痪
瘫痪的分布	范围广泛,偏瘫、单瘫和截瘫	范围局限,以肌群为主
肌张力	增高,呈痉挛性瘫痪	减低,呈弛缓性瘫痪
腱反射	亢进	减弱或消失
病理反射	阳性	阴性
肌萎缩	无,可有轻度的失用性萎缩	明显,以早期出现
肌束颤动	无	可有
肌电图	神经传导速度正常,无失神经电位	神经传导速度异常,有失神经电位
疾病举例	脑部疾病,脊髓疾病	周围神经病,脊髓前角灰质炎

（二）肌张力

肌肉静止松弛状态下的紧张度称为肌张力。肌张力是维持身体各种姿势以及正常运动的基础。肌张力可通过被动运动感知肢体的阻力来判断。

肌张力减低时，被动活动时所遇到的阻力减退，肌肉失去正常的韧性而松弛。见于脊髓前角损害、周围神经损害等。脊髓前角损害时伴按节段性分布的肌无力、萎缩、无感觉障碍、有肌纤维震颤。周围神经损害时伴肌无力、萎缩、感觉障碍，腱反射常减退或消失。

肌张力增高时表现为肌肉紧张度增加，被动运动阻力增加，关节活动范围缩小，见于锥体系和锥体外系病变。锥体系病变表现为痉挛性肌张力增高，上肢以内收肌、屈肌与旋前肌为主，下肢以伸肌肌张力增高占优势，上肢屈肌和下肢伸肌张力增高明显。锥体外系病变表现为强直性肌张力增高，特点是肌张力的大小与肌肉当时的长度即收缩形态并无关系，在伸肌和屈肌间也没有区别。

（三）不随意运动

不随意运动或称不自主运动，为随意肌的某一部分、一块肌肉或某些肌群出现不自主收缩。是指患者意识清楚而不能自行控制的骨骼肌动作。临床上常见的有肌束颤动、肌纤维颤动、痉挛、抽搐、肌阵挛、震颤、舞蹈样动作、手足徐动和扭转痉挛等。

（四）共济运动

平衡与共济运动除与小脑有关外，尚有深感觉参与，故检查时应睁、闭眼各做一次。肌力减退或肌张力异常时，此项评估意义不大。

共济运动评估通常沿用以下方法：①指鼻试验：嘱被评估者用示指指尖来回触碰自己的鼻尖及评估者手指，先慢后快；共济失调者指不准。②跟-膝-胫试验：仰卧，抬起一侧下肢，然后将足跟放在对侧膝盖上，再使足跟沿胫骨前缘向下移动。正常人动作准确。此外，也可观察患者做各种精细动作（如穿衣、扣扣、写字）时的表现。③闭目难立征试验：并足站立，两臂前伸，观察有无晃动和站立不稳。平衡评估时常用。

三、感 觉 功 能

（一）浅感觉

1. 痛觉　用针尖轻刺皮肤，确定痛觉减退、消失或过敏区域。评估时应掌握刺激强度，可从无痛觉区向正常区检查，自上而下，两侧对比。

2. 温度觉　以盛有冷水（5～10℃）和热水（40～45℃）的两试管，分别接触患者皮肤，询问其感觉。

3. 触觉　以棉花、棉签轻触患者皮肤，询问其感觉。

（二）深感觉

1. 位置觉　嘱患者闭目，评估者用手指从两侧轻轻夹住患者的手指或足趾，作伸屈动作，询问其被夹指、趾的名称和被扳动的方向。

2. 震动觉　将音叉震动后，放在患者的骨突起部的皮肤上，询问其有无震动及震动持续时间。

3. 运动觉　反映身体各部分的运动和位置状态的感觉。评估时轻捏患者的手指或足趾两侧，上下移动5°左右，让患者说出肢体被动运动的方向（向上或向下）。幅度由小到大，以了解其减退的程度。

（三）复合感觉

1. 实体感觉　嘱患者闭目，用手触摸分辨物体的大小、方圆、硬度。

2. 两点分辨觉　以圆规的两个尖端，触及身体不同部位，测定患者分辨两点距离的能力。

3. 图形觉　正常人能正确辨别皮肤上所画出的图形，图形觉障碍提示为丘脑水平以上的病变。

评估时嘱患者闭目,评估者用竹签或笔杆在患者皮肤上画一几何图形(圆形、方形、三角形等)或数字,看患者能否辨别。

四、神 经 反 射

(一) 生理反射

1. 浅反射　刺激皮肤或黏膜引起的反应。包括角膜反射、腹壁反射和提睾反射等。

(1) 角膜反射:被评估者向内上方注视,评估者用细棉签毛由角膜外缘轻触患者的角膜(图5-66)。正常时,被检者眼睑迅速闭合,称为直接角膜反射。同时和刺激无关的另一只眼睛也会同时产生反应,称为间接角膜反射。角膜反射消失常见于以下三种情况:①角膜反射传入神经病变:三叉神经眼支为角膜反射传入神经,三叉神经眼支的病变可致角膜反射减弱或消失,同时伴有面部该支分布区的感觉障碍。②角膜反射的传出

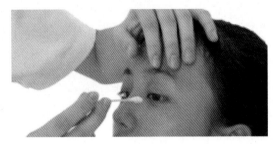

图 5-66　角膜反射评估方法

神经病变:角膜反射的传出神经为面神经,当周围性面神经病变时,角膜受到刺激后不能闭目,出现此种现象从广义来看,也属角膜反射消失。③一侧大脑半球病变:可表现对侧角膜反射减弱或消失。有人认为,在顶叶有角膜反射中枢。如果双侧角膜反射减弱或消失时,说明大脑两侧有广泛性损害,侵犯了角膜反射的脑内反射弧。

(2) 腹壁反射:评估时嘱患者仰卧,两下肢稍屈曲以使腹壁放松,然后用火柴杆或钝头竹签按上、中、下三个部位轻划腹壁皮肤(图5-67)。正常在受刺激的部位可见腹壁肌收缩。上部反射消失见于胸髓7~8节病损,中部反射消失见于胸髓9~10节病损,下部反射消失见于胸髓11~12节病损。双侧上、中、下三部反射均消失见于昏迷或急腹症患者。肥胖者、老年人及经产妇由于腹壁过于松弛,也会出现腹壁反射的减弱或消失。

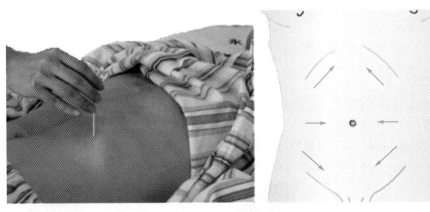

图 5-67　腹壁反射

(3) 提睾反射:评估者用钝头竹签由上向下轻划被评估者股内侧上方皮肤,可以引起同侧提睾肌收缩,使睾丸上提,称提睾反射(图5-68)。提睾反射异常比腹壁反射要晚。双侧反射消失见于腰1~2节病变,一侧反射减弱或者消失见于锥体束损害。提睾反射在老年人、睾丸积水、精索静脉曲张、睾丸炎、副睾丸炎或睾丸肿瘤、脑部病变、脊髓病变、锥体束损害时腹壁及提睾反射均可出现减弱或消失。

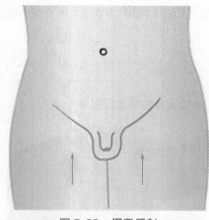

图 5-68　提睾反射

2. 深反射　刺激骨膜、肌腱引起的反应。包括肱二头肌反射、肱三头肌反射、膝反射、跟腱反射等。深反射减弱或消失多系器质性病变,如末梢神经炎、神经根炎、脊髓前角灰质炎等,脑或脊髓的急性损伤,骨关节病和肌营养不良。深反射亢进常为上运动神经元瘫痪的表现。

(1) 肱二头肌反射(中枢为颈髓 5~6 节):被检查者屈肘,前臂稍内旋。检查者左手托起被检查者肘部,以左手拇指置于肱二头肌肌腱上,用叩诊锤叩击检查者拇指(图 5-69)。观察肱二头肌收缩引起的前臂屈曲动作。

(2) 肱三头肌反射(中枢为颈髓 6~8 节):评估时以左手托扶患者的肘部,嘱患者肘部屈曲,然后以叩诊锤直接叩击鹰嘴正上方的肱三头肌肌腱(图 5-70),反应为肱三头肌收缩,前臂稍伸展。

(3) 跟腱反射(中枢为腰髓 5 节,骶髓 1~2 节):被检查者仰卧,下肢屈曲,大腿稍外展外旋,检查者用左手握住足趾使踝部稍背屈,叩击跟腱。观察腓肠肌收缩引起的足背屈曲。

(4) 膝反射(中枢为腰髓 2~4 节):膝关节自然弯曲,用叩诊锤叩击髌骨和胫骨粗隆之间的股四头肌肌腱附着点。观察股四头肌收缩引起膝关节背伸。

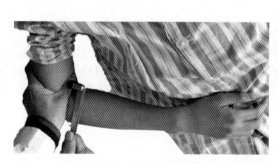

图 5-69　肱二头肌反射

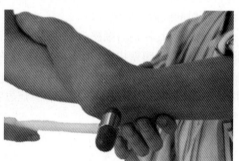

图 5-70　肱三头肌反射

(二) 病理反射

病理反射也称锥体束征,见于上运动神经元损伤。1 岁半以内的婴幼儿因为神经系统发育不成熟,也可呈阳性。常见的病理反射如下:

1. 巴宾斯基(Babinski)征　是最典型的病理反射,评估时用较钝物沿足底外侧缘由后向前划至小趾跟部转向内侧趾(图 5-71)。如趾背伸而其余四趾向背部扇形张开为阳性。

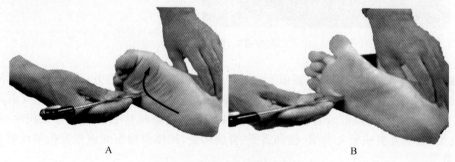

A　　　　　　　　　　　　　　　B

图 5-71　巴宾斯基征评估方法

A. 阴性;B. 阳性

2. 奥本汉姆（Oppenheim）征　评估者用拇指及示指沿患者胫骨前缘用力由上向下滑压，阳性表现同巴宾斯基征（图 5-72）。

3. 查多克（Chaddock）征　评估者用竹签在外踝下方足背外缘，由后向前划至趾跖关节处，阳性表现同巴宾斯基征。

4. 戈登（Gorda）征　评估者用手以一定力量捏压腓肠肌（图 5-73），阳性表现同巴宾斯基征。

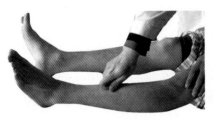 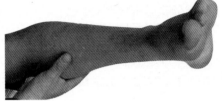

图 5-72　奥本汉姆征评估方法　　图 5-73　戈登征评估方法

5. 霍夫曼（Hoffmann）征　评估者左手持患者腕关节上方，右手以中指及示指夹持患者中指，稍向上提，使腕部处于轻度过伸位，然后以拇指迅速弹刮患者中指指甲，由于中指深屈肌受到牵引而引起拇指及其余三指的轻微掌屈反应，称为霍夫曼征阳性（图 5-74）。此征为上肢锥体束征，一般较多见于颈髓病变。

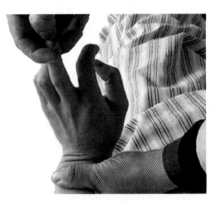

图 5-74　霍夫曼征

（三）脑膜刺激征

脑膜刺激征是脑膜病变时脊髓膜受到刺激并影响到脊神经根，当牵拉刺激时引起相应肌群反射性痉挛的一种病理反射。临床上可见于脑膜炎、蛛网膜下隙出血及颅内压增高等。

1. 颈强直　嘱患者仰卧，以手托扶患者枕部作被动屈颈动作，以测试颈肌抵抗力。正常人颈项无抵抗感，下颌能触及胸部；阳性反应为颈肌抵抗力增强或下颌不能贴近胸壁。

2. 凯尔尼格（Kernig）征　嘱患者仰卧，先将一侧髋关节屈成直角，再用手抬高小腿，正常人可将膝关节伸达 135°以上（图 5-75）。阳性表现为伸膝受限，并伴有疼痛与屈肌痉挛。

3. 布鲁津斯基（Brudzinski）征　嘱患者仰卧，下肢自然伸直，一手托患者枕部，一手置于患者胸前，然后使头部前屈（图 5-76）。阳性表现为两侧膝关节和髋关节屈曲。

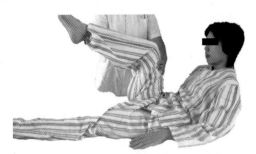 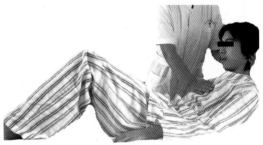

图 5-75　凯尔尼格征阳性　　图 5-76　布鲁津斯基征阳性

小结

1. 肌力分6级 0级为肌肉完全瘫痪;1级可看到或者触及肌肉轻微收缩,但不能产生动作;2级肢体能在床面上移动,但不能抬高;3级能抵抗地心引力,但不能对抗外加的阻力;4级能对抗一定的阻力,但较正常人为低;5级正常肌力。

2. 单瘫多见于脊髓灰质炎;偏瘫多见于颅内损害或脑卒中;交叉性偏瘫多见于脑干病变;截瘫多见于脊髓外伤、炎症。

3. 瘫痪是随意运动功能的减低或丧失。

4. 肌张力增高见于锥体系和锥体外系病变。

5. 浅感觉包括痛觉、温度觉、触觉。

6. 病理反射包括巴宾斯基征、奥本汉姆征、查多克征、戈登征等,见于上运动神经元损伤。

7. 脑膜刺激征包括颈强直、凯尔尼格征、布鲁津斯基征,可见于脑膜炎、蛛网膜下隙出血及颅内压增高等。

自 测 题

1. 巴宾斯基征阳性的典型表现为

   A. 跚指背曲,其他各趾散开

   B. 脚趾均背曲

   C. 脚趾均跖曲

   D. 下肢迅速回收

   E. 脚趾均不动

2. 下列哪项不是浅反射的检查

   A. 角膜反射   B. 腹壁反射

   C. 提睾反射   D. 跖反射

   E. 桡骨骨膜反射

3. 让被检查者仰卧,下肢屈曲呈直角,然后伸其膝关节,由于曲肌痉挛,伸膝受限,并有疼痛和阻力即为

阳性,此征称

   A. 颈强直   B. 凯尔尼格征

   C. 巴宾斯基征   D. 布鲁津斯基征

   E. 查多克征

4. 膝腱反射消失多见于

   A. 脑梗死   B. 神经根炎

   C. 脑膜炎   D. 脑血栓

   E. 脑肿瘤

5. 瞳孔反射迟钝见于

   A. 昏迷患者   B. 脑梗死

   C. 脑血栓   D. 药物中毒

   E. 脑膜炎

（王　峰）

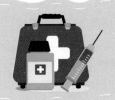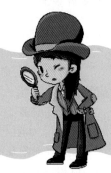

第6章
常用实验室检查

引言: 一份检验报告单包含着患者疾病的信息,看懂它需要我们掌握该检验项目的正常值及异常结果的意义。所谓的"三大常规"是住院病人必须做的检查,包括血常规、尿常规和便常规。一个人患有某种疾病时,可能在血、尿、便中引起一些变化,而且其检验费用低廉,速度快,可以帮助我们了解到疾病的许多情况。其他项目的检查可根据患者的病情合理选择。

实验室检查是运用多学科实验技术与方法,对评估对象的血液、体液、分泌物、排泄物及组织细胞等标本进行检测,以获得反映机体功能状态、病理变化及病因等方面的客观资料,对协助诊断、制订护理措施、监测病情及疗效、判断预后等具有重要的作用。随着科学技术的进展,实验室检查项目繁多,本章仅对基层医院常用的实验室检查项目进行阐述。

第1节　血液检查

情境案例6-1

小胡近几天因天气变化大未及时增减衣服,昨天开始出现鼻塞,只能用口呼吸,咽喉痛,较难受,医生给他做了血常规检查,除淋巴细胞比例增高外,其他均无异常。我们考虑小胡的病是由什么病原体造成的?

血液标本种类通常分为全血、血清、血浆三类,其采集和注意事项叙述如下。

1. 采血部位　①毛细血管采血:通常在指端采血。②静脉采血:通常在肘部静脉采血,严禁从静脉输液通道取血标本。③动脉采血:用于血气分析。通常在股动脉、桡动脉穿刺采血。

2. 采血时间　①空腹采血:指在禁食6小时后采集的标本,通常在晨起餐前采血,常用于临床生化检查,如肝功能、血糖、血脂等检查。②急诊采血(随机采血):不受时间限制。

3. 标本处理　①应及时送检。②用全血或血浆测定的标本,采血注入含抗凝剂的试管并充分混匀。现用的一次性真空采血管已做抗凝处理。③用血清测定的标本,采血后避免摇晃,以免细胞破裂影响结果。

4. 影响检验结果的因素　可因各种原因而出现数值差异。①受生理或生活事件影响,如采血时间、运动量、进食、饮酒、吸烟和情绪与压力等因素。②受实验室条件影响,如标本采集的质量与处理方法、仪器与试剂、医技与检测水平。

一、血液常规检查

血常规检查包括红细胞计数(RBC)和血红蛋白测定(HB)、白细胞计数(WBC)及白细胞分类计数(DC)、血小板计数(PLT)。

(一) 红细胞计数和血红蛋白测定

1. 参考范围

成年男性:红细胞计数$(4.0 \sim 5.5) \times 10^{12}/L$;血红蛋白$120 \sim 160g/L$。

成年女性:红细胞计数$(3.5 \sim 5.0) \times 10^{12}/L$;血红蛋白$110 \sim 150g/L$。

新生儿:红细胞计数$(6.0 \sim 7.0) \times 10^{12}/L$;血红蛋白$170 \sim 200g/L$。

2. 临床意义

(1) 红细胞及血红蛋白增多

相对性增多:血容量减少,红细胞相对增多,见于剧烈吐泻、大面积烧伤、甲状腺功能亢进症、糖尿病酮症酸中毒等。

绝对性增多:①生理性:见于新生儿、高原居民、剧烈运动等。②病理性:常见慢性心肺疾病导致的缺氧引起,如阻塞性肺气肿、肺源性心脏病、发绀型先天性心脏病,也见于真性红细胞增多症等。

(2) 红细胞及血红蛋白减少

1) 生理性减少:见于婴幼儿及生长迅速的儿童、老年人、妊娠女性等。

2) 病理性减少:见于各种原因所致的贫血。可分为:①红细胞生成减少,如造血原料不足(缺铁性贫血);②红细胞破坏过多,如溶血性贫血;③红细胞丢失过多,如失血性贫血;④骨髓造血功能下降(再生障碍性贫血)等。

(二) 白细胞计数及白细胞分类计数

1. 参考范围

(1) 白细胞计数:成人$(4 \sim 10) \times 10^9$/L;新生儿$(15 \sim 20) \times 10^9$/L。

(2) 白细胞分类计数:见表6-1。

表6-1 白细胞分类计数

细胞类型	百分数(%)	绝对值($\times 10^9$/L)
中性粒细胞(N)	杆状核 0~5	0.04~0.05
	分叶核 50~70	2~7
嗜酸性粒细胞(E)	0.5~5.0	0.05~0.5
嗜碱性粒细胞(B)	0~1	0~0.1
淋巴细胞(L)	20~40	0.8~4
单核细胞(M)	3~8	0.12~0.8

2. 临床意义 白细胞数量的增减主要受中性粒细胞数增减的影响,临床意义及数值变化基本上与中性粒细胞的增减及临床意义相同。

(1) 中性粒细胞

1) 中性粒细胞增多

生理性增多:见于新生儿、妊娠及分娩时、高温、严寒、饱餐、剧烈运动等。

病理性增多:①急性感染是最常见的原因,尤其是急性化脓性细菌感染。②组织严重损伤或坏死,如外伤、手术、大面积烧伤及心肌梗死等。③急性溶血,如异型输血。④急性大出血,在大出血后1~2小时内明显增高。⑤急性中毒,如急性有机磷中毒和安眠药中毒等。⑥急慢性白血病、恶性肿瘤等。

2) 中性粒细胞减少:白细胞低于4×10^9/L为白细胞减少。中性粒细胞绝对值低于1.5×10^9/L为粒细胞减少症;低于0.5×10^9/L为粒细胞缺乏症。常见于:①部分感染,革兰阴性杆菌感染,如伤寒等;某些病毒感染,如流感、病毒性肝炎、水痘等。②理化因素损伤,放射性损伤;化学物质,如苯、铅中毒;某些药物,如抗肿瘤药物等。③血液系统疾病,如再生障碍性贫血等。④脾功能亢进。⑤自身免疫性疾病,如系统性红斑狼疮、类风湿关节炎等。

3) 中性粒细胞的核象变化:正常人周围血液中性粒细胞以分叶核占多数,可见少量杆状核。①核左移:指周围血中杆状核粒细胞的百分率>5%或出现幼稚阶段的粒细胞,见于急性化脓性感染、中毒、溶血等。②核右移:指周围血液中5叶核粒细胞的百分率>3%,多见于造血功能受抑制,如感染重时出现则提示预后不良(图6-1)。

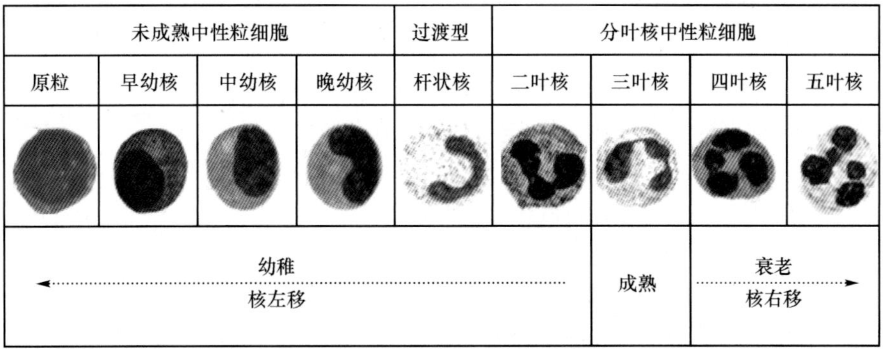

图6-1 中性粒细胞的核象变化

(2)嗜酸性粒细胞

1)嗜酸性粒细胞增多:①寄生虫病,如钩虫病、蛔虫病等。②过敏性疾病,如支气管哮喘、荨麻疹、食物过敏等。③过敏性皮肤病,如湿疹、银屑病等。④慢性粒细胞性白血病、淋巴瘤、恶性肿瘤等。⑤某些传染病,如猩红热等。

2)嗜酸性粒细胞减少:临床意义较小。

(3)嗜碱性粒细胞

1)嗜碱性粒细胞增多:常见于慢性粒细胞性白血病、嗜碱性粒细胞性白血病、转移癌等。

2)嗜碱性粒细胞减少:无临床意义。

(4)淋巴细胞

1)淋巴细胞增多:生理情况见于出生后4~6天的婴儿至6~7岁的儿童。病理性增多见于:①感染性疾病,如病毒性感染(病毒性肝炎、水痘、麻疹、风疹、流行性出血热等)和结核病等。②血液病,如急、慢性淋巴细胞性白血病和淋巴瘤等。③自身免疫性疾病等。

2)淋巴细胞减少:见于免疫缺陷综合征、长期肾上腺皮质激素使用者、放射性损伤等。

(5)单核细胞

1)单核细胞增多:见于疟疾、活动性肺结核、单核细胞性白血病、淋巴瘤等。

2)单核细胞减少:无临床意义。

(三) 血小板计数(PLT)

1. 参考范围 $(100\sim300)\times10^9/L$。

2. 临床意义

(1)血小板减少:血小板$<100\times10^9/L$称血小板减少。见于:①血小板生成障碍,如急性白血病、再生障碍性贫血、放射性损伤等。②血小板破坏或消耗增加,如特发性血小板减少性紫癜、弥散性血管内凝血(DIC)等。

(2)血小板增多:血小板$>400\times10^9/L$称血小板增多。见于骨髓增生性疾病、急性大失血、急性感染及溶血性贫血。

二、血液的其他检查

(一) 网织红细胞计数(Ret)

网织红细胞是晚幼红细胞脱核后到完全成熟的红细胞之间的过渡型细胞。

1. 参考范围 成人 $0.5\%\sim1.5\%$。

2. 临床意义 是反映骨髓造血功能的敏感指标,对贫血的诊断、鉴别诊断或疗效观察等有重要意义。

(1) 网织红细胞增多:提示造血功能旺盛,见于各种增生性贫血,如溶血性贫血、急性失血以及缺铁性贫血和巨幼红细胞性贫血治疗有效时,经治疗后一周如有效,可见网织红细胞增多。

(2) 网织红细胞减少:表示骨髓造血功能低下,见于再生障碍性贫血等。

(二) 红细胞沉降率(ESR)

红细胞沉降率简称血沉,指红细胞在一定条件下沉降的速度。

1. 参考范围

魏氏法:男性(0~15)mm/1h 末;女性(0~20)mm/1h 末。

2. 临床意义

(1) 生理性增快:见于妊娠和月经期妇女、60 岁以上老年人等。

(2) 病理性增快:①各种炎症性疾病,如风湿病和结核病活跃期。②组织损伤及坏死。③恶性肿瘤多增快,而良性肿瘤多正常。④各种高球蛋白血症,如慢性肾炎、淋巴瘤、多发性骨髓瘤等。⑤其他,如高胆固醇血症、贫血等。

(三) 血细胞比容测定(HCT)

血细胞比容是血细胞在血液中所占容积的百分比。

1. 参考范围

温氏法:男性(0.40~0.50)L/L;女性(0.37~0.48)L/L。

2. 临床意义

(1) 血细胞比容增高:①相对性增高见于大量呕吐、腹泻、高热、大汗等血液浓缩者。②绝对性增高见于真性红细胞增多症等。

(2) 血细胞比容降低:见于各种贫血。

(四) 红细胞平均值

红细胞平均值用于贫血的病因和形态分类诊断。

1. 参考范围

(1) 平均红细胞容积(MCV):是每个红细胞的平均体积。以飞升(fl)为单位。参考范围:82~95fl。

(2) 平均红细胞血红蛋白量(MCH):是每个红细胞内含血红蛋白的平均量,以皮克(pg)为单位。参考范围:27~31pg。

(3) 平均红细胞血红蛋白浓度(MCHC):是每升血液中平均所含血红蛋白的浓度,以 g/L 表示。参考范围:320~360g/L。

2. 临床意义

(1) 升高:见于营养不良性巨幼红细胞性贫血、酒精性肝硬化、获得性溶血性贫血及甲状腺功能低下等。

(2) 降低:见于缺铁性贫血、铁粒幼红细胞贫血、先天性溶血性贫血(如珠蛋白生成障碍性贫血、遗传性球形红细胞增多症、先天性丙酮酸激酶缺乏症)。

(五) 出血时间测定(BT)

刺破皮肤毛细血管后,血液自行流出到自然停止所需要的时间为出血时间(BT)。BT 长短主要受血小板数量和功能及血管壁脆性与通透性的影响。出血时间测定器测定较准确。

1. 参考范围 出血时间测定器法(TBT):2.5~9.5 分钟。

2. 临床意义

(1) 出血时间延长:可见于以下情况。①血小板数量减少,如特发性血小板减少性紫癜等。②血小板功能异常,如血小板无力症等。③血管异常,如遗传性出血性毛细血管扩张症等。④凝血因子缺乏,如弥散性血管内凝血、血管性血友病等。

（2）出血时间缩短：临床意义不大。

（六）凝血时间测定（CT）

凝血时间测定是指血液离体后至完全凝固所需的时间。可反映内源性凝血系统的功能状态。

1. 参考范围

试管法：4~12分钟。

塑料管法：10~19分钟。

2. 临床意义

（1）凝血时间延长：见于血友病、严重肝脏损害、纤维蛋白原减少、抗凝物质过多、纤溶亢进等。

（2）凝血时间缩短：见于血液高凝状态或血栓性疾病，如弥散性血管内凝血早期。

小结

1. 血液标本种类通常分为全血、血清、血浆三类。
2. 中性粒细胞增多主要见于各种感染，尤其是急性化脓性细菌感染。
3. 红细胞病例性减少见于各种贫血，网织红细胞是反映骨髓造血功能的敏感指标。

自 测 题

1. 健康成人白细胞正常值为
   A. $(4~10)×10^9/L$　　　B. $(4~11)×10^9/L$
   C. $(5~10)×10^9/L$　　　D. $(4.5~10)×10^9/L$
   E. $(4.5~11)×10^9/L$

2. 下列可引起淋巴细胞绝对值增多的疾病是
   A. 流行性腮腺炎　　　B. 猩红热
   C. 荨麻疹　　　　　　D. 库欣综合征
   E. 再生障碍性贫血

3. 嗜酸性粒细胞增多见于
   A. 副伤寒
   B. 感染早期
   C. 寄生虫疾病
   D. 应用肾上腺皮质激素
   E. X线照射后

4. 健康成人女性血红蛋白的正常值为
   A. $(105~150)g/L$　　　B. $(110~150)g/L$
   C. $(110~155)g/L$　　　D. $(115~155)g/L$
   E. $(120~160)g/L$

5. 健康成人男性红细胞的正常值为
   A. $(3.0~5.0)×10^{12}/L$　　　B. $(3.5~5.0)×10^{12}/L$
   C. $(3.5~5.5)×10^{12}/L$　　　D. $(4.0~5.5)×10^{12}/L$
   E. $(4.5~6.5)×10^{12}/L$

6. 周围血中网织红细胞增多最常见于
   A. 未经治疗的缺铁性贫血

   B. 溶血性贫血
   C. 淋巴瘤
   D. 巨幼细胞性贫血
   E. 再生障碍性贫血

7. 中性粒细胞常减少的疾病是
   A. 脾功能亢进
   B. 急性心肌梗死后1~2天
   C. 急性溶血
   D. 卫氏并殖吸虫病
   E. 急性细菌性肺炎

8. 血小板增多见于
   A. 再生障碍性贫血　　　B. 溶血性贫血
   C. 脾功能亢进　　　　　D. 药物中毒
   E. 尿毒症

9. 关于白细胞分类，下列叙述错误的是
   A. 中性粒细胞 0.60~0.75
   B. 嗜酸性粒细胞 0.005~0.05
   C. 嗜碱性粒细胞 0~0.01
   D. 淋巴细胞 0.20~0.40
   E. 单核细胞 0.03~0.08

10. 许多疾病均可引起白细胞明显升高,但除外
    A. 糖尿病酮症酸中毒　　B. 异位妊娠破裂后
    C. 系统性红斑狼疮　　　D. 肺炎
    E. 肾移植出现排异反应

（向　军）

第2节 尿液检查

情境案例6-2

阿芳近两天自感发热很高、小便频繁,排尿时尿道口有灼痛感,全身还酸软无力,饭也不想吃,医院初步诊断为急性肾盂肾炎,拟做尿液检查。你如何帮助阿芳正确留取尿液标本?

尿液是血液经肾小球滤过、肾小管及集合管的重吸收与排泄作用后形成的排泄物。尿液检查对健康普查、疾病的诊断、病情观察和疗效判断及用药监护具有重要意义。

尿液标本采集与注意事项:

1. 用干燥、清洁、一次性专用有盖容器。

2. 标本应避免阴道分泌物、经血、精液或粪便混入。

3. 取标本后应及时送检。如不能及时送检可用4℃冰箱冷藏或加甲苯3~5ml保存。收集24小时尿量,需加防腐剂。

4. 标本根据需要采集清晨空腹尿、随机尿或清洁中段尿等。清晨空腹尿最常用。

一、尿液一般检查

(一) 尿量

1. **参考范围** 正常成人尿量为1000~2000ml。

2. **临床意义**

(1) 尿量超过2500ml为多尿。生理性多尿常见于饮水过多、精神紧张等。病理性多尿可见于糖尿病、尿崩症、慢性肾炎、慢性肾盂肾炎、急性肾衰多尿期等。

(2) 尿量少于400ml为少尿,少于100ml为无尿。肾前性少尿见于肾血流量不足,如休克、心力衰竭、严重脱水等引起有效血容量减少的疾病;肾性少尿见于肾实质损害,如急性肾炎、急慢性肾衰竭等;肾后性少尿见于尿路梗阻,如尿路结石、肿瘤压迫引起的尿路梗阻或排尿功能障碍等。

(二) 颜色

1. **正常颜色** 正常人尿液为淡黄色至深黄色透明液体,与排尿量有关。

2. **临床意义**

(1) 血尿:尿液内含有一定量的红细胞时称血尿。每升尿液内含血液量超过1ml即可出现淡红色,称肉眼血尿。因出血量不同,血尿可呈现淡红色、洗肉水样或混有血凝块等。常见于:①泌尿系统疾病,如炎症、结核、结石、损伤、肿瘤等。②出血性疾病,特发性血小板减少性紫癜等。③全身性疾病,如感染性心内膜炎、系统性红斑狼疮等。

(2) 血红蛋白尿:尿液呈酱油色或浓茶色,镜检无红细胞,隐血试验阳性。见于急性溶血性贫血、溶血性输血反应、阵发性血红蛋白尿、蚕豆病等。

(3) 胆红素尿:呈深黄色,振荡后出现黄色泡沫,见于阻塞性黄疸或肝细胞性黄疸。

(4) 乳糜尿:尿内含大量乳糜液(脂肪微粒)而呈乳白色,见于丝虫病、肾周围淋巴管阻塞等。

(三) 气味

1. **正常气味** 正常尿液无特殊异味,久置可有氨臭味。

2. **临床意义** 蒜臭味见于有机磷农药中毒,新鲜尿液有氨臭味见于膀胱炎或尿潴留,烂苹果味见于糖尿病酮症酸中毒等。

(四) 酸碱度

1. **参考范围** 新鲜尿pH为6.0~6.5。正常人尿液一般为弱酸性,食素者可偏碱性或中性,食肉可呈酸性。

2. 临床意义

（1）尿 pH 降低：见于酸中毒、发热、糖尿病、应用大量酸性药物等。

（2）尿 pH 增高：见于碱中毒、膀胱炎、应用碱性药物等。

（五）比重

1. 参考范围　正常人尿比重为 1.015～1.025。

2. 临床意义

（1）尿比重增高：见于肾前性少尿、急性肾炎或糖尿病等。

（2）尿比重降低：见于慢性肾炎、慢性肾衰竭或尿崩症等。

二、尿沉渣定量检查

（一）尿蛋白检查

1. 参考范围　尿蛋白定性检查为阴性；尿蛋白定量为（0～80）mg/24h。

2. 临床意义　尿蛋白定性阳性或定量超过 150mg/24h 为蛋白尿。

（1）生理性蛋白尿：指泌尿系统无器质性病变，暂时出现的尿蛋白。尿中蛋白定性试验一般不超过（+）。常见于剧烈运动、劳累、精神紧张、寒冷、妊娠以及长时间站立后。

（2）病理性蛋白尿：常见于以下疾病。①肾小球性蛋白尿，如肾炎、肾病综合征或系统性红斑狼疮等。②肾小管性蛋白尿，如肾盂肾炎、重金属中毒等。③混合性蛋白尿，指肾小球与肾小管同时受损，如慢性肾炎、糖尿病肾病等。④溢出性蛋白尿，如血红蛋白尿、多发性骨髓瘤等。

（二）尿糖检查

1. 参考范围　尿糖定性试验呈阴性；定量为（0.56～5.00）mmol/24h。

2. 临床意义　尿糖定性试验阳性或定量增高称为糖尿。

（1）暂时性糖尿：①生理性糖尿，如精神紧张、摄糖过多等。②应激性糖尿，如颅脑外伤、脑出血、急性心肌梗死等。

（2）持续性糖尿：①血糖正常性糖尿（肾性糖尿），如慢性肾炎、肾病综合征、间质性肾炎和家族性糖尿等。②血糖增高性糖尿：常见于糖尿病，也见于甲状腺功能亢进症、库欣综合征等。

（3）假性糖尿：使用某些药物如链霉素、异烟肼、阿司匹林等均可出现假阳性反应。

（三）尿酮体检查

酮体是脂肪代谢的中间产物，是 β-羟丁酸、乙酰乙酸和丙酮的总称。当糖代谢障碍引起大量脂肪分解，血中酮体浓度增高又无法及时排出时会产生酮血症，继而出现酮尿。

1. 参考范围　定性试验为阴性；定量试验为（0.34～0.85）mmol/24h。

2. 临床意义

（1）糖尿病性酮尿：见于糖尿病患者血糖明显增高、出现酮症或酮症酸中毒时。

（2）非糖尿病性酮尿：见于妊娠剧吐、长期饥饿、高热、严重吐泻、酒精性肝炎等引起大量脂肪分解时。

（四）尿胆红素及尿胆原测定

1. 参考范围　尿胆红素定性为阴性；尿胆原定性为阴性或弱阳性。

2. 临床意义

（1）溶血性黄疸：尿胆红素阴性、尿胆原明显增加。

（2）梗阻性黄疸：尿胆红素强阳性、尿胆原减少。

（3）肝细胞性黄疸：尿胆红素阳性、尿胆原中度增加。

三、显微镜检查

1. 参考范围　红细胞:0~3个/HP;白细胞:0~5个/HP;无肾小管上皮细胞;少量扁平上皮细胞;透明管型:0~偶见/HP。

2. 临床意义

(1) 细胞

1) 红细胞:离心沉淀后的尿液红细胞>3个/HP,称镜下血尿。常见于急慢性肾炎、泌尿系统感染、肾结核、肾结石、肿瘤等。

2) 白细胞和脓细胞:离心沉淀后的尿液白细胞>5个/HP,称镜下脓尿,常见于各种泌尿系统感染,如肾盂肾炎、肾结核、膀胱炎、尿道炎等。

3) 上皮细胞:正常尿液中可见少量上皮细胞,主要是扁平上皮细胞和大圆上皮细胞,上皮细胞增多见于泌尿系统炎症。

(2) 管型:是蛋白质、细胞及其破碎产物在肾小管内凝固而成的圆柱状体。正常人尿液中无管型或偶见透明管型。

1) 透明管型增多:见于急慢性肾炎、肾淤血等;重体力活动、发热等也可出现一过性增多。

2) 颗粒管型:见于慢性肾炎、肾盂肾炎或急性肾炎后期。

3) 细胞管型:常见的细胞管型有以下几种。①红细胞管型提示肾内有出血,见于急性肾炎、慢性肾炎急性发作、肾梗死等。②白细胞管型见于肾盂肾炎、间质性肾炎等。③上皮细胞管型见于急性肾炎、肾病综合征等。

4) 蜡样管型:尿中出现蜡样管型提示肾小管病变严重,预后较差,见于慢性肾炎晚期、慢性肾衰竭等。

5) 脂肪管型:常见于肾病综合征。

(3) 结晶:显微镜下可见到尿中的各种无机盐和有机盐形成的结晶体。正常可见磷酸盐、尿酸、草酸钙结晶。如持续出现并伴有红细胞考虑有泌尿系统结石;若有磺胺结晶并伴红细胞出现,考虑药物损伤,立即停用。

小结

1. 正常成人尿量为 1000~2000ml/d,尿量超过 2500ml/d 为多尿,尿量少于 400ml/d 为少尿,少于 100ml/d 为无尿。

2. 血尿分为镜下血尿和肉眼血尿。

3. 血红蛋白尿,尿液呈酱油色或浓茶色,见于急性溶血性贫血、溶血性输血反应等;乳糜尿内含大量乳糜液(脂肪微粒)而呈乳白色,见于丝虫病。

自 测 题

1. 多尿是指 24 小时尿量大于
   A. 2000ml　　　　　　B. 1000ml
   C. 1500ml　　　　　　D. 3000ml
   E. 2500ml

2. 无尿是指 24 小时尿量少于
   A. 200ml　　　　　　B. 250ml
   C. 300ml　　　　　　D. 100ml
   E. 50ml

3. 冬天小儿尿液冷却后呈白色混浊的原因是
   A. 尿酸盐沉积　　　　B. 乳糜尿
   C. 脓尿　　　　　　　D. 肾盂肾炎

   E. 泌尿系结石

4. 某患者血糖及糖耐量试验均正常,尿糖(++),诊断应考虑为
   A. 糖尿病　　　　　　B. 肾糖阈值降低
   C. 类固醇性糖尿病　　D. 大量进食糖类
   E. 妊娠糖尿病

5. 尿酮体是指
   A. β-羟丁酸
   B. 乙酰乙酸+丙酮
   C. 丙酮
   D. β-羟丁酸+乙酰乙酸+乳酸

E. β-羟丁酸+乙酰乙酸+丙酮

6. 尿中出现大量管型,说明病变部位在
   A. 肾实质　　　　B. 输尿管
   C. 前列腺　　　　D. 膀胱
   E. 前尿道

7. 下列疾病尿中可出现管型,除外
   A. 肾小球肾炎　　　B. 肾盂肾炎
   C. 心力衰竭　　　　D. 肾病综合征
   E. 急性膀胱炎

（向　军）

第3节　粪便检查

情境案例6-3

　　邻居秦大伯以前有胃溃疡的病史,近几天胃痛复发,感头晕、乏力,去镇医院作了检查,请你帮他看看检查结果有什么问题?

××镇卫生院检验报告单

检查项目:便常规

姓　名	秦木森	科　别	门诊	送检医师	×××
性　别	男	床　号		标本种类	粪便
年　龄	50岁	标本号	1509006	送检时间	××××××

项　目	结　果	提　示	参考值	单　位
颜色	黑色		黄褐色或棕黄色	
性状	软		略软	
黏液	未见		无	
血液	未见		无	
红细胞	未见		无	个/HP
白细胞	未见		无或偶见	个/HP
吞噬细胞	未见		无	
霉菌	未找到		无	
潜血试验	阳性		阴性	
虫卵	未见		无	

　　粪便由未消化的食物残渣、消化道分泌物、肠道黏膜脱落物、大量细菌、无机盐和水分等组成,粪便检查主要是了解消化器官的功能状态和对消化系统疾病的诊断。

标本采集与注意事项:

1. 取干净、防水的容器;细菌培养使用灭菌有盖容器。

2. 常规标本取量3~5g,挑取含黏液或脓血部分采集,如外观无异常则多点取材。

3. 检查寄生虫,采集24小时标本。检查蛲虫用透明薄膜拭子于清晨排便前从肛门周围皱褶处粘取。检查阿米巴滋养体注意冷天应保温,立即送检。

4. 粪便潜血试验检查前3天禁食铁剂、维生素C、动物血、瘦肉及大量绿叶蔬菜。

5. 采集标本后1小时内送检。

一、一般性状检查

（一）参考范围

黄褐色成形软便,婴儿便略呈金黄色;每天1~2次,排便量为100~300g。

(二) 临床意义

1. 颜色及性状

(1) 稀糊状或稀汁样便:见于各种原因引起的腹泻,尤其是急性肠炎;小儿肠炎时粪便呈绿色稀糊状,出血坏死性肠炎时粪便呈红豆汤样。

(2) 黏液、脓性或脓血便:黏液脓性及脓血便常见于细菌性痢疾、溃疡性结肠炎、结肠或直肠癌。果酱样便,脓少血多,粪便呈紫红果酱色,见于阿米巴痢疾。

(3) 柏油样便:粪便黑色,质软富有光泽,似柏油状。见于上消化道出血,如消化性溃疡、肝硬化、急性胃黏膜病等。

(4) 鲜血便:见于下消化道出血,如痔疮、肛裂、直肠癌等;痔疮的出血常在排便之后滴血,其他疾病的出血血液常附着在粪便表面。

(5) 白陶土样便:见于阻塞性黄疸。

(6) 米泔样便:粪便呈白色淘米水样,可含有黏液片块,量大,见于霍乱、副霍乱。

(7) 细条状便:提示直肠狭窄,多见于直肠癌。

(8) 乳凝块样便:见于脂肪和蛋白质等消化不完全,如婴幼儿消化不良。

2. 气味　正常粪便因含吲哚和粪臭素而有臭味,食肉者味重。消化吸收不良、直肠癌继发感染时可有恶臭。

3. 寄生虫　病理情况下,肉眼可见的寄生虫虫体有:蛔虫、蛲虫及绦虫节片等。

二、显微镜检查

(一) 参考范围

无红细胞;不见或偶见白细胞;无寄生虫卵或原虫;食物残渣为无定形的细小颗粒。

(二) 临床意义

1. 细胞　肠道下段炎症时白细胞增多;下消化道出血、溃疡性结肠炎、结肠和直肠癌时可出现红细胞;乙状结肠癌和直肠癌患者的血性粪便中可发现癌细胞。

2. 寄生虫虫卵、原虫　见于肠道寄生虫病和原虫感染,如各种寄生虫虫卵和阿米巴滋养体及其包囊等。

3. 食物残渣　肌纤维、淀粉颗粒、脂肪小滴等大量出现,提示消化不良、胰腺功能不全等。

三、化学检查

潜血指粪便外观无异常,红细胞破坏,经肉眼及显微镜检查均不能证实的消化道少量出血。检查潜血的方法称潜血试验。

1. 参考范围　潜血试验阴性。

2. 临床意义　对怀疑上消化道少量出血者可行此检查。如消化性溃疡活动期、急性胃黏膜病变、消化道恶性肿瘤等潜血试验阳性。也用于消化道出血原因的初步筛选,如胃癌患者粪便潜血试验常持续阳性;消化性溃疡或胃炎患者的粪便潜血试验多间断阳性。

> **小结**
>
> 1. 柏油样便见于上消化道出血;白陶土样便见于阻塞性黄疸;米泔样便见于霍乱、副霍乱。
> 2. 消化性溃疡活动期、急性胃黏膜病变、消化道恶性肿瘤等隐血试验阳性。

自 测 题

1. 粪便颜色呈暗褐色,潜血试验呈强阳性时,上消化　　　　A. 70～95ml　　　　　B. 50～75ml
　 道出血达　　　　　　　　　　　　　　　　　　　　 C. 30～55ml　　　　　D. 20～45ml

E. 以上都不是

2. 用作消化道恶性肿瘤的诊断筛选指标是
   A. 粪便外观呈柏油样便
   B. 粪便脱落细胞查到癌细胞
   C. 粪便潜血试验强阳性
   D. 粪便胆色素检查胆色素减少
   E. 粪便中查到大量红细胞

3. 脓血便说明下段肠道有病变,常见于
   A. 胆囊炎　　　　　B. 细胞性痢疾
   C. 溃疡性结肠炎　　D. 局限性肠炎
   E. 直肠癌

4. 大量稀水样便主要见于
   A. 急性肠炎　　　　B. 阿米巴痢疾
   C. 肛裂　　　　　　D. 假膜性肠炎
   E. 艾滋病伴发肠道隐孢子虫感染

5. 果酱样腥臭便主要见于
   A. 阿米巴痢疾　　　B. 霍乱
   C. 消化不良　　　　D. 消化道出血
   E. 急性肠炎

6. 以下情况不会使粪便量增多的是
   A. 胃肠炎症　　　　B. 胰腺炎

C. 消化功能紊乱　　D. 急性肾炎
   E. 消化不良

7. 患者,男性。1天前因进食不干净食物出现腹痛,水样便,便后疼痛缓解,腹泻次数5~6次/天。大便镜检发现大量白细胞。此患者最可能的诊断为
   A. 阿米巴痢疾　　　B. 过敏性肠炎
   C. 急性肠炎　　　　D. 细菌性痢疾
   E. 溃疡性结肠炎

8. 患者,男性,26岁。长期规律性上腹疼痛,1天前因过量饮酒突然出现呕血,量约22ml,查潜血试验为阳性。此患者最可能的诊断为
   A. 消化性溃疡　　　B. 肺结核
   C. 支气管扩张　　　D. 支气管肺癌
   E. 急性出血坏死性胰腺炎

9. 患者,女性,65岁。3天前出现腹痛、大便带血,呈脓血便,大便变细及腹泻。大便镜检红细胞增多。考虑最可能的诊断是
   A. 细胞性痢疾　　　B. 肠炎
   C. 直肠癌　　　　　D. 胆道阻塞
   E. 消化不良

（向　军）

第4节　肝、肾功能及血电解质检查

情境案例6-4

传染科实习护士小梅去病室查房,患者张太可请小梅看看他的检验报告单有什么问题,并向他解释化验单结果。小梅担心解释错了,你能否帮帮她? 其检验报告单如下:

××市人民医院检验报告单

检查项目:肝功能检查

姓名	张太可	科别	传染科	送检医师	×××
性别	男	床号	8	标本种类	血液
年龄	38岁	标本号	15130005	送检时间	××××××

项目	结果	提示	参考值	单位
谷丙转氨酶(ALT)	80	↑	5~40	U/L
谷草转氨酶(AST)	55	↑	5~34	U/L
总蛋白(TP)	55	↓	60~80	G/L
白蛋白(A)	25	↓	35~55	G/L
球蛋白(G)	30		20~30	G/L
白蛋白/球蛋白(A/G)	0.83	↓	1.2~2.5	
总胆红素(TB)	140	↑	2~20	μmol/L
结合胆红素(CB)	100	↑	0~6	μmol/L

一、肝功能检查

(一)蛋白质代谢检查

血清总蛋白(TP)、清蛋白(A)与球蛋白(G)及比值测定:肝是合成蛋白质的主要器官,90%以上的血清总蛋白和全部的血清清蛋白是由肝脏合成。当肝实质受损时,清蛋白合成减少,而单核-吞噬细胞系统受刺激合成球蛋白的作用增强,使清蛋白和球蛋白的比值发生改变。因此,血清总蛋白和清蛋白检测是反映肝脏功能的重要指标。

(1)参考范围:血清总蛋白60~80g/L;血清清蛋白40~55g/L;血清球蛋白20~30g/L;清蛋白/球蛋白(A/G)为(1.5~2.5):1。

(2)临床意义

1)总蛋白和清蛋白降低:总蛋白<60g/L或清蛋白<25g/L称为低蛋白血症。见于:①肝细胞损害:常见慢性肝炎、肝硬化、亚急性重症肝炎、肝癌等。清蛋白持续下降,提示肝细胞坏死进行性加重,预后不良。②蛋白质摄入不足或消化吸收不良。③蛋白质消耗、丢失过多:如慢性消耗性疾病重症结核、甲状腺功能亢进症及恶性肿瘤、肾炎、肾病综合征等。

2)血清总蛋白及球蛋白增高:血清总蛋白>80g/L或球蛋白>35g/L,称为高蛋白血症。血清总蛋白增高主要是球蛋白增高,尤以γ球蛋白增高为主。见于:①慢性肝脏疾病,如慢性肝炎、肝硬化、慢性酒精性肝病等。②其他:慢性感染性疾病,如结核病、疟疾、慢性血吸虫病等;自身免疫性疾病,如系统性红斑狼疮、类风湿关节炎等;多发性骨髓瘤、淋巴瘤等均可使血清球蛋白增高。

3)A/G降低或倒置:清蛋白降低和(或)球蛋白增高均可引起A/G降低或倒置,常见于严重肝功能损害,如慢性肝炎、肝硬化、多发性骨髓瘤等。

(二)胆红素代谢检查

血清胆红素测定包括血清中总胆红素(STB)、结合胆红素(CB)和非结合胆红素(UCB)的含量,可反映有无溶血性疾病及肝脏和胆道系统的疾病。

1. 参考范围

血清总胆红素:3.4~17.1μmol/L。

血清结合胆红素:0~6.8μmol/L。

血清非结合胆红素:1.7~10.2μmol/L。

2. 临床意义

(1)判断有无黄疸及黄疸的程度:血清胆红素浓度增高超过正常水平称为黄疸,血清总胆红素17.1~34.2μmol/L为隐性黄疸,34.2~171μmol/L为轻度黄疸,171~342μmol/L为中度黄疸,>342μmol/L为重度黄疸。

(2)判断黄疸的类型:正常人血清中以非结合胆红素为主,结合胆红素/非结合胆红素的比值为0.2~0.4。不同类型的黄疸血清胆红素检查结果不同(表6-2)。

表6-2 不同类型的黄疸比较

黄疸类型	总胆红素	非结合胆红素	结合胆红素
溶血性黄疸	增高	明显增高	轻度增高
阻塞性黄疸	增高	轻度增高	明显增高
肝细胞性黄疸	增高	中度增高	中度增高

(三)血清酶学检查

人体含酶最丰富的器官是肝脏。肝脏病变时,检测血液与肝脏有关的酶浓度的变化,可判断肝脏病变。

1. 血清氨基转移酶测定　血清中氨基转移酶有很多种,肝功能检查主要有谷丙转氨酶(ALT)和谷草转氨酶(AST)。ALT 在肝细胞内含量最高,其次为骨骼肌、心肌、脑和肾脏组织等;ALT 在心肌中含量最高,其次为肝脏、骨骼肌和肾脏组织等。当相应组织器官的细胞受损和坏死,酶释放入血,导致血清中酶活性增高。

(1)参考范围:ALT 5~40U/L;AST 10~40U/L。

(2)临床意义

1)肝实质损害:ALT 和 AST 测定是反映肝细胞受损的灵敏指标,升高多提示肝细胞损伤或坏死,血清酶活力随肝病的进展和恢复而升降,各类肝炎及肝损伤时常用于判断病情进展和估计预后。ALT 较 AST 更敏感。急性重症肝炎初期两者均可升高,如进展期反而下降,而黄疸加重,称"胆酶分离"现象,提示肝细胞严重坏死,预后不佳。肝硬化、肝癌血清 ALT、AST 均可增高,但 AST>ALT,且增高程度不及急性肝病。如 AST 增高较 ALT 明显,提示慢性肝炎进入活动期。

2)急性心肌梗死:发病后 6~8 小时,AST 增高,18~24 小时可达高峰,且 AST 增高程度与心肌坏死的范围和程度有关,梗死 4~5 天后恢复正常。如 AST 下降后再次升高,提示梗死范围扩大或出现新的梗死。

3)其他:胆汁淤积、胰腺炎、皮肌炎等氨基转移酶可轻度增高。

2. 碱性磷酸酶(ALP)

(1)参考范围:成人 40~150U/L;儿童<500U/L。

(2)临床意义

1)胆管阻塞性疾病,ALP 明显增高。

2)肝炎、肝硬化、肝癌等肝实质性疾病,ALP 轻度增高。

3)骨骼疾病,如成骨细胞瘤、佝偻病等 ALP 增高。

3. γ 谷氨酰转移酶(GGT)

(1)参考范围:GGT<50U/L。

(2)临床意义

1)胆汁淤积、胆道阻塞性疾病、肝癌时 GGT 常明显增高。

2)肝硬化、慢性肝炎、肝硬化时 GGT 多正常,若 GGT 持续增高,为病情不稳定或有恶化趋势。

3)酒精性肝炎、药物性肝炎 GGT 明显或中度增高。

二、肾小球功能检查

(一)内生肌酐清除率(Ccr)测定

在严格控制饮食和肌肉活动相对稳定的情况下,肾脏在单位时间内把若干毫升血液中内生肌酐全部清除出去,称为内生肌酐清除率。

1. 参考范围　成人 80~120ml/min。

2. 临床意义

(1)判断肾小球损害:是较早反映肾小球滤过功能的敏感指标。Ccr 降低主要见于急性或慢性肾炎、肾衰竭。

(2)评估肾功能损害程度:①轻度损害:Ccr 70~51ml/min。②中度损害:Ccr 50~31ml/min。③重度损害:Ccr<30ml/min。

(3)指导治疗和护理:Ccr 为 30~40ml/min 时,应限制蛋白质摄入;<30ml/min,用氢氯噻嗪等利尿剂多无效;<10ml/min,应选择透析等治疗。

（二）血清尿素氮（BUN）和血清肌酐（Scr）测定

1. 参考范围

血清尿素氮（BUN）：成人为 3.2~7.1mmol/L；儿童为 1.8~6.5mmol/L。

血清肌酐（Scr）：男性为 53~106μmol/L；女性为 44~97μmol/L。

2. 临床意义

（1）肾功能受损：见于各种中后期肾脏疾病，如急性或慢性肾炎、慢性肾盂肾炎、糖尿病肾病、肾肿瘤、肾结核等引起的肾功能损伤。

（2）肾外因素：BUN 升高还可见于以下几方面。①氮质生成增多：上消化道大出血、大面积烧伤、严重创伤及手术后、严重感染等。Scr 多正常。②尿路梗阻：结石、肿瘤、外伤等。③肾前性因素：肾脏循环血量减少引起排泄减少，如心力衰竭、休克、脱水等。Scr 可轻度增高。

三、肾小管功能试验

浓缩稀释试验

浓缩稀释试验（CDT）是通过测定特定时间内的排尿量及其比重，来反映远曲小管和集合管对水平衡的重吸收和稀释等调节作用。

1. 参考范围

（1）尿量：24 小时尿量为 1000~2000ml。12 小时夜尿量<750 ml。日夜尿量之比为（3~4）：1。

（2）尿比重：最高比重应在 1.020 以上。最高尿比重与最低尿比重之差>0.009。

2. 临床意义

（1）肾小管浓缩功能不全：夜尿增多是肾小管功能早期损伤的表现。随后会出现尿比重降低，见于慢性肾炎、慢性肾盂肾炎、慢性间质性肾炎、痛风性肾损害、慢性肾衰竭等。

（2）慢性肾衰竭晚期和尿毒症时，尿比重明显降低，常固定在 1.010 左右；尿崩症时尿量明显增多，且各次尿比重均低于 1.006。

（3）少尿伴高比重尿主要见于血容量不足导致的肾前性少尿。

四、血电解质检查

血清电解质检查

血清电解质检查包括钾、钠、氯、钙、磷等多种，临床常用检查主要是钾、钠、氯三项。

1. 参考范围

血清钾：3.5~5.5mmol/L。

血清钠：135~145mmol/L。

血清氯：95~105mmol/L。

2. 临床意义

（1）血清钾

1）血清钾降低：低于 3.5mmol/L 为低钾血症。常见于：①摄入不足，如长期禁食、胃肠功能紊乱等。②丢失过多，如呕吐、腹泻、大量利尿等。③钾离子向细胞内转移，如碱中毒或应用胰岛素时。

2）血清钾增高：高于 5.5mmol/L 为高钾血症。常见于：①摄入过多，如输入大量库存血、补钾过多过快等。②排出减少，如长期使用保钾利尿剂、急性肾衰少尿期、肾上腺皮质功能减退等。③细胞内钾离子外移，如大面积烧伤、酸中毒或重度溶血时。

（2）血清钠

1）血清钠降低：①摄入不足，如饥饿、长期低钠饮食等。②丢失过多，如严重呕吐、长期腹泻、大量出汗等。③细胞外液稀释，如肝硬化失代偿期、急慢性肾衰竭少尿期等。

2）血清钠增高：①摄入过多，如进食过多钠盐、输入高渗盐水等。②水摄入不足或丢失过多，如渗透性利尿、肾小管浓缩功能不全等。③内分泌疾病,如肾上腺皮质功能亢进等。

（3）血清氯:增高与降低意义基本同血钠。

五、血清脂质及脂蛋白检查

(一) 血清脂质测定

血脂是血浆中所有脂质的总称。血脂测定主要包括总胆固醇、三酰甘油、磷脂和游离脂肪酸。

1. 参考范围

总胆固醇:2.82~5.95mmol/L。

三酰甘油:0.56~1.70mmol/L。

2. 临床意义

（1）总胆固醇

1）总胆固醇增高:见于长期大量进食高胆固醇食物、冠状动脉粥样硬化、糖尿病、肾病综合征或使用糖皮质激素等药物。

2）总胆固醇降低:见于肝细胞受损严重、甲状腺功能亢进症、严重贫血、营养不良等。

（2）三酰甘油

1）三酰甘油增高:促进冠状动脉粥样硬化的重要因素,见于冠心病、高脂血症、阻塞性黄疸、甲状腺功能减退等。

2）三酰甘油减少:见于严重肝病、甲亢或肾上腺皮质功能减退等。

(二) 血清脂蛋白测定

脂蛋白是血脂在血液中存在、转运及代谢的形式。脂蛋白分为乳糜微粒(CM)、极低密度脂蛋白(VLDL)、低密度脂蛋白(LDL)和高密度脂蛋白(HDL)。

1. 参考范围

高密度脂蛋白(HDL):1.03~2.07mmol/L。

低密度脂蛋白(LDL):2.7~3.12mmol/L。

2. 临床意义

（1）高密度脂蛋白:是防止动脉粥样硬化的保护因子。高密度脂蛋白降低的临床意义较大,常见于动脉粥样硬化、肾病综合征、糖尿病等。

（2）低密度脂蛋白:是促动脉粥样硬化的危险因子。低密度脂蛋白增高与冠心病发病呈正相关,也可见于肾病综合征、阻塞性黄疸等。降低可见于肝硬化、甲状腺功能亢进症等。

六、血糖及其代谢产物检查

(一) 空腹血糖测定

1. 参考范围

葡萄糖氧化酶法:3.9~6.1mmol/L。

邻甲苯胺法:3.9~6.4mmol/L。

2. 临床意义

（1）增高

1）生理性增高:见于饱餐、高糖饮食、紧张和激动时。

2）病理性增高:①糖尿病最常见。②内分泌疾病,如甲状腺功能亢进症、皮质醇增多症等。③应激性高血糖,如颅脑损伤、心肌梗死等。④药物影响,如糖皮质激素等。⑤其他,如高热、脱水、窒息等。

（2）降低

1）生理性降低:见于饥饿或剧烈运动后。

2）病理性降低:①降血糖因素增强,如胰岛素和降糖药过量或用药不正确、胰岛 B 细胞瘤等。

②升血糖的因素减弱,如肾上腺皮质激素或生长激素缺乏等。③肝糖原储存不足,如重症肝炎、肝硬化、肝癌等。

(二) 血清 C-肽测定

1. 参考范围

空腹 C-肽:0.3~1.3mmol/L。

C-肽释放试验:口服葡萄糖后 30 分钟~1 小时出现高峰,峰值为空腹 C-肽的 5~6 倍。

2. 临床意义　C-肽检测主要用于糖尿病的分型诊断,且能真实反映胰岛素水平,故在临床治疗中可调整胰岛素用量。

(1) C-肽水平增高:可见于胰岛 B 细胞瘤、肝硬化等。

(2) C-肽水平降低:①空腹 C-肽降低见于糖尿病。②C-肽水平不升高,但胰岛素增高,提示外源性高胰岛素血症,如胰岛素用量过多等。

(三) 血清糖化血红蛋白(GHb)测定

1. 参考范围　HbA1c 为 4%~6%,HbA1 为 5%~8%。

2. 临床意义　糖化血红蛋白不受短时间血糖波动影响,常反映 1~2 个月血糖的平均水平,增高提示近 3 个月来糖尿病控制不佳,糖化血红蛋白测定可作为糖尿病长期控制的观察指标。

小结

1. ALT 和 AST 测定是反映肝细胞受损的灵敏指标;是较早反映肾小球滤过功能的敏感指标。

2. 血清电解质检查包括钾、钠、氯、钙、磷等多种,临床常用检查主要是钾、钠、氯三项。

3. 血糖病理性增高,糖尿病最常见。

自测题

1. 下列关于血清蛋白的叙述不正确的是
   A. 正常成人血清总蛋白 60~80g/L
   B. 清蛋白 40~55g/L
   C. 球蛋白 20~30g/L
   D. A/G 为(1.5~2.5):1
   E. A/G 为 1:(1.5~2.5)

2. 关于蛋白质代谢功能检测正确的是
   A. 严重脱水时血清总蛋白及清蛋白增高
   B. 肝硬化时血清总蛋白降低
   C. 营养不良可导致血清蛋白增高
   D. 肾病综合征患者的血清蛋白升高
   E. 严重肝功能损害是 A/G 倒置

3. 下列哪项是反映肝损害的敏感的检查指标
   A. AFP(甲胎蛋白)
   B. GGT(谷氨酰转移酶)
   C. AST(谷草转氨酶)
   D. γ-GT(γ-谷氨酰转移酶)
   E. ALP(碱性磷酸酶)

4. 当临床上怀疑急性肝炎时,应尽快检查
   A. 血清胆红素　　　B. ALT
   C. ALP　　　　　　D. 血清胆红素

5. 患者,女性,29 岁。发病一周,巩膜重度黄染,肝界缩小,神志不清,躁动不安,血清总胆红素 310μmol/L,ALT 200U,最可能的诊断为
   A. 急性黄疸型肝炎　　B. 亚急性重型肝炎
   C. 急性重型肝炎　　　D. 淤胆型肝炎
   E. 中毒性肝炎

6. 患者,男性,52 岁。右季肋部胀痛伴有低热 2 月余。查体:颈部可见蜘蛛痣,肝肋下 6cm,质地硬,表面不平,压痛(+),肝区可闻及血管杂音,脾肋下 3cm。10 年前曾查 HBsAg(+)。GPT 82U/L。诊断首先考虑
   A. 慢性活动性肝炎　　B. 肝硬化
   C. 肝脓肿　　　　　　D. 原发性肝癌
   E. 慢性胆囊炎

7. 正常成人的血清肌酐是
   A. 88.4~176.8μmol/L　　B. 44.0~97.0μmol/L
   C. 53.0~106.0μmol/L　　D. 80.0~100.0μmol/L
   E. 50.0~90.0μmol/L

8. 正常成人内生肌酐清除率值是
   A. 120~140ml/min　　B. 80~120ml/min

E. 血清胆固醇

C. 51～80ml/min   D. 50～20ml/min

E. 19～10ml/min

9. 正常成人血清尿素氮是

A. 1.8～6.5mmol/L   B. 3.2～7.1mmol/L

C. 4.5～7.9mmol/L   D. 3.5～7.6mmol/L

E. 1.6～5.5mmol/L

10. 某男性患者,近日来少尿、恶心、呕吐,血清内生肌酐清除率为 10ml/min,诊断考虑为

A. 早期肾衰竭   B. 晚期肾功能

C. 慢性肾炎   D. 肾病综合征

E. 肾小球肾炎

11. 患者,男性,40 岁。发现血尿、蛋白尿 5 年,24 小时尿蛋白 1.0～1.7g ,血压 150/90mmHg,血肌酐 100μmol/L,现患者的临床诊断为

A. 急性肾小球肾炎   B. 慢性肾小球肾炎

C. 隐匿型肾小球肾炎   D. 高血压肾损害

E. 肾病综合征

12. 一昏迷患者病史不详,贫血,瞳孔正常大,光反射存在,颈软,无黄疸,心率 100 次/分,肝脾不大,RBC 1.8×10^{12}/L,WBC 8.1×10^9/L,分类正常,尿蛋白(+++),镜下有蜡样管型,比重 1.010,便潜血(-),肝功能正常, BUN 30mmol/L, Cr 890μmol/L, 血钾 4.2mmol/L,CO_2 CP 12mmol/L,血糖 4.8mmol/L,下列诊断可能性最大的是

A. 肝昏迷   B. 尿毒症昏迷

C. 低血糖昏迷   D. 流行性脑脊髓膜炎

E. 糖尿病昏迷

（向　军）

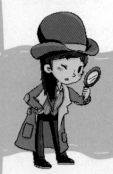
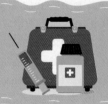

第7章
心电图评估

引言: 一百多年前,科学家发明了心电图机,它可记录心脏的电信息,经过许多年的经验总结与知识积累,现已成为成熟而普遍应用的技术,可以明确诊断一些心脏疾病。护士应学会快速识别严重的心律失常、心肌梗死的心电图,为抢救病人赢得宝贵的时间。

心电图评估是临床上广泛应用的一种无创伤性辅助检查,是临床上评估患者身体状况的重要方法之一。通过本章学习,掌握心电图检查的基本知识及正常心电图,了解心电图的测量与分析方法及临床应用,熟悉常见的几种异常心电图,学会心电图描记。本章的重点内容是正常心电图,难点内容是异常心电图的分析。

第1节 心电图的基本知识

情境案例7-1

标准心电图导联有12个,为什么需要这么多导联呢?打个比方说明:一座建筑物,我们需要从多个角度对其拍照,拍的角度越多,了解的信息就越真实、越全面。假如有一次我们打算从建筑物正前面拍照,结果拍照时弄错了方向从后面拍了照,我们拿到照片与以前的正面照相比,就会错认为建筑物发生了很大的变化。心电图的导联连接是固定的,如果我们接错,分析心电图时是否会出现错误呢?

心脏在机械性收缩前,首先产生电激动,心房和心室的电激动经人体组织传导到体表。心电图(electrocardiogram,ECG)是利用心电图机从体表记录心脏在每一个心动周期所产生的电活动变化的曲线图形。

一、心电图导联与导联轴

(一)心电图导联

心电图导联是将电极置于人体表面任何两点,并通过导线分别与心电图机正负极相连,这种记录心电图的电路连接方法称心电图导联。由于电极放置的位置及连接方法的不同,就有了不同的导联。

为了统一诊断标准,国际上对心电图导联的连接方式作了统一的规定,临床上常用的心电图导联有12个,即Ⅰ、Ⅱ、Ⅲ、aVR、aVL、aVF、V_1、V_2、V_3、V_4、V_5、V_6,其中Ⅰ、Ⅱ、Ⅲ属于标准肢体导联,aVR、aVL、aVF属于加压肢体导联,V_1、V_2、V_3、V_4、V_5、V_6属于胸导联。

1. 标准肢体导联 包括Ⅰ、Ⅱ、Ⅲ导联。将心电图机的正、负两极分别与两个肢体相连,反映的是两肢体之间的电位差。标准肢体导联的电极位置及正负极连接方式见图7-1。

2. 加压肢体导联 包括aVR、aVL、aVF导联。将心电图机的正极与某一肢体相接,负极通过心电图机的中心电端与另外两个肢体相连,描记的是某一肢体与中心电端的电位差。加压肢体导联的电极位置及正负极连接方式见图7-2。

3. 胸导联 包括V_1~V_6导联。连接方法是将正电极放置在胸前的规定部位,负极通过心电图机的中心电端与左上肢、右上肢、左下肢相连。胸导联正电极的位置见表7-1。胸导联的连接方式及正电极的位置见图7-3。

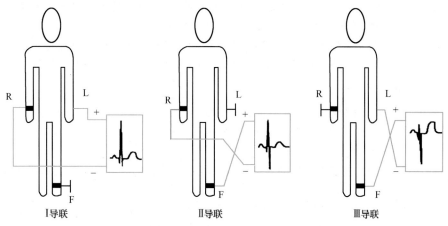

图7-1　标准肢体导联电极位置及正负极连接方式

L,左上肢;**R**,右上肢;**F**,左下肢

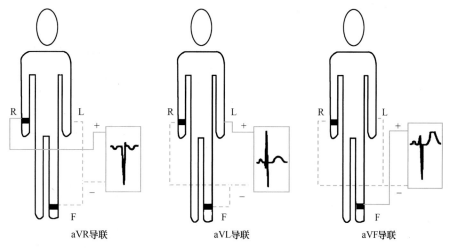

图7-2　加压肢体导联的电极位置及正负极连接方式

实线表示 aVR、aVL、aVF 导联检测电极与正极连接,虚线表示其余两肢体电极同时与负极连接构成中心电端

表7-1　胸导联正电极的位置

胸导联	正电极位置
V_1	胸骨右缘第 4 肋间
V_2	胸骨左缘第 4 肋间
V_3	V_2 与 V_4 连线的中点
V_4	左第 5 肋间与锁骨中线相交处
V_5	左腋前线与 V_4 导联水平线相交处
V_6	左腋中线与 V_4 水平线相交处

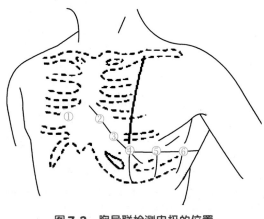

图7-3　胸导联检测电极的位置

小儿心电图或诊断右心室肥大、右位心、右心室心肌梗死等,可以加做 $V_3R \sim V_6R$ 导联,此时探查电极(正电极)放置在右胸侧相当于 $V_3 \sim V_6$ 相对应的位置。临床诊断后壁心肌梗死时可加做 $V_7 \sim V_9$ 导联,V_7 导联探查电极置于左腋后线与 V_4 导联水平线相交处、V_8 导联探查电极置于左肩胛线与 V_4 导联水平线相交处、V_9 导联探查电极置于左脊柱旁线与 V_4 导联水平线相交处。

(二) 肢体导联轴

某一导联正、负电极之间画出的假想直线,称为该导联的导联轴。

为了便于表明 6 个肢体导联轴之间的方向关系,将左上肢(L)、右上肢(R)、左下肢(F)三个点连接起来,形成一个三角形,即 Einthoven 等边三角形。

1. 标准肢体导联 RL 表示 Ⅰ 导联的导联轴,RF 表示 Ⅱ 导联的导联轴,LF 表示 Ⅲ 导联的导联轴(图 7-4A)。

2. 加压肢体导联 在等边三角形内,通过中心点 O 向等边三角形的三条边作三条垂线,与边的交点分别是 R′、L′、F′,垂线表示三个加压肢体导联的导联轴,RR′ 是 aVR 导联轴,OR 为正,OR′ 为负;LL′ 是 aVL 导联轴,OL 为正,OL′ 为负;FF′ 是 aVF 导联轴,OF 为正,OF′ 为负(图 7-4B)。

3. 额面六轴系统 Ⅰ、Ⅱ、Ⅲ、aVR、aVL、aVF 六个肢体导联的导联轴都位于额面,如果将三个标准导联的导联轴平行移至三角形的中心,并通过中心点 O,就清楚地显示了六个导联轴之间的位置关系,构成了额面六轴系统(图 7-4C)。

该系统中每一条轴由中心点分为正负两段,采用 ±180° 的角度标志,左侧为 0°,顺钟向的角度为正,逆钟向的角度为负,轴与轴之间的夹角为 30°,此坐标六轴系统对测定额面心电轴有帮助。

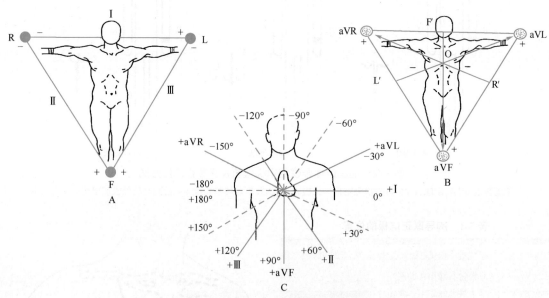

图 7-4 肢体导联轴及额面六轴系统

A. 标准肢体导联的导联轴;**B.** 加压肢体导联的导联轴;**C.** 肢体导联额面六轴系统

二、心电图的组成与命名

(一) 正常心脏激动传导系统

正常心电活动开始于窦房结,兴奋心房的同时经结间束传导至房室结,然后循希氏束、左右束支、浦肯野纤维顺序传导,最后兴奋心室。

（二）心电图各波段的组成

心脏激动呈先后有序地传播,引起了一系列电位改变,形成了心电图上相应的波段。在心电图上,一个正常完整的心动周期包括:P波、QRS波、T波、U波四个波,P—R间期、Q—T间期、ST段三个间期(段)。心电图各波段的关系见图7-5。

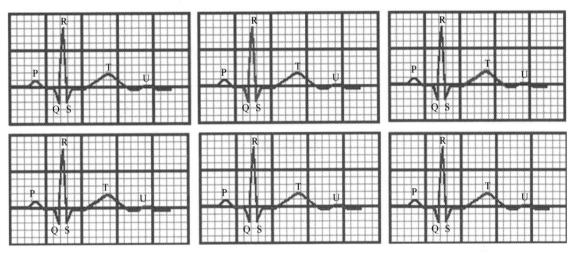

图7-5 心电图各波段示意图

（三）心电图各波段的形成及意义

1. P波 心房除极波,反映心房除极时的电位、时间和方向的变化。

2. P—R间期 反映心房除极开始到心室除极开始的时间。

3. QRS波 心室除极波,反映心室肌除极的电位、时间和方向的变化。

QRS波可因检测电极位置不同而呈多种形态,统一命名如下:QRS波在等电位线以上的第一个向上的波,称为R波;R波之前向下的波,称为Q波;R波之后第一个向下的波为S波;S波之后再出现向上的波,则为R′波;R′波之后再有向下的波,称作S′波;整个QRS波均向下时称作QS波。QRS波的书写表示法:振幅较大者用大写英文字母表示,如Q、R、S;振幅较小者用小写英文字母表示,如q、r、s。QRS波命名示意图见图7-6。

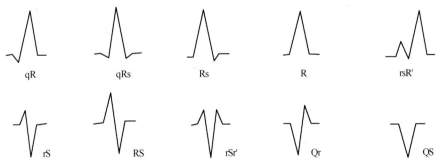

图7-6 QRS波命名示意图

4. ST段 指QRS波终点到T波起点之间的线段,反映心室除极刚结束后尚处在缓慢复极的一段时间。ST段一般位于等电位线上。

5. T波 心室复极波,反映心室快速复极时的电位变化。T波呈圆钝形,开始缓慢上升,上升至波的顶点后,快速下降,所以两支不对称,升支较长,降支较短。

6. Q—T 间期　是指从 QRS 波起点到 T 波终点的间距。反映心室肌除极、复极全过程所需要的时间。

7. U 波　在 T 波后 0.02 ~ 0.04 秒出现的一个小波,方向与 T 波相同。

小结

1. 临床上常用的心电图导联有 12 个,其中 Ⅰ、Ⅱ、Ⅲ 属于标准肢体导联,aVR、aVL、aVF 属于加压肢体导联,V₁、V₂、V₃、V₄、V₅、V₆ 属于胸导联。

1. 临床上常用的心电图导联有 12 个,其中 Ⅰ、Ⅱ、Ⅲ 属于标准肢体导联,aVR、aVL、aVF 属于加压肢体导联,V_1、V_2、V_3、V_4、V_5、V_6 属于胸导联。

2. 心传导系统是指正常心电活动开始于窦房结,兴奋心房的同时经结间束传导至房室结,然后循希氏束、左右束支、浦肯野纤维顺序传导,最后兴奋心室。

3. 在心电图上,一个正常完整的心动周期包括:P 波、QRS 波、T 波、U 波四个波,P—R 间期、Q—T 间期、ST 段三个间期(段)。

自 测 题

1. 以下心电图波段中,由心室激动产生的是
　A. P 波　　B. QRS 波　　C. S—T 波
　D. T 波　　E. U 波

2. 由心房除极所产生的心电图波形是
　A. P 波　　B. T 波　　C. S 波
　D. Q 波　　E. R 波

3. 心电图中,反映房室传导时间的是
　A. P 波　　B. P—R 间期　　C. QRS 波
　D. ST 波　　E. T 波

（张义友）

第 2 节　正常心电图

情境案例 7-2

社区免费为老年人体检,桂婆婆拿到检查结果,其他均无异常,只见心电图报告单上写着"窦性心律、心率 78 次/分",一直身体硬朗的桂婆婆这两天情绪低落,自己怎么就患上了"窦性心律"这心脏病呢? 你认为桂婆婆心电图有问题吗?

一、心电图的测量

(一) 记录纸

心电图通常描记在特殊的记录纸上。心电图记录纸由纵线和横线相交的方格组成,小方格的边长为 1mm。

心电图记录纸横向坐标代表时间,可以检测各波的宽度。采用 25mm/s 的走纸速度时,则横坐标上每小格(1mm)的距离等于 0.04 秒。根据需要可以提高走纸的速度,如提高至 50mm/s 或 100mm/s,则每小格 1mm 分别表示为 0.02 秒或 0.01 秒。

心电图记录纸纵坐标代表电压,可以检测各波振幅的高度或深度。将心电图机上的定标电压调整至标准电压(即输入 1mV 的定标电压,心电图机的描笔则上下移动 10mm),每小格(1mm)的振幅相当于 0.1mV 的电压。在实际操作时可根据具体情况而改变定标电压,如受检者心电波形振幅过小者可加倍输入,振幅过大者可减半输入。

(二) 心率的计算

心律规则时,只需测量一个 R—R(或 P—P)间期的秒数,即一个心动周期的时间,以秒(s)表示,

代入公式:心率＝60/R—R(或 P—P)间期,即可计算出每分钟心室或心房率。例如,R—R 间期为 0.8 秒,则心率为 60/0.8＝75 次/分。还可采用查表法或使用专门的心率尺直接读出相应的心率数。若心律不规则,则需测量同一导联 5 个以上 R—R(或 P—P)间期,取其平均值,代入上述公式,计算出心率。

(三) 各波段振幅的测量

P 波振幅测量的参考水平以 P 波起始前的水平线为准,测量 QRS 波、ST 段、T 波和 U 波振幅时,统一采用 QRS 起始部的水平线作为参考水平。如果 QRS 起始部为一斜段,则以 QRS 起点作为测量参考点。测量正向波的高度时,应以参考水平线的上缘垂直测至波的顶端。测量负向波的深度时,应以参考水平线的下缘垂直测至波的底端。若为双向波,上下振幅的绝对值之和为其电压数值。

(四) 各波段时间的测量

近年来已广泛使用 12 导联同步心电图仪记录心电图,各波、段时间的测量已有了新规定。测量 P 波及 QRS 波时间,应分别从 12 导联同步记录中最早的 P 波起点测至最晚的 P 波终点,从最早 QRS 波起点测至最晚的 QRS 波终点;P—R 间期应从 12 导联同步心电图中最早的 P 波起点测至最晚的 QRS 波起点;Q—T 间期应从 12 导联同步心电图中最早的 QRS 波起点测至最晚的 T 波终点的间距。

如果采用单导联心电图仪记录时,仍应采用既往的测量方法,测量 P 波及 QRS 波时间,应选择 12 导联中最宽的 P 波及 QRS 波进行测量;P—R 间期测量,应选择 12 导联中 P 波宽大且有 Q 波的导联进行测量;Q—T 间期测量,应取 12 导联中最长的 Q—T 间期。时间测量应从该波起始部内缘,水平测至终止部内缘。心电图各波段的测量见图 7-7。

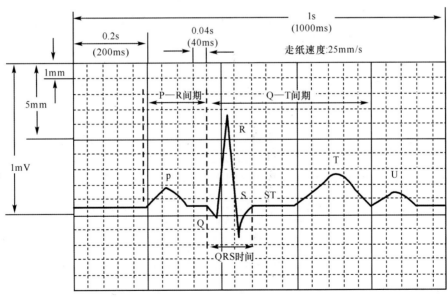

图 7-7　心电图各波段的测量

(五) 平均心电轴

平均心电轴通常指的是平均 QRS 心电轴,用来说明心室在除极过程中的平均电势方向和强度。一般采用心电轴与 I 导联正(左)侧段之间的角度来表示平均心电轴的偏移方向。并规定 I 导联左(正)侧端为 0°,右(负)侧端为 ±180°,循 0°的顺钟向的角度为正,逆钟向为负。

1. 测量方法　有目测法和振幅法,最简单、常采用的是目测法。

目测法:利用Ⅰ与Ⅲ导联 QRS 波的主波方向来判定心电轴是否偏移(图7-8):Ⅰ、Ⅲ导联 QRS 波主波均为正向波,表明电轴不偏移;Ⅰ导联出现较深的负向波,Ⅲ导联主波为正向波,表明电轴右偏(尖对尖向右偏);Ⅰ导联主波为正向波,Ⅲ导联出现较深的负向波,表明电轴左偏(口对口向左走);Ⅰ、Ⅲ导联主波方向均向下,表明心电轴重度右偏,又称为"假性电轴左偏"。

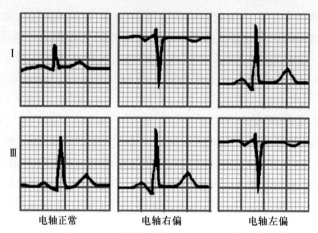

图7-8　目测法测心电轴(箭头表示 QRS 波主波方向)

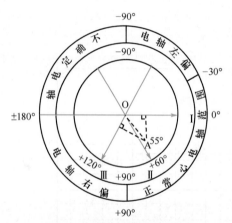

图7-9　心电轴正常范围及偏移

振幅法:测算Ⅰ导联 QRS 波的代数和(R 波为正,Q、S 波为负)记录于六轴系统中的Ⅰ导联轴上,将Ⅲ导联 QRS 波的代数和记录于Ⅲ导联轴上,自上述两点各引垂线,两垂线相交于一点 A,将电偶中心 O 点与 A 点相连,OA 即为所求的心电轴,OA 与Ⅰ导联轴正侧段的夹角就是心电轴的角度,见图7-9。

2. 临床意义　正常心电轴的范围为-30°～+90°,心电轴在-90°～-30°者为心电轴左偏;心电轴在+90°～+180°者为心电轴右偏;在-180°～-90°者,传统上称为电轴极度右偏,近年主张定义为"不确定电轴"。电轴左偏,见于横位心(肥胖、妊娠晚期、大量腹水等)及左心室肥大、左前分支阻滞等;电轴右偏,见于正常垂位心、右心室肥厚及左后分支阻滞等;不确定电轴可发生在正常人,亦可见于某些病理情况,如肺心病、冠心病、高血压等。心电轴的正常范围及偏移见图7-9。

二、心电图各波段正常值

(一)P 波

1. 形态及方向　正常 P 波形态在大部分导联上呈圆钝形,有时可有轻度切迹。P 波方向在Ⅰ、Ⅱ、aVF、V_4～V_6 导联向上,aVR 导联向下,其余导联呈双向、倒置或低平。

2. 时间　一般小于0.12秒。

3. 电压　肢体导联一般小于0.25mV,胸导联一般小于0.2mV。

(二)P—R 间期

P—R 间期是从 P 波起点到 QRS 波起点的水平距离。P—R 间期与心率快慢有关,成年人心率在

60～100次/分,P—R间期为0.12～0.20秒。心率越快,P—R间期越短,心率越慢,P—R间期越长。幼儿及心动过速者,P—R间期相应缩短。老年人和心动过缓者P—R间期可略延长,但不能超过0.22秒。

(三) QRS波

1. 时间 正常成年人QRS波时间小于0.12秒,多数为0.06～0.10秒。

2. 波形与振幅(电压)

(1) 胸导联:正常成人QRS波形态较恒定,一般的规律是:V_1～V_5导联,R波逐渐增高,而S波逐渐减小。V_1、V_2导联多呈rS形,R/S<1,RV_1不超过1.0mV。V_5、V_6导联QRS波可以呈qR、qRs、Rs或R形,R/S>1,RV_5不超过2.5mV。V_3或V_4导联多呈RS形,R/S大致等于1。

(2) 肢体导联:标准导联的QRS波在没有电轴偏移的情况下,其主波向上,Ⅰ导联的R波不超过1.5mV。aVR导联的QRS波主波向下,可呈QS、rS、rSr′或Qr形,aVR导联的R波一般不超过0.5mV。aVL与aVF导联的QRS波可呈qR、Rs、R形,也可呈rS形,aVL导联的R波不超过1.2mV,aVF导联的R波不超过2.0mV。

一般情况下,6个肢体导联的QRS波振幅(正向波与负向波振幅的绝对值之和)不应都小于0.5mV,6个胸导联的QRS波振幅(正向波与负向波振幅的绝对值之和)不应都小于0.8mV,否则称为低电压。

(3) R峰时间:又称室壁激动时间,指QRS波起点到R波顶端垂直线的距离。测量R峰时间如有R′波,则应测量至R′峰;如R′峰有切迹,则应测量到切迹的第二峰。正常成人R峰的时间在V_1、V_2导联不应超过0.04秒,在V_5、V_6导联不应超过0.05秒。

(4) Q波:除aVR导联外,正常Q波时间一般小于0.04秒,振幅小于同导联R波的1/4。正常V_1、V_2导联不应有Q波,但偶尔可呈QS形。V_5、V_6导联常有正常Q波。

(四) ST段

正常ST段为一等电位线,可以有轻微的向上或向下移位。

1. ST段下移 在任何导联中,ST段下移不应超过0.05mV。

2. ST段抬高 在V_1、V_2导联不应超过0.3mV,V_3导联不应超过0.5mV,V_4～V_6导联和肢体导联均不应超过0.1mV。

(五) T波

1. 方向及形态 正常T波方向与QRS波主波方向一致,即Ⅰ、Ⅱ、V_4～V_6导联T波向上,aVR导联向下,Ⅲ、aVL、aVF、V_1～V_3导联T波可以向上、向下或双向。如果V_1导联T波向上,V_2～V_6导联T波均不应向下。正常时T波圆钝,上升支和下降支不对称,T波正向时,升支长于降支,T波负向时,降支长于升支。

2. 振幅 在以R波为主的导联中,T波振幅不应低于同导联R波的1/10。胸导联T波可达1.2～1.5mV。

(六) Q—T间期

Q—T间期的长短与心率快慢有密切关系,心率快时,Q—T间期缩短;心率慢时,Q—T间期延长。心率在60～100次/分时,Q—T间期的范围在0.32～0.44秒。

(七) U波

U波是T波之后0.02～0.04秒出现的振幅很低的波,方向与T波相同,以V_3～V_4导联较明显。U波过高者见于低血钾患者。

正常心电图见图7-10。

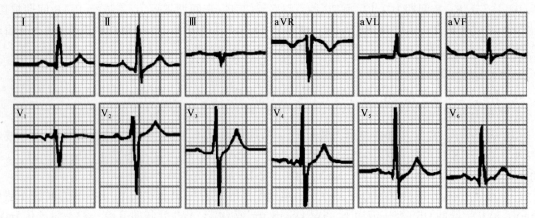

图7-10 正常心电图

三、心电图的分析方法与临床应用

对心电图的分析,要掌握分析的方法和技巧。单纯地死记硬背某些心电图诊断标准或指标数值,有时会发生误导,要把心电图的各种变化与具体临床病例结合起来,才能对心电图作出正确的解释。

(一) 分析方法

1. 全面的一般性阅读　按顺序将心电图摆好,首先作全面检查,看是否有伪差,导联有无接错,基线有否移动,定标电压是否准确,这些对正确判定结果很重要。

2. 计算心率　测量R—R或P—P间距后,计算出心率。如心律不规整时则连续测量5个R—R间期,求其均数,作为计算心室率的主要指标。

3. 判定心电轴方向　观察Ⅰ、Ⅲ导联QRS波的主波方向,大致确定心电轴的偏移情况,如有必要可用计算法精确算出电轴偏移度数。

4. 观察和测量波形　观察和测量P波、QRS波、ST段与T波的形态、方向、电压,测量P—R间期、Q—T间期的时间并判定是否正常。

5. 作出诊断　阅读临床提供的申请单,根据患者的年龄、性别、症状、体征,结合心电图资料综合分析,作出心电图诊断:心电图正常,心电图大致正常,心电图有可疑处,心电图不正常。

(二) 心电图的临床应用

1. 心电图对各种心律失常和传导障碍的诊断分析具有肯定价值,到目前为止还没有任何其他方法能够替代心电图在这方面的作用。

2. 心电图特征性变化和演变规律为心肌梗死的诊断提供可靠而实用的方法。

3. 协助诊断心房或心室肥大、心肌受损与心肌缺血、药物作用和电解质紊乱。

4. 除心血管疾病外,心电图和心电监护已广泛应用于手术麻醉、用药观察、危重患者抢救以及体育运动和航天等领域中。

5. 心电图检查有其局限性,特别是许多心脏疾病早期,心电图可显示正常。

心电图检查经济、方便,无创伤、无痛苦,在心血管疾病等领域应用广泛。但是,心电图正常不能完全排除心脏病,心电图异常也不均由心脏病引起,必须结合临床其他资料综合分析判断。

> **小结**
>
> 1. 心电图记录纸横坐标代表时间,每小格(1mm)的距离等于0.04秒。心电图记录纸纵坐标代表电压,每小格(1mm)的振幅相当于0.1mV的电压。
>
> 2. 心率=60/R—R(或P—P)间期,即可计算出每分钟心室率或心房率。

3. 心电轴目测法是指 Ⅰ、Ⅲ 导联 QRS 波主波均为正向波,表明电轴不偏移;Ⅰ 导联出现较深的负向波,Ⅲ 导联主波为正向波,表明电轴右偏(尖对尖向右偏);Ⅰ 导联主波为正向波,Ⅲ 导联出现较深的负向波,表明电轴左偏(口对口向左走)。

自 测 题

1. 心电图检查国内一般采用的纸速为

    A. 15mm/s   B. 25mm/s

    C. 50mm/s   D. 75mm/s

    E. 100mm/s

2. 成人正常窦房结冲动频率是

    A. 小于 20 次/分   B. 小于 60 次/分

    C. 60~100 次/分   D. 100~160 次/分

    E. 180~200 次/分

(张义友)

第3节 常见异常心电图

情境案例7-3

小艾三十刚出头,爱好烟酒,前天一大早感到胸闷、胸痛,好像有什么重物压在胸口,吃了点止痛药也不见好转,赶忙搭出租车到医院急诊科看病。接诊医生怀疑心肌梗死为小艾做了心电图,显示胸导联T波增高,其他无异常,医生请值班的张护士陪同小艾去做超声心动图,张护士看了心电图报告感到没有太大的问题,小艾年轻,应该不会是心肌梗死,自己又特别忙,于是让小艾独自去做检查。小艾走到半路,冷汗直流,突然倒在地上,心内科诊室医生把小艾抬到附近的诊室重做了份心电图,显示 V₁~V₆ 导联 ST 段显著抬高,过了一会心电监护仪上显示快速的宽大畸形波,医生紧急做了电复律处理,小艾才转危为安。请分析小艾心电图变化的过程,心电图诊断是什么?

一、心房、心室肥大

心房、心室肥大心电图的改变对器质性心脏病的诊断能提供帮助,但在实际应用中也有局限性,如左、右心室均发生肥大,心电图可表现为"正常";除心房、心室肥大外,其他因素也能引起类似的心电图改变。

(一) 心房肥大

1. **右心房肥大** 心电图表现为 P 波高尖,又称为"肺型 P 波"。其心电图特点为:①肢体导联 P 波电压≥0.25mV,以 Ⅱ、Ⅲ、aVF 导联表现最明显;②V₁ 导联直立时,振幅≥0.15mV,如 P 波呈双向波时,其振幅的算术和≥0.20mV;③P 波时间在正常范围。常见于肺心病、肺动脉高压。右心房肥大心电图见图 7-11。

2. **左心房肥大** 心电图表现为 P 波增宽且常呈双峰型,又称为"二尖瓣型 P 波"。其心电图特点为:①Ⅰ、Ⅱ、aVL 导联 P 波增宽,P 波时间≥0.12 秒,P 波顶端常有切迹呈双峰状,两峰间距≥0.04秒;②在 V₁ 导联上 P 波常呈先正而后出现深宽的负向波。常见于风湿性心脏病二尖瓣狭窄。左心房肥大心电图见图 7-12。

3. **双侧心房肥大** 心电图特点:①P 波增宽≥0.12 秒,其振幅≥0.25mV;②V₁ 导联 P 波大双向,上下振幅均超过正常范围。多见于严重的先天性心脏病及风湿性心脏病联合瓣膜病。

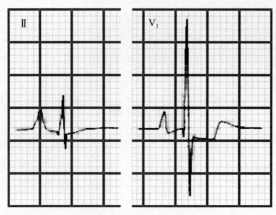

图 7-11　右心房肥大

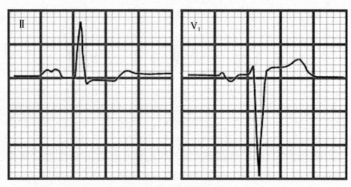

图 7-12　左心房肥大

（二）心室肥厚

心电图诊断心室肥厚的敏感性较低,临床实用价值不如超声心动图。由于心电图操作简便,费用低,仍是临床上诊断心室肥厚的一项主要辅助检查方法。

1. 左心室肥厚　左心室肥厚时,可使左室优势显得更为突出,引起面向左心室的导联（Ⅰ、aVL、V_5 和 V_6）R 波振幅增加,而面向右心室的导联（V_1 和 V_2）出现较深的 S 波。其心电图见图 7-13,心电图特点为:

（1）QRS 波高电压:常用的左心室肥厚电压标准如下所述。

1）胸导联 R_{V_5} 或 R_{V_6}>2.5mV;$R_{V_5}+S_{V_1}$>4.0mV（男性）或>3.5mV（女性）。

2）肢体导联 $R_Ⅰ$>1.5mV;R_{aVL}>1.2mV;R_{aVF}>2.0mV;$R_Ⅰ+R_Ⅲ$>2.5mV。

（2）心电轴偏移:可出现额面 QRS 心电轴左偏。

（3）时间延长:QRS 波时间延长到 0.10~0.11 秒,一般仍<0.12 秒。

（4）ST—T 改变:以 R 波为主的导联（如 V_5、V_6 导联）,其 ST 段压低达 0.05mV 以上,T 波低平、双向或倒置;在以 S 波为主的导联（如 V_1 导联）则可见直立的 T 波。当波群电压增高且伴有 S—T 改变时,称为左心室肥大伴劳损。

2. 右心室肥厚　右心室壁厚度仅有左心室室壁的 1/3,当右心室壁厚度达一定程度时,才导致位于右室面导联（V_1、aVR）的 R 波增高,V_1 导联中 R/S≥1,位于左室面导联（Ⅰ、aVL、V_5）S 波加深。右心室肥厚的心电图见图 7-14,心电图特点为:

（1）QRS 波高电压 $R_{V_1}+S_{V_5}$>1.05mV（重症>1.2mV）;R_{aVR}>0.5mV。

（2）心电轴偏移:心电轴右偏≥90°（重症可>+110°）。

（3）ST—T 改变:以上心电图改变常伴有右胸导联(V₁,V₂)ST 段压低,T 波倒置,称右心室肥厚伴劳损。

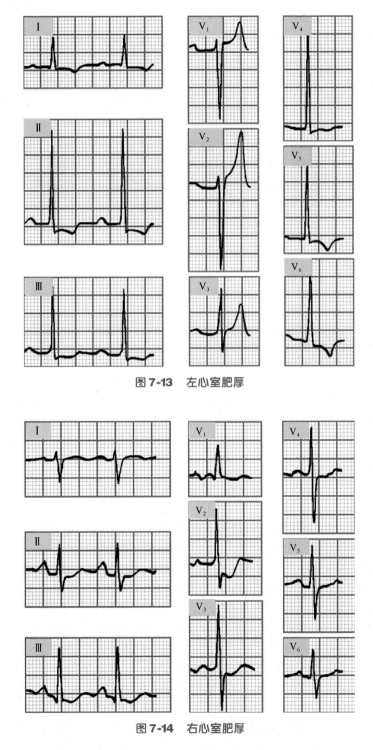

图 7-13　左心室肥厚

图 7-14　右心室肥厚

二、心律失常

正常心脏起搏点位于窦房结,凡起源于窦房结的心律,称为窦性心律,属于正常节律。窦房结按一定的频率发出冲动,并按一定的传导速度和顺序下传。心脏冲动的起源和(或)传导异常,称为心律失常。

(一) 窦性心律及窦性心律失常

1. 窦性心律心电图特点　①规律出现的窦性 P 波,P 波方向表明激动来自窦房结,即 P 波在 Ⅰ 、Ⅱ 、aVF、V_5、V_6 导联直立,在 aVR 导联倒置;②P—R 间期>0.12 秒;③P 波频率在 60~100 次/分。

2. 窦性心动过速　正常成人窦性心律的频率若超过 100 次/分,称为窦性心动过速。心电图特点:①具有窦性心律的特点;②心率在 100 次/分以上,一般不超过 160 次/分。窦性心动过速心电图见图 7-15。

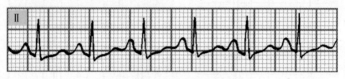

图 7-15　窦性心动过速

3. 窦性心动过缓　窦性心律的频率低于 60 次/分,称为窦性心动过缓。心电图特点:①具有窦性心律的特点;②心率在 60 次/分以下,一般不低于 40 次/分。窦性心动过缓心电图见图 7-16。

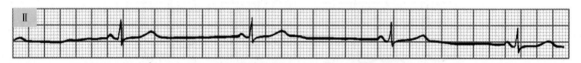

图 7-16　窦性心动过缓及窦性心律不齐

4. 窦性心律不齐　窦性心律但节律不整,称为窦性心律不齐(图 7-16)。心电图特点:①窦性心律快慢显著不等,在同一导联上 P—P 间期相差>0.12 秒;②常与呼吸周期有关,吸气时心率稍快,呼气时心率稍慢。

(二) 期前收缩

期前收缩是由窦房结以外的异位起搏点提前发出的激动,又称过早搏动,是临床上最常见的心律失常。

根据异位起搏点的部位不同,期前收缩可分为房性、房室交界性和室性三种。其中,以室性期前收缩最为常见,其次为房性期前收缩,房室交界性期前收缩少见。

期前收缩可以偶发(<5 次/分),亦可频发(>5 次/分)。期前收缩可以不规律发生,亦可规律地出现,在每个正常心搏之后出现一次期前收缩,称为二联律;在每两个正常心搏之后出现一次期前收缩,称为三联律。期前收缩可由一个异位起搏点发出,也可由多个异位起搏点发出,当由多个异位起搏点发出时,心电图表现为在同一导联上提前出现的 QRS 波具有多种形态,称为多源性期前收缩。偶尔在心率较慢时,可在两个正常心搏之间夹有一个期前收缩,称为插入性期前收缩。

期前收缩常见于情绪激动、过劳、饱餐、烟酒过量,各种器质性心脏病如冠心病、风心病、心肌炎、心肌病等。此外,可见于心脏手术、麻醉、体外循环、胃肠与肝胆系统疾病、急性感染、严重低血钾及洋地黄作用等。

1. 房性期前收缩　异位起搏点的激动来源于心房。心电图特点:①提前出现的 P′波,其形态与窦性 P 波略有不同;②P′—R 间期>0.12 秒;③QRS 波形态和时间基本正常;④多为不完全性代偿间歇,即期前收缩前后两个窦性 P 波之间的间距小于正常 P—P 间距的 2 倍。房性期前收缩心电图见图 7-17。

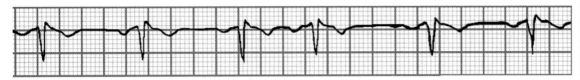

图 7-17　房性期前收缩

2. 房室交界性期前收缩　异位起搏点的激动来源于房室交界区。心电图特点:①提前出现的 QRS 波,其形态与正常基本相同;②QRS 波前无窦性 P 波,出现逆行 P′波(P 波在 Ⅱ、Ⅲ、aVF 导联倒置,在 aVR 直立),因异位激动可同时传向心房和心室,逆行 P′波可在 QRS 波之前(P′—R 间期<0. 12 秒),亦可在 QRS 波之中或 QRS 波之后(R—P′间期<0. 20 秒);③大多为完全性代偿间歇,即期前收缩前后两个窦性 P 波之间的间距等于正常 P—P 间距的 2 倍。房室交界性期前收缩心电图见图 7-18。

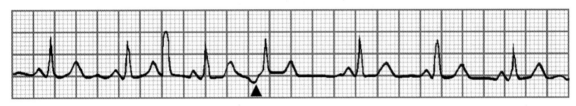

图 7-18　交界性期前收缩(箭头处所示)

3. 室性期前收缩　异位起搏点的激动来源于心室。心电图特点:①提前出现的 QRS 波,其前无相应的 P 波;②QRS 波宽大畸形,时间>0. 12 秒;③T 波与 QRS 波主波方向相反;④有完全性的代偿间歇。室性期前收缩心电图见图 7-19。

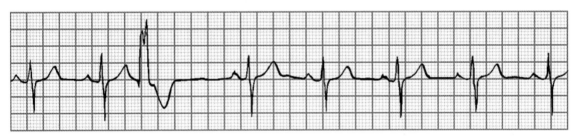

图 7-19　室性期前收缩

(三) 异位性心动过速

异位性心动过速是指异位节律点兴奋性增高或折返激动而引起的快速异位心律(期前收缩连续出现 3 次或 3 次以上)。根据异位节律点发生的部位,可分为房性、交界性及室性心动过速。

1. 阵发性室上性心动过速　分为房性与交界性心动过速,因两者的 P′波不易辨别,故统称为室上性心动过速(室上速)。心电图特点:①有突然发作、突然停止的特点;②发作时频率一般在 160 ~ 250 次/分,节律快而规则;③QRS 波形态一般正常。

阵发性室上性心动过速常见于无明显器质性心脏病的儿童及青少年,也见于冠心病、肺心病、心肌病、心肌炎、风湿性心脏瓣膜病等,尤其多见于急性心肌梗死。阵发性室上性心动过速心电图见图 7-20。

2. 室性心动过速　心电图特点:①频率多在 140 ~ 200 次/分,节律可稍不齐;②QRS 波宽大畸形,时间通常>0. 12 秒;③如发现 P 波,且 P 波频率慢于 QRS 频率,P—R 无固定关系(房室分离),则可明确诊断;④偶尔心房激动夺获心室或发生室性融合波。

室性心动过速多见于严重的器质性心脏病,以心肌梗死为多,也可见于心肌炎、心肌病和风湿性心脏瓣膜病等,只有极少数见于正常人。室性心动过速心电图见图 7-21。

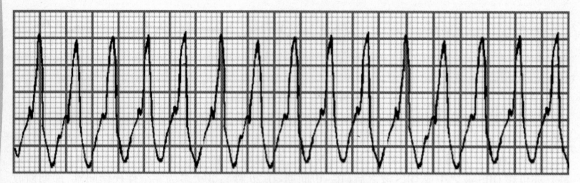

图7-20 阵发性室上性心动过速

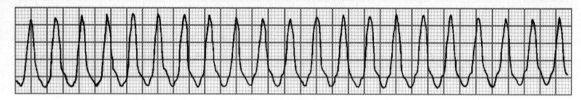

图7-21 室性心动过速

（四）心房与心室颤动

颤动是一种频率较阵发性心动过速更快的主动性异位心律,可发生于心房或心室。

1. 心房颤动　心房异位心律使心房呈极其快速而不规则的乱颤状态。心电图特点:①P波消失,代之以大小不同、形状各异、间隔不等的心房颤动波(f波),V_1导联最清楚;②心房颤动波频率为350~600次/分;③R—R间期绝对不规则;④QRS波形态和时间大多正常。当前一个R—R间距偏长而与下一个QRS波相距较近时,易出现一个增宽变形的QRS波,与室性期前收缩酷似,此为心房颤动伴室内差异性传导。

心房颤动绝大多数发生于器质性心脏病患者,常见于风湿性心脏病二尖瓣狭窄、冠心病、甲状腺功能亢进症,也可见于慢性缩窄性心包炎、心肌病、洋地黄类药物中毒等,偶见于正常人。心房颤动心电图见图7-22。

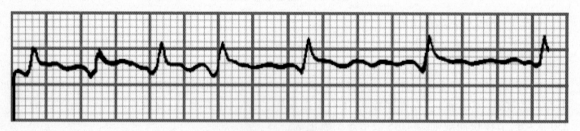

图7-22 心房颤动

2. 心室颤动　是最严重的快速异位心律。心电图特点:①QRS—T波完全消失;②出现形状不一、大小不等、节律不整的基线摆动波形,频率为200~500次/分。发生心室颤动时,最初振幅常较大,以后逐渐变小,如经治疗无效,最终将变为等电位线,说明心脏电活动停止。

心室颤动是极严重的致死性心律失常,是猝死的最常见原因。常见于严重的心肺功能障碍、电解质紊乱、药物中毒等。心室颤动心电图见图7-23。

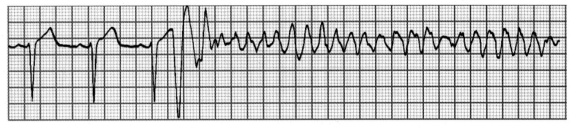

图 7-23　心室颤动

三、心肌梗死

绝大多数心肌梗死是由冠状动脉粥样硬化引起,当冠状动脉血供急剧减少或中断时,相应区域的心肌发生急性缺血,进而导致心肌坏死。70%～80% 的急性心肌梗死患者的心电图有典型表现,且有一定规律可循,所以心电图对确定诊断、判断预后有重要意义。

(一) 心肌梗死的基本图形

1. "缺血型"改变　冠状动脉急性闭塞后,立即出现心肌缺血型 T 波改变。心肌缺血首先发生在心内膜,表现为 T 波高耸直立;心肌缺血发生在心外膜时,表现为 T 波倒置。

2. "损伤型"改变　缺血时间进一步延长,缺血程度进一步严重,则会出现"损伤型"图形,主要表现为 ST 段逐渐抬高,并与高耸的 T 波相连,融合成弓背向上高于基线的单向曲线。这种改变在心肌供血改善后仍可恢复。

3. "坏死型"改变　损伤进一步加重导致细胞变性、坏死,在心电图相应的导联为异常的 Q 波或 QS 波。心肌缺血、损伤、坏死心电图见图 7-24。

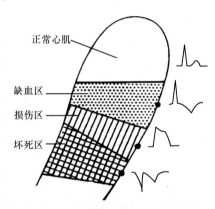

正常心肌

缺血区

损伤区

坏死区

图 7-24　心肌缺血、损伤、坏死心电图

(二) 心肌梗死的图形演变及分期

心肌梗死时,除了前述的具有特征性的心电图改变外,图形本身还具有一系列演变过程,对急性心肌梗死的动态观察具有重要的意义。根据心肌梗死发生的时间,可将其分为早期(也称超急性期)、急性期、亚急性期和陈旧期。

1. 超急性期　心肌梗死数分钟至数小时。心电图表现为高大的 T 波,ST 段呈斜上型抬高,并与高耸的 T 波相连,但不出现异常 Q 波。

2. 急性期　心肌梗死后数小时至数周。心电图表现为高耸的 T 波开始下降,与此同时出现 Q 波;ST 段继续抬高,凸面向上,呈弓背状,常可见到"单向曲线",继而 ST 段逐渐下降,T 波倒置。

3. 近期(亚急性期)　心肌梗死后数周至数月。心电图表现为抬高的 ST 段逐渐降至基线,坏死型 Q 波持续存在,倒置的 T 波由深逐渐变浅,直至恢复正常或恒定不变。

4. 陈旧期(愈合期)　心肌梗死 3～6 个月或数年后。心电图表现为 ST 段和 T 波恢复正常,T 波亦可持续倒置、低平,只存留坏死性 Q 波。心肌梗死的演变过程及分期见图 7-25。

(三) 心肌梗死的定位诊断

心电图上心肌梗死的定位诊断主要是根据坏死型图形所出现的导联而定。心肌梗死的定位诊断见表 7-2。急性前壁心肌梗死心电图见图 7-26。

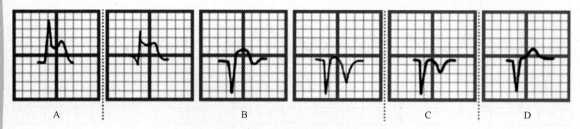

图 7-25　心肌梗死的演变过程及分期

A. 超急性期；**B.** 急性期；**C.** 亚急性期；**D.** 陈旧期

表 7-2　心肌梗死的定位诊断

导联	心室部位	供血的冠状动脉
Ⅱ、Ⅲ、aVF	下壁	右冠状动脉或左回旋支
Ⅰ、aVL、V_5、V_6	侧壁	左前降支或左回旋支
$V_1 \sim V_3$	前间壁	左前降支
$V_3 \sim V_5$	前壁	左前降支
$V_1 \sim V_5$	广泛前壁	左前降支
$V_7 \sim V_9$	正后壁	左回旋支或右冠状动脉
$V_{3R} \sim V_{4R}$	右心室	右冠状动脉

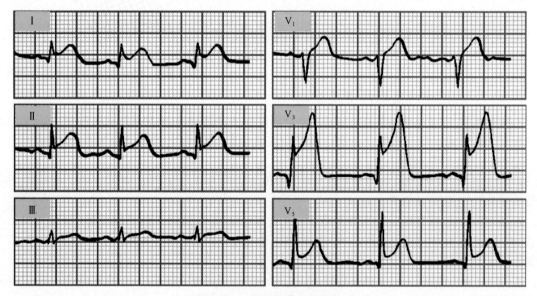

图 7-26　急性前壁心肌梗死

小结

1. 右心房肥大心电图表现为 P 波高尖，又称为"肺型 P 波"，常见于肺心病。左心房肥大心电图表现为 P 波增宽且常呈双峰型，又称为"二尖瓣型 P 波"，常见于风湿性心脏病二尖瓣狭窄。

2. 窦性心律心电图特点　①规律出现的窦性 P 波，即 P 波在 Ⅰ、Ⅱ、aVF、V_5、V_6 导联直立，在 aVR 导联倒置；②P—R 间期>0.12 秒；③P 波频率在 60 ~ 100 次/分。

3. 频发期前收缩是指期前收缩出现>5 次/分。在每个正常心搏之后出现一次期前收缩，称为二联律；在每两个正常心搏之后出现一次期前收缩,称为三联律。期前收缩由多个异位起搏点发出时,心电图表现为在同一导联上提前出现的 QRS 波具有多种形态,称为多源性期前收缩。

4. 阵发性室上性心动过速心电图特点　突发突止,节律快而规则,QRS 波形态正常。常见于无明显器质性心脏病的儿童及青少年。室性心动过速心电图特点:QRS 波宽大畸形,房室分离心室夺获或室性融合波。常见于严重的器质心脏病,以心肌梗死为多。

5. 心房颤动心电图特点　P 波消失,代之以大小不同、形状各异、间隔不等的心房颤动波(f 波)。心室颤动心电图特点:①QRS—T 波完全消失;②出现形状不一、大小不等、节律不整的基线摆动波形,是猝死的最常见原因。

6. 心肌梗死的表现　"缺血型"改变,首先发生在心内膜,表现为 T 波高耸直立;心肌缺血发生在心外膜时,表现为 T 波倒置。"损伤型"改变表现为 ST 段弓背向上抬高。"坏死型"改变表现为异常的 Q 波或 QS 波。

自 测 题

1. 心电图出现 P 波增宽>0.11 秒,常呈双峰型改变,应首先考虑
   A. 右心房肥大　　　B. 左心室肥厚
   C. 右心室肥厚　　　D. 左心房肥大
   E. 双房肥大
2. 符合室性期前收缩心电图特点的是
   A. 提前出现一个变异的 P'波
   B. 提前出现的 QRS 波形态宽大畸形

C. 具有不完全代偿间歇
D. 提前出现的 QRS 波形态无变化
E. P'—R 间期>0.12 秒

3. 急性心肌梗死的典型心电图表现为
   A. 病理性 Q 波　　　B. ST 段压低
   C. P—P 间期延长　　D. ST 段弓背向上抬高
   E. R—R 间期绝对不等

(张义友)

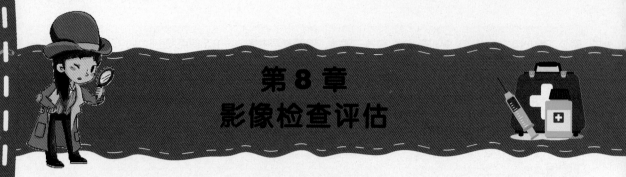

第8章 影像检查评估

引言：1895年11月8日,人类历史上的第一张X线影像诞生了,这就是X线发明者伦琴妻子的手指骨。这一天,伦琴正在实验室研究阴极射线管与荧光屏成像,他妻子的手不经意地移入了阴极射线管与荧光屏之间,此时伦琴妻子惊呆了,她的手指骨影像清晰地出现在荧光屏上,伦琴抑制不住兴奋,对妻子说:"亲爱的! 你的手就要造福人类了!"仅仅3个月后,X线就在医疗上获得了成功的应用。

医学影像学是应用医学成像技术进行诊断及治疗的医学学科,包括影像诊断学和介入放射学。影像诊断学包括X线、超声、X线计算机体层成像(CT)、磁共振成像(MRI)等成像技术。影像诊断学主要是通过影像来显示人体内部组织器官的形态和生理功能状况以及病理改变,达到诊断的目的。介入放射学包括介入诊断学和介入治疗学,作为微创诊疗的主要方法,以创伤小、并发症少、适应证广泛、疗效确切等优势,迅速成为继内、外科之后的第三大临床治疗手段,在肿瘤及血管疾病的诊疗中发挥着重要的作用。临床上,要根据不同的影像技术的优缺点,结合患者的实际情况来选择恰当的影像学检查方法。

第1节 X 线 检 查

情境案例8-1

韩女士妊娠四个月,昨天受凉后出现发热、咳嗽、咳痰,医生怀疑患了细菌性肺炎,拟给韩女士行胸部X线检查。你认为该检查是否合适? 为什么? 如果必须检查应作哪些预防措施? 请你列出作X线检查应注意的事项。

X线检查是影像检查的主要内容,临床应用广泛。包括传统X线设备、数字化X线设备和数字减影血管造影设备(DSA)。

传统X线设备以胶片作为载体,直接反映透过人体的X线量的多少;数字化X线设备分为计算机X线成像(CR)和数字X线成像(DR),将透过人体的X线进行像素化和数字化,能最大限度降低X线辐射量,方便图像的保存和进行计算机再处理;数字减影血管造影设备是计算机技术与传统血管造影设备相结合的产物,是专用于心血管造影和介入治疗的数字化X线设备,能够避免血管影与邻近骨和软组织影相重叠,清晰地显示血管影像。

一、X线的特性及临床应用基本原理

(一) X线的特性

1. 穿透性　X线是波长很短的电磁波,对物质有很强的穿透力。波长越短、穿透性越强,物质的密度越低,越易穿透,如气体。穿透性及其衰减是X线成像的基础。

2. 荧光效应　X线能激发荧光物质,如硫化锌镉及钨酸钙,产生肉眼可见的荧光,这就是X线透视检查的基础。

3. 感光效应(摄片效应)　X线投射到涂有溴化银的胶片上,可使之感光,经显影、定影处理后形成黑白影像,这就是X线摄影的基础。

4. 电离效应　X线对机体有电离作用,能使细胞及体液产生生物化学变化,使机体组织、细胞遭受损害,故 X 线检查需要进行防护,同时电离效应也是 X 线放射治疗的基础,如肿瘤放射治疗。

属于物理效应的是穿透性、荧光效应,属于化学效应的是感光效应,属于生物效应的是电离效应。

(二) X 线成像的基本原理

1. 自然对比　人体的各种组织、器官的密度和厚度不同,在 X 线穿过时,会发生不同程度的吸收,从而在荧光屏上形成不同明暗的影像或在胶片上形成黑白灰度的影像,称为自然对比。所形成的影像称平片。

人体组织结构按密度高低,依次分为骨和钙化灶、软组织(包括肌肉、软骨、神经、体液、实质器官等)、脂肪组织和含气组织四大类,它们在荧光屏和胶片上显示的影像见表8-1。

高密度组织对 X 线吸收多,透过的 X 线少,在 X 线片上呈白影;反之,低密度组织呈黑影。影像的黑白程度还和组织的厚度有关,厚度越大,透过的 X 线越少,则 X 线片上呈白影。

在组织发生病理改变时,密度和厚度发生改变,从而使 X 线图像的正常黑白灰度发生变化,这是 X 线检查进行诊断的基本原理。

表 8-1　人体组织密度与 X 线阴影的关系

组织结构	密度	X 线阴影	
		透视(透过的 X 线量)	摄片
骨、钙化组织	高	黑	白
软组织	中	暗	灰白
脂肪组织	较低	较亮	灰黑
含气组织	低	亮	黑

2. 人工对比　某些器官、组织的密度大致相同,不能形成很好的自然对比,故导入对人体无害的高密度或低密度物质(造影剂),以提高对比度,使器官和组织显影,称为人工对比。这种检查方法称造影检查,如常见的造影检查有胆囊造影、冠状动脉造影、胃肠钡餐造影等。

二、X 线检查的方法及检查前准备

(一) 透视检查

透视是利用 X 线的荧光效应对被检查部位直接观察。

1. 特点

(1) 优点:简便易行,可动态观察器官的形态变化。

(2) 缺点:影像清晰度较差,难于观察密度差别小的器官及厚度大的部位,不能显示细小病灶;无法留下客观的永久记录;照射时间长,对人体有一定的损害。

2. 检查前的准备　检查前向患者说明检查的目的、方法及注意事项,并指导患者检查中需配合的姿势,以便消除患者的紧张、恐惧心理。嘱咐患者脱去检查部位厚层衣物及影响 X 线穿透的物品,如发卡、金属饰物、膏药、敷料等,以免影像受到干扰。

3. 临床应用　目前很少应用,可用于胸部检查,配合胃肠钡餐、钡剂灌肠或心血管造影检查,透视下骨折复位、取异物等。

(二) X 线摄影

X 线摄影简称拍片,拍片是利用 X 线的感光效应,在胶片上形成黑白影像的检查方法。拍片检查是 X 线检查中最常用的方法。

1. 特点

(1)优点:通过曝光条件的匹配,可分别显示密度、厚度较大或密度、厚度差别较小的组织结构;可作为客观记录保存,便于患者复查时对照。

（2）缺点：检查部位的范围受胶片大小限制；不能观察器官动态变化；软组织分辨力不足。

2. 检查前的准备　检查前向患者解释检查的目的、方法及注意事项，并指导患者检查中的配合，如检查时应充分暴露检查部位，胸腹部检查需要屏气等。除急腹症外，腹部检查应清洁肠道；创伤患者应减少搬动；危重患者应有医护人员监护。

3. 临床应用　广泛应用于胸部、腹部、四肢、骨盆及脊柱等部位的检查。

（三）造影检查

1. 造影剂　常用的有两类：

（1）高密度造影剂：①钡剂（硫酸钡），应用于消化道的造影；②碘剂（碘油、泛影葡胺、胆影葡胺等），应用于血管造影、血管介入治疗、尿路造影、子宫输卵管造影及支气管、胆囊等部位造影。

（2）低密度造影剂：有空气、氧气、二氧化碳等气体，应用于脑室、眼球后、椎管、结肠、膀胱、膝关节等部位。由于 CT 及 MRI 技术的发展，此类造影已经很少应用。

2. 造影方法　常用的有两种：

（1）直接引入法：①口服进入法：如消化道钡餐检查；②灌入法：如钡灌肠造影、子宫输卵管造影、逆行泌尿道造影、窦道造影、胆道"T"管造影等；③体表穿刺进入法：将造影剂直接或经导管注入器官或组织内，如心血管造影、关节造影等。

（2）间接引入法：造影剂通过口服或静脉注入体内，经过吸收，利用某些器官的排泄功能，使造影剂有选择地聚集到需要检查的部位而产生对比。一般有两种途径：①生理排泄法，如静脉肾盂造影、静脉胆道造影等；②生理吸收法，如间接淋巴管造影等。

3. 造影检查前的准备

（1）了解患者有无造影检查的禁忌证，如严重的心、肝、肾疾病或过敏体质等。

（2）检查前向患者解释有关检查的目的、方法、注意事项及可能出现的不适反应等。

（3）凡需用碘造影剂进行造影检查时，应在做碘过敏试验前询问患者有无碘过敏史或不良反应史等。建议签署"碘造影剂使用患者知情同意书"，再做碘过敏试验，过敏试验阴性才能进行造影检查。碘过敏试验常用方法：①皮内试验：用 3% 碘剂 0.1ml 注入皮内，10～15 分钟后观察结果，如局部出现红肿、硬结，直径达 1cm 以上者，视为阳性。②静脉注射试验：用 30% 的碘造影剂 1ml 缓慢静脉注射，观察 15 分钟，若出现恶心、呕吐、胸闷、气急、荨麻疹及休克者，为阳性反应。

（4）作好抢救准备：检查前准备好抢救药品和器械；在过敏试验或造影过程中出现过敏反应时，应根据反应的轻重及时处理。①一般反应（如头痛、恶心、呕吐、荨麻疹等），无需特殊处理，属于一过性的，平卧休息即可恢复。②轻度反应（如打喷嚏、流眼泪、结膜充血、全身发热、一过性胸闷、血管神经性水肿等），须卧床休息吸氧，观察血压、呼吸、脉搏。必要时肌内或静脉注射地塞米松 10mg。③中度反应（如面色苍白、呕吐、出汗、气促、胸闷、眩晕、喉干痒等），须立即静脉注射地塞米松 20mg 或静脉滴注氢化可的松 50～100mg，同时吸氧，将患者放于通风处保持患者平卧。密切观察血压、呼吸、脉搏，对症处理。亦可注射肾上腺素 1mg。④重度反应（如呼吸困难、反射性心动过速、惊厥、震颤、抽搐、意识丧失、休克等），应立即停止检查，监测生命体征，并组织相关科室配合抢救（气管切开、人工呼吸、心脏按压及急救药物应用等）。

（5）常用部位造影检查前的准备

1）胃肠钡餐造影前的准备：①检查前 3 天禁服 X 线不能穿透的药物（如钡剂、铁、钙剂）及影响胃肠蠕动的药物（如甲氧氯普胺、阿托品等）；②检查前 1 天，无渣半流质饮食；③检查前一天晚上 12 点后禁水、禁食；④有幽门梗阻者检查前应排出胃内容物；⑤如需在较短时间内观察小肠，可先用增加胃肠道张力、促进胃肠蠕动的药（如口服甲氧氯普胺等）；⑥需要显示黏膜上微小病变时，可肌内注射抗胆碱药（如阿托品等），以便降低胃肠道张力，易于观察。

2）结肠钡剂灌肠检查前的准备：主要是清除结肠内容物。①检查前 1 天不吃有渣食物；②检查前一天晚 8 点左右开水泡服番泻叶 9g,30 分钟后再泡服一次;③检查前 1.5 小时用温水或生理盐水清洁灌肠。

3）静脉肾盂造影前的准备:①造影前 2 天不吃易产气和多渣食物,禁服钡剂、碘剂、含钙或重金属药物;②造影前日晚服泻药,口服蓖麻油 30ml 或泡服番泻叶 5～10g;③造影前 12 小时禁食及控制饮水;④造影前排空小便,并做碘过敏试验。

4）子宫输卵管造影前的准备:①造影时间选择在月经停止后第 3～7 天内进行;②做碘过敏试验;③造影前排空大小便,清洁外阴部及尿道。

5）数字减影血管造影(DSA)检查前的准备:①做碘过敏试验及麻醉药物过敏试验;②检查心、肝、肾功能,出、凝血时间及血常规;③穿刺部位备皮;④术前 4 小时禁饮食,给镇静剂及排空大小便;⑤向被检者解释,消除顾虑及紧张,争取术中配合;⑥建立静脉通道;⑦检查抢救设备及急救药物。

三、X 线检查的防护

X 线穿过人体将产生一定的电离和生物效应,如果接受过多的 X 线照射,将对人体造成不同程度的损害。日常工作中注意 X 线的防护十分重要。

(一) 常规防护方法

1. 屏蔽防护　用铅或含铅的物质作为屏障,如铅墙、铅玻璃、含铅防护服等可以吸收过多的 X 线。
2. 距离防护　X 线量与距离的平方呈反比,故可适当增加 X 线源与人体的间距。
3. 时间防护　每次检查的照射次数不宜过多,尽量避免重复检查。个人累积剂量与受照时间有关。

(二) 患者的防护

合理选择 X 线检查方法,控制检查次数,准确选择照射部位及范围,尽量保护周围组织和器官,必要时对重要器官(如性腺、眼球等)用铅橡皮遮盖。

(三) 工作人员的防护

严格执行国家有关放射防护的规定,制订必要的防护措施,认真执行保健条例。如工作时可选择穿铅衣、采用屏障设备、远离隔室操作等措施,定期做体格检查和所受 X 线量的监测。

四、常见基本病变的 X 线影像表现评估

(一) 呼吸系统常见基本病变 X 线影像表现评估

胸部 X 线检查是呼吸系统疾病诊断的基本方法。主要用于健康普查及对肺胸病变进行动态观察或判断疗效。了解正常胸部 X 线影像,熟悉呼吸系统常见基本病变 X 线影像表现评估对正确评估护理对象的健康状况意义重大。

正常胸部 X 线影像表现:胸部 X 线图像是胸部各种组织和器官重叠的影像。

1. 胸廓　包括骨骼(12 对肋骨、肩胛骨、锁骨、胸骨、胸椎)和软组织(胸锁乳突肌、胸大肌、女性乳房及乳头、伴随阴影),正常胸廓两侧对称。

2. 肺　包括肺野(正常含气的两肺在胸部 X 线片上表现为均匀一致、较为透明的区域,透明度与肺内含气量呈正比)、肺门(肺动脉、肺静脉、支气管及淋巴组织的总合投影,其中肺动脉和肺静脉的大分支为主要组成部分)、肺纹理(在肺野内,自肺门向外呈放射状分布的树枝状影,主要由肺动脉、肺静脉组成,支气管、淋巴管及少量间质组织也参与形成)。

3. 纵隔　位于胸骨之后、胸椎之前、两肺之间,主要结构有心脏、大血管、气管、主支气管、食管、淋巴组织、神经、脂肪及胸腺等结构和组织。

4. 胸膜　分为脏层和壁层,正常胸膜菲薄,一般不显影。

5. 横膈　由薄层肌腱组织构成,呈圆顶状,膈内侧与心脏形成心膈角,与胸壁间形成尖锐的肋膈角(图 8-1)。

呼吸系统常见疾病 X 线表现如下：

1. 肺气肿   是指终末细支气管远端的含气腔隙(肺泡管、肺泡囊、肺泡)过度充气、异常扩大,可伴有不可逆性肺泡壁的破坏。X 线表现为两肺透亮度增加,肺纹理稀疏、变细;双侧横膈低平、肋间隙增宽;心影狭长呈垂位心型(图 8-2)。常见于老年人,多继发于慢性支气管炎、支气管哮喘。

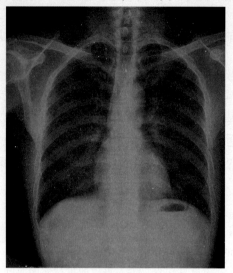
图 8-1   正常胸部正位片

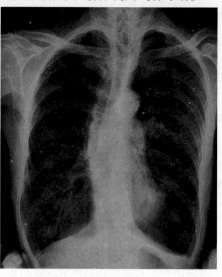
图 8-2   肺气肿

2. 肺不张   支气管完全闭塞致肺内气体减少及肺体积缩小,形成阻塞性肺不张,可并发阻塞性肺炎。X 线直接征象表现为患侧肺叶通气减低,叶间胸膜移位,血管、支气管聚拢;间接征象表现为患侧膈肌抬高,纵隔向患侧移位,肺门移位,邻近肺叶代偿性通气过度。

3. 肺实变   是指终末细支气管含气腔隙内的空气被病理性的液体、细胞或组织所替代。常见的病理改变为炎性渗出、水肿液、血液、肉芽组织或肿瘤组织。X 线表现为密度稍高、均匀的云絮状阴影,边缘模糊不清(图 8-3),病变邻近肺叶肺段边界时,可显示清楚的边缘。常见于肺炎、肺结核、肺水肿、肺出血等。

4. 钙化   X 线表现为边缘清楚的高密度影。肺结核钙化多为斑点状、斑块状(图 8-4);肺错构瘤钙化可呈"爆米花"样。

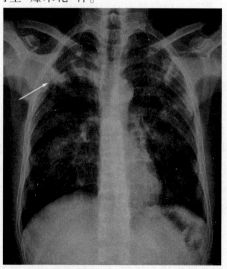
图 8-3   双肺实变

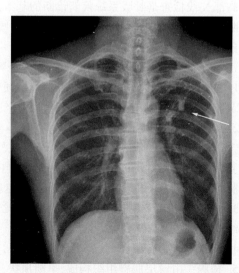
图 8-4   左上肺钙化灶

5. 结节与肿块　一般认为肺内结节直径≤3cm,3cm 以上则为肿块。良性病灶形态多规则,边缘光滑、清楚,多见于结核球、错构瘤和炎性病变。恶性病灶多呈分叶状,边缘多可见毛刺,多见于周围性肺癌、肉瘤等(图 8-5)。多发病灶多见于转移瘤。

6. 空洞与空腔　病变内发生坏死,坏死组织经支气管排出后形成空洞。多见于肺结核、肺脓肿、肺癌。①虫蚀样空洞:是大片坏死组织内的多发小空洞,多见于干酪性肺炎,X 线表现为大片密度增高阴影内多发的、边缘不规则如虫蚀样的小透亮区。②薄壁空洞:纤维组织与肉芽组织形成的洞壁厚度在 3mm 以下的空洞,多见于肺结核,X 线表现为边界清楚,内壁光滑的类圆形透亮区。③厚壁空洞:洞壁厚在 3mm 以上的空洞,多见于肺脓肿、肺癌、肺结核。肺脓肿空洞内多有气液平面(图 8-6);肺癌空洞的内壁常不规则,呈结节状内壁。

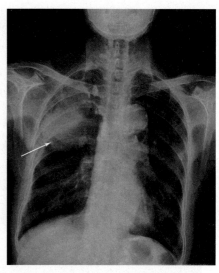

图 8-5　右肺肿块

7. 胸腔积液　少量积液 X 线表现为患侧肋膈角变钝;中量积液 X 线表现为患侧肋膈角消失,患侧下肺野均匀致密,上缘呈内低外高的弧线影,膈肌显示不清;大量积液指液面内上缘超过肺门角水平,X 线表现为患侧肋间隙增宽,患侧肺野大部分均匀致密,纵隔向健侧移位(图 8-7)。结核、炎症、肿瘤、外伤、结缔组织病都可以引起胸腔积液。

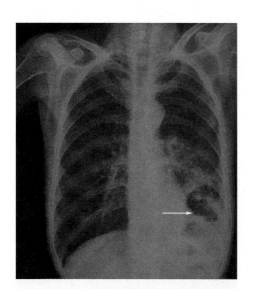

图 8-6　厚壁空洞伴有气液平面

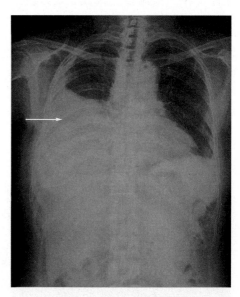

图 8-7　右侧大量胸腔积液

8. 气胸　X 线表现为患侧肺萎陷致透亮度减低,并向肺门侧压缩;丝状脏胸膜线清晰可见;肺与胸壁间出现无肺纹理的透亮带(图 8-8);张力性气胸可有纵隔向健侧移位;横膈下降变平,伴有矛盾运动。常见于胸壁外伤、胸部手术、胸腔穿刺及严重肺气肿等。

(二) 循环系统常见基本病变 X 线影像表现评估

1. 二尖瓣型心(梨形心)　由于左心房增大、肺动脉高压所致。X 线表现为肺动脉段凸出及心尖上翘、主动脉结缩小或正常,状如梨形(图 8-9)。常见于二尖瓣病变、房间隔缺损、肺动脉瓣狭窄、肺动脉高压和肺心病等。

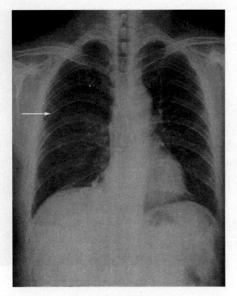
图 8-8　右侧气胸

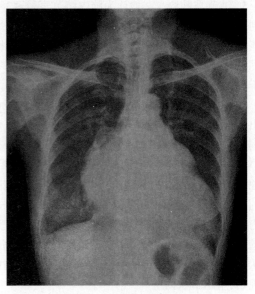
图 8-9　二尖瓣型心(梨形心)

2. 主动脉型心(靴形心)　由于左心室长期负荷过重,左心室增大所致。X 线表现为肺动脉段凹陷和心尖下移,主动脉结多增宽(图 8-10)。常见于主动脉瓣病变、高血压、冠心病或心肌病。

3. 普大型心(烧瓶心)　X 线表现为心脏比较均匀地向两侧增大,肺动脉段平直,主动脉结多正常(图 8-11)。常见于心包积液、心肌炎、全心功能不全。

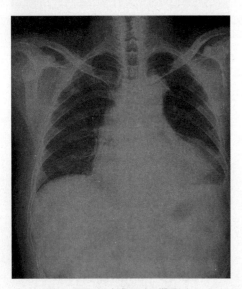
图 8-10　主动脉型心(靴形心)

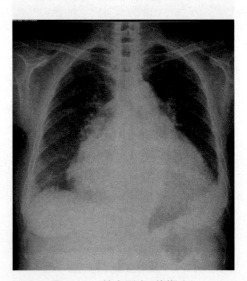
图 8-11　普大型心(烧瓶心)

(三) 消化系统常见基本病变 X 线影像表现评估

1. 隆起　消化道管壁向管腔内的局限性突出致使消化道局部不能充盈钡剂,由钡剂勾画出的消化道轮廓形成局限性的内凹改变,称为充盈缺损。良性病变边缘光滑整齐,恶性病变边缘不规则。常见于消化道肿瘤。

2. 龛影　胃壁局限性溃烂形成缺损性凹陷被钡剂充盈后显示的影像称龛影,是溃疡病的直接 X 线征象。良性溃疡 X 线显示龛影呈类圆形,密度均匀、边缘光滑整齐,底部平,突出胃轮廓外,无充盈缺损,其周围有一圈由黏膜水肿所致的透明带。恶性溃疡 X 线显示龛影形态不规则、边缘不整齐,位于胃轮廓内,有充盈缺损,局部黏膜皱襞破坏、消失、中断,其周围胃壁僵硬、蠕动消失。

3. 憩室　是消化道局部发育不良、肌壁薄弱和内压增高致该处管壁膨出于器官轮廓之外。X 线表现为器官轮廓外的囊袋状突起,黏膜可伸入其内,可有收缩,形态可随时间而发生变化,与龛影不同。

(四) 骨、关节常见基本病变 X 线影像表现评估

1. 骨质疏松　指单位体积内骨组织的含量减少。X 线表现为骨密度降低,骨小梁减少、变细、间隙增宽,骨皮质变薄。常见于老年人、营养不良者、代谢障碍等。

2. 骨质增生与硬化　指单位体积内骨质数量增多。X 线表现为骨质密度增高,骨皮质增厚,骨小梁增多、增粗,小梁间隙变窄、消失,髓腔变窄。局限性骨质硬化常见于慢性炎症(图 8-12)、退行性变(图 8-13)、外伤后的修复、成骨性肿瘤。全身性骨质硬化常见于代谢性骨病、金属中毒、遗传性骨发育障碍。

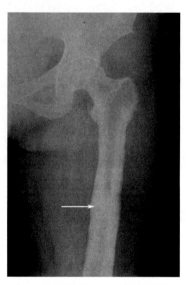

图 8-12　慢性骨髓炎所致骨质增生硬化

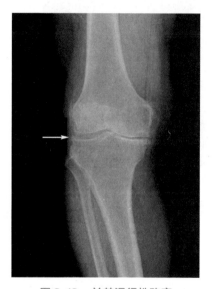

图 8-13　关节退行性改变

3. 骨质坏死　指骨组织的局部代谢停止,细胞成分死亡,坏死的骨质称为死骨。X 线早期无阳性表现,1~2 个月后在死骨周围骨质被吸收导致密度降低,或周围肉芽组织及脓液的衬托下,坏死骨呈相对密度增高影,随后坏死骨组织压缩,新生肉芽组织侵入并清除死骨,死骨内部出现骨质疏松区和囊变区。常见于炎症、外伤、梗死、某些药物、放射性损伤等(图 8-14)。

4. 骨质破坏　指局部骨质为病理组织所取代而造成的骨组织缺失。X 线表现为局部骨质密度减低、骨小梁稀疏、正常骨结构消失。多见于炎症、肉芽组织、肿瘤或肿瘤样病变、神经营养性障碍等疾病。

5. 骨折　指骨和软骨结构发生连续性和完整

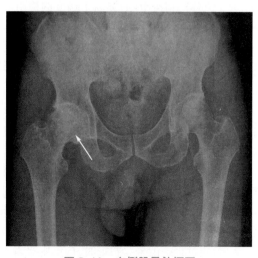

图 8-14　右侧股骨头坏死

性中断。根据骨折程度分为完全性骨折与不完全性骨折;根据骨折线的形态分为横行、纵行、斜行、粉碎、压缩和嵌入性骨折等。骨折常见原因有外伤性、病理性、应力性等(图 8-15)。

6. 关节脱位　指构成关节的骨端对应关系发生异常改变,不能回到正常状态,部分合并骨折。分为全脱位(关节组成骨完全脱开)和半脱位(关节部分性丧失正常位置关系)。常见原因分为外伤性、先天性及病理性(图 8-16)。

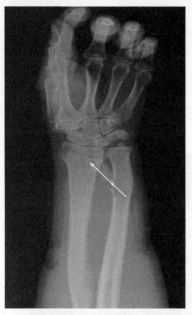

图 8-15　桡骨远端骨折

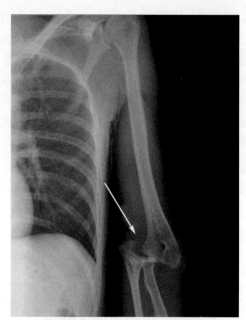

图 8-16　肘关节脱位

五、X 线计算机体层成像(CT)

(一) 检查方法

CT 也是利用 X 线穿透人体不同密度和厚度的组织后,发生不同程度吸收而产生影像,不同的是,CT 是利用 X 线束对人体检查部位一定厚度的层面进行扫描,取得信息后经计算机处理获得重建图像的方法。其优势是密度分辨力高,是传统 X 线成像的 10～20 倍,定位准确,组织结构影像无重叠,显著扩大了人体的检查范围,提高了病变的检出率和诊断率。临床上主要应用于颅脑、胸部、心脏血管、腹部、盆腔等病变的诊断。

CT 检查分为平扫和对比增强检查。平扫是指不用对比剂的扫描。对比增强检查是经静脉注入水溶性有机碘对比剂后再扫描的方法,简称增强检查。

(二) CT 检查患者的准备

1. 检查前的准备　①腹部、盆腔、腰骶部检查,扫描前一周不做胃肠道钡剂造影,不服含金属的药物。②腹部检查前 4 小时禁饮食,扫描前口服造影剂,使胃肠道充盈。③盆腔检查前 1 小时需清洁灌肠,膀胱检查前需大量饮水,等待膀胱充盈时扫描。④需增强造影检查患者检查前 4 小时禁食、禁水,以防止发生过敏反应时发生呕吐或呛咳将胃内容物误吸入肺;检查前应询问有无过敏史,并做碘过敏试验,试验阴性者请患者或家属在碘造影剂检查说明书上签名。⑤检查前去除检查部位的所有金属物品。⑥危重患者、增强造影检查的患者,须在医护人员监护下进行检查。⑦儿童或不合作患者可口服镇静剂 10% 水合氯醛 0.5ml/kg(不超过 10ml)以制动。

2. 检查过程中配合　扫描时,应嘱咐患者不能随意翻动,胸腹部扫描时要屏住呼吸,眼球扫描时眼睛要直视,喉部扫描时不能做吞咽动作。

六、磁共振成像(MRI)

(一)检查方法及应用

MRI 是利用原子核即氢质子在强磁场内产生磁共振,所产生的信号经图像重建的一种影像技术。MRI 诊断特点:①无电离辐射,对人体安全无创;②图像对脑和软组织分辨率极佳,解剖结构和病变形态显示清楚;③直接对水成像和血管成像;④能够进行功能成像和生化代谢分析。MRI 主要应用于神经系统病变(颅内急性出血除外)、颅颈移行区病变、肺部及纵隔占位性病变、腹部、四肢骨、脊柱、关节及软组织病变的诊断。

(二)检查前准备

装有心脏起搏器、心脏换有人工瓣膜、金属假肢,3 个月内的早孕患者等不宜做此项检查。检查时必须除去患者随身携带的所有可能影响检查结果、危及生命安全和(或)造成损坏的物品,如义齿、节育环、发夹、钥匙、硬币、手表及电子信息物品等。检查前告知患者检查所需时间较长,检查时设备噪声较大,叮嘱患者扫描过程中不得随意运动,训练呼吸动作,尽可能消除患者恐惧心理。烦躁不安、幽闭恐惧症、婴幼儿患者应适量使用镇静剂或麻醉剂。危重患者一般不做此检查。

小结

1. X 线的特性有穿透性、荧光效应、感光效应与电离效应。其中,电离效应能使细胞及体液产生生物化学变化,使机体组织、细胞遭受损害。

2. 在人体组织中,骨与钙化组织密度最高,X 线不易透过,摄片显示白色;空气与脂肪组织密度较低,摄片显示黑色。

3. 碘油造影 X 线检查前须先做碘过敏试验。

4. 胃肠道造影检查最常用的造影剂是硫酸钡。

5. 携带或安装有金属材料的医疗器械时不能做 MRI。

自 测 题

1. 对人体有损害的 X 线特性为
   - A. 穿透性
   - B. 荧光效应
   - C. 感光效应
   - D. 热作用
   - E. 电离效应

2. 人体组织中密度最高的是
   - A. 骨骼
   - B. 软组织
   - C. 脂肪
   - D. 体液
   - E. 含气组织

3. 某患者肺部 X 线表现为高密度点状或结节状阴影,病灶应属于
   - A. 肺实变
   - B. 钙化灶
   - C. 肿块
   - D. 空洞
   - E. 以上都不是

4. 消化道造影最常用的造影剂是
   - A. 碘油
   - B. 泛影葡胺
   - C. 硫酸钡
   - D. 胆影葡胺
   - E. 氧气

5. 下列不是 X 线摄片检查优点的为
   - A. 可以观察器官的动态变化
   - B. 对比度较好
   - C. 客观记录保存
   - D. 应用范围广
   - E. 以上都不是

6. 造影检查准备错误的是
   - A. 用碘造影剂检查时,须提前做碘过敏试验
   - B. 造影检查适用于所有患者
   - C. 患者解释有关检查的目的、方法及注意事项
   - D. 作好抢救准备
   - E. 据检查部位选择正确的造影方法

7. 下列关于 CT 检查过程中配合的事项描述错误的是
   - A. 嘱咐患者不能随意翻动
   - B. 腹部扫描时要呼吸均匀

C. 眼球扫描时,眼睛要直视

D. 喉部扫描时不能做吞咽动作

E. 胸部扫描时要屏住呼吸

8. 下列属于消化性溃疡 X 线特点的是

A. 龛影位于胃轮廓内

B. 龛影位于胃轮廓外

C. 黏膜皱襞中断

D. 胃壁僵硬

E. 蠕动消失

9. 关于磁共振检查前的准备描述错误的是

A. 早孕患者可以做此项检查

B. 装有心脏起搏器患者不宜此项检查

C. 除去义齿

D. 取出节育环

E. 去除有金属附件的衣物

(张义友)

第2节 超声检查

情境案例8-2

费凡同学学过护理专业,刚进入医院实习,恰好碰到一好朋友来医院看病,初步诊断为细菌性肺炎,医生开出了 X 线胸片检查单,费凡同学认为 X 线对人体有危害,超声检查更安全、简便、无痛苦,力劝好朋友找医生换成胸部 B 超检查。你认为费凡同学说得对吗? 为什么?

超声波为一种机械波,是指声源振动的频率在 20 000Hz 以上,所产生的超出人耳听觉范围的声波。超声检查是利用超声波的物理特性和人体组织的声学参数进行成像,并以此对疾病作出诊断。超声检查特点:操作简便、无创伤、无痛苦、可多次重复检查,能及时获得结果,无禁忌证和放射性损伤,能动态显示器官运动功能和血流动力学状况。

(一) 检查方法及应用

根据成像技术和显示方式的不同,超声检查主要分为 B 型超声、M 型超声和 D 型超声。

1. B 型超声　又称二维超声,是临床上最常用的超声诊断方法。B 型超声仪图像直观、形象,是采用多声束连续扫描的方式显示出脏器的断层切面图像,形成脏器平面图。显示器上以光点的亮度来反映回声强弱,回声强的光点亮,回声弱则光点暗。其应用范围主要有:①可检测实性脏器的大小、形态及结构,检查囊性器官的形态、走向及功能状态。如测定肝、脾、胰腺、子宫、卵巢、胆囊、胆道、膀胱等的径值,了解其外形及内部结构,并可根据组织结构的回声特征诊断各种病变。广泛应用于消化系统(肝、胆、脾、胰腺等)、生殖系统(子宫、卵巢等)、泌尿系统(肾、膀胱、前列腺等)、心血管系统等疾病的诊断。②确定早期妊娠,鉴别胎儿是否存活,评估胎儿生长发育情况,诊断胎儿先天性发育异常和胎盘位置异常,检查节育环异常等。③检测占位性病变及包块的大小、形态、物理性质。④诊断各部位积液(如胸腔、腹腔、心包、肾盂等部位积液)并估计积液量。⑤在超声引导下行穿刺抽液、活检等介入性检查。

2. M 型超声　又称 M 型超声心动图,是用锯齿波慢扫描的方法使各回声光点从左到右连续移动,获得声束上各反射点运动的轨迹图。可用来观察心脏不同时相运动的规律,全面、直观、适时地显示心脏和大血管的解剖结构、心脏及瓣膜的运动状态,临床主要用于心脏瓣膜疾病、先天性心脏病、冠心病、心包疾病及大血管疾病的诊断。

3. D 型超声　又称多普勒超声心动图或超声多普勒,是利用多普勒效应探测心脏血管内血流方向、速度和状态并以一定声调的信号显示。临床上可分为频谱型多普勒和彩色多普勒血流显像。将血流的信息以波段的形式显示称频谱型多普勒。彩色多普勒血流显像是用相关的技术,迅速地把获得心腔内或血管内的全部频移回声信号进行彩色编码,目前用红色表示血流方向朝向探头,蓝色表示血流方向背离探头,湍流以绿色或多彩显示。血流速度快者色彩鲜亮;慢者则暗淡。D 型超声不仅能清楚显示心脏大血管的形态结构,而且能直观形象地显示血流的方向、速度、分流范围、有无反流及异常分流等,对心血管疾病的诊断具有重要的临床价值。

(二) 超声检查前的准备

1. 腹部检查　如肝、胆、胆道、胰腺等,须空腹检查;检查前一晚晚餐不能进油腻食物,晚餐后开始禁食;次日上午检查前要排空大便、如有便秘或肠胀气者,检查前一晚可服缓泻剂。

2. 盆腔检查　如子宫、附件、前列腺等,检查前需饮水,保持膀胱充盈。

3. 婴幼儿及检查不合作者　可给予水合氯醛灌肠,待安静入睡后再进行检查。

小结

1. 常用的超声检查有 B 超、M 超与 D 超。
2. 肝、胆、胰超声检查前应空腹,子宫、附件、前列腺超声检查前应使膀胱充盈。
3. 对超声检查不合作者应先使之安静后再作检查。

自 测 题

1. 关于超声检查的特点叙述错误的是
   - A. 操作简便
   - B. 无创伤、无痛苦
   - C. 可多次重复检查
   - D. 能及时获得结果
   - E. 不能动态显示器官运动功能与血流情况

2. 有关超声检查前的准备工作叙述错误的是
   - A. 肝、胆检查前需禁食
   - B. 子宫、附件检查时应使膀胱充盈
   - C. 婴幼儿检查不合作时应使用镇静剂使其安静下来
   - D. 胰腺检查前需空腹
   - E. 以上均不正确

(张义友)

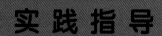
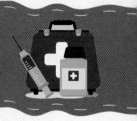

实践指导

实践一　健康史的采集与身体评估的基本方法

一、目　的

1. 学会问诊的内容、方法与技巧。
2. 能通过问诊与患者建立良好的护患关系
3. 初步掌握身体评估基本方法的动作要领。

二、操作前准备

1. 由教师训练学生扮演"患者"或采用标准化病人。若为标准化病人要提前预约，并要求按时到场。
2. 实验器材准备　听诊器、健康史采集视频、多媒体设备。

三、操作步骤

1. 集中观看健康史采集的视频资料。
2. 分组练习健康史的采集，每组分配一学生扮演的"患者"或标准化病人。每组中由一名学生采集健康史，其他学生补充或纠正，并作记录，教师巡回指导。健康史内容有：一般资料、主诉、现病史、既往史、个人史、婚姻史、月经史、生育史、家族史、心理社会资料等。
3. 训练身体评估的基本方法
（1）教师以一位学生为被评估者，示教身体评估的基本方法。
（2）两学生一组，一人扮演评估者，另一人扮演被评估者。
（3）练习视诊、触诊（浅部触诊法、深部触诊法）、叩诊（直接指叩法、间接指叩法）及听诊。教师巡回纠正学生不正确手法。
4. 实验结束，整理健康史采集的内容，书写病史，交教师批改。

四、注意事项

1. 要求学生遵守实验室规则，保持肃静，听从教师指导，爱护公共财物。
2. 注意仪表整洁，要关心、爱护、体贴"患者"和被评估者。
3. 视诊时需要适当的光线，光线太亮或太暗都不利于观察。
4. 触诊时评估者的态度必须稳重、端庄、具有专业的自信，接触被评估对象的手应保持温暖、清洁、干爽，以免引起被评估对象的不适感觉。
5. 叩诊时应保持环境安静，评估者应修剪指甲，并协助被评估对象放松及露出叩诊区，以方便评估。对不必要暴露的部位应予适当遮盖。
6. 听诊时正确使用听诊器。保持环境安静、温暖，注意避风。最好是隐秘、不受干扰的房间和环境，以利于评估的顺利进行。

（王　峰）

实践二　一般状态、皮肤、淋巴结评估

一、目　的

1. 能掌握一般状态、皮肤、淋巴结的基本评估方法。
2. 会判断成人的发育与营养状态。

二、操作前准备

1. 用物准备　体重计、软尺、手电筒、棉签,异常体征的图片与视频及多媒体设备。
2. 评估对象准备　正常人。

三、操作步骤

1. 集中观看一般状态、皮肤、淋巴结评估的教学视频。
2. 以一名正常人为被评估者,教师示教一般状态、皮肤、淋巴结的基本评估方法。
内容如下:①一般状态:评估年龄、发育、营养、神志、面容、体位、步态等。②皮肤:评估色泽、弹性、温度、湿度、毛发分布,有无皮疹、出血、蜘蛛痣、水肿、瘢痕、溃疡等。③淋巴结:评估顺序及部位为耳前、耳后、乳突区、枕骨下区、颌下区、颏下区、颈部(颈前、后三角)、锁骨上窝、腋窝、滑车上、腹股沟等。
3. 教师示教完毕,学生两人一组进行互相评估,其间教师根据学生操作情况作指导。
4. 展示一般状态、皮肤、淋巴结的异常图片与视频,让学生识别异常体征。异常体征有:①病态发育、营养不良;②体位:被动体位与强迫体位;③表情:淡漠、烦躁不安、痛苦;④面容:急性面容、慢性面容、贫血面容、病危面容、二尖瓣面容、肝病面容、肾病面容、甲亢面容、黏液性水肿面容等;⑤步态:蹒跚步态、醉酒步态、共济失调步态等;⑥皮肤颜色:发绀、苍白、潮红、黄疸、色素沉着;⑦皮疹:斑疹、玫瑰疹、丘疹、斑丘疹、荨麻疹;⑧出血:出血点(瘀点)、紫癜、瘀斑、血肿;⑨蜘蛛痣与肝掌;⑩水肿:轻度、中度、重度。
5. 实验结束后记录本次对被评估对象的评估结果。

四、注意事项

1. 光线要适宜。
2. 态度要端正。
3. 准确评估相关内容。
4. 评估淋巴结时,要求被评估部位放松。

(罗　帆)

实践三　头、颈部评估

一、目　的

1. 能掌握头、颈部评估的基本评估方法。
2. 会识别头、颈部的异常表现。

二、操作前准备

1. 用物准备　压舌板、软尺、手电筒、棉签、异常体征教学片、图片及多媒体设备。
2. 评估对象准备　正常人。

三、操作步骤

1. 集中观看头、颈部评估的教学视频。
2. 以一名正常人为被评估者,教师示教头部和颈部的基本评估方法。内容如下:①头颅:头发颜色,头颅形状、大小、有无压痛、肿块,头皮。②眼:眉毛有无脱落;睫毛有无倒睫;眼睑有无下垂、水肿;眼球有无突出或凹陷、运动是否自如;角膜是否透明;瞳孔的形状、大小、对光反射、调节反射;结膜有无充血、出血;巩膜有无黄染。③鼻:外形,有无鼻翼扇动,鼻中隔偏曲,鼻出血、分泌物及鼻旁窦压痛。④耳:耳郭外形,分泌物,乳突压痛。⑤口腔:气味,唇颜色,有无溃疡、疱疹;口腔黏膜有无溃疡、出血点、色素沉着、斑疹;齿龈有无出血、齿槽溢脓、色素沉着、铅线等;舌伸出位置、有无震颤;咽部有无充血、出血点、分泌物;扁桃体有无肿大。⑥颈部:软硬度、有无包块、血管(有无颈静脉充盈、颈动脉搏动)、甲状腺(有无肿大及血管杂音)、气管(是否居中或偏移)。

3. 学生两人一组进行互相评估,其间教师根据学生操作情况作指导。

4. 展示头、面部及颈部异常的图片或视频,让学生识别异常体征。异常体征有:①头颅大小形状异常。②眼睑内翻、上睑下垂、眼睑闭合障碍、眼球突出、巩膜黄染、角膜浑浊。③鞍鼻、蛙状鼻、鼻出血、鼻窦压痛。④口唇黏膜苍白、发绀,口腔黏膜色素沉着,牙龈水肿,咽部充血,出血点,分泌物;扁桃体肿大等。

5. 实验结束后记录本次对被评估对象的评估结果。

四、注 意 事 项

1. 光线要适宜。

2. 态度要端正。

3. 准确评估相关内容。

4. 翻转上眼睑时,力度要适中,动作要轻柔。

5. 检查咽部及扁桃体时,压舌板放置位置要正确。

6. 评估气管位置时,姿势要端正。

(王　峰)

实 践 四　胸 部 评 估

一、目　　的

1. 能指出胸部的体表标志。

2. 初步掌握胸部评估的基本方法。

3. 能识别胸部的异常表现。

二、操 作 前 准 备

1. 用物准备　软尺、听诊器、异常体征图片、视频及多媒体设备。

2. 评估对象准备　正常人。

三、操 作 步 骤

1. 两人一组相互指出胸部的骨骼标志;自然陷窝与人为划分的标志线及分区。

2. 集中观看胸部评估的教学视频。

3. 以一名正常人作为被评估者,教师示教胸部评估的基本方法。评估内容有:①胸壁、胸廓;②肺脏:视诊(呼吸运动、呼吸频率、节律与深度),触诊(胸廓扩张度、语颤),叩诊(肺上界、肺野、肺下界),听诊(正常呼吸音);③心脏:视诊(心前区有无隆起、心尖搏动部位范围强度),触诊(心尖搏动、震颤、心包摩擦感),叩诊(心界),听诊(听诊部位、听诊顺序、听诊内容)。

4. 学生两人一组进行互相评估,其间教师根据学生操作情况作指导。

5. 展示胸部异常表现的图片与视频,让学生识别。其内容有:①胸廓畸形,胸壁静脉怒张,胸壁压痛;②乳房不对称,乳头内陷,异常分泌物;③呼吸运动减弱,呼吸频率、节律与深度改变(间停呼吸、潮式呼吸),胸廓扩张度降低,语颤增强或减弱,异常呼吸音;④抬举性心尖搏动,剑突下搏动,心前区震颤,心包摩擦感。

6. 实验结束后记录本次对被评估对象的评估结果。

四、注 意 事 项

1. 光线要适宜,态度要端正。

2. 视诊时尽量缩短暴露时间,从不同角度,按一定顺序进行系统、全面的观察。

3. 叩诊时,左手中指紧贴被评估部位,右手中指与被叩打部位的表面垂直,力度要均匀,注意双侧对比。

4. 听诊时室内必须安静;室内要温暖;听诊器的听件在使用前应保持温暖;被评估者适当暴露被检查部位,并采取舒适体位;听诊器的听件应紧贴于听诊部位。

(罗　帆)

实 践 五　腹 部 评 估

一、目　　的

1. 能指出腹部的体表标志、分区及各分区的腹腔脏器。

2. 初步掌握腹部评估的基本方法。

3. 能识别腹部的异常表现。

二、操 作 前 准 备

1. 用物准备　听诊器、异常体征图片或视频及多媒体设备。

2. 评估对象准备　正常人。

三、操 作 步 骤

1. 学生两人一组相互指出对方腹部的体表标志、分区及各分区内的腹腔脏器。

2. 集中观看腹部评估的教学视频。

3. 以一名正常人为被评估者,教师示教腹部评估的基本方法。评估内容为:①视诊:腹部形态、呼吸运动、腹壁静脉、胃蠕动波及肠型;②触诊:腹壁紧张度、压痛、反跳痛、腹部肿块、肝脏触诊、脾脏触诊、肾脏触诊、胆囊触诊;③叩诊:移动性浊音叩诊、肝浊音界叩诊;④听诊:肠鸣音、振水音。

4. 学生两人一组进行互相评估,其间教师根据学生操作情况作指导。

5. 多媒体展示腹部异常体征的图片或视频。异常体征内容有:①腹部膨隆、腹部凹陷、腹式呼吸运动受限或消失、腹壁静脉曲张、胃蠕动波及肠型;②腹壁紧张、压痛及反跳痛阳性、墨菲征阳性;③移动性浊音阳性;④肠鸣音亢进、肠鸣音减少或消失。

6. 实验结束后记录本次对被评估对象的评估结果。

四、注 意 事 项

1. 服装整洁,态度端正,光线适宜。

2. 室内温暖,被评估者仰卧,暴露全腹,腹部及全身肌肉放松,双腿弯起。

3. 评估者立于被评估者右侧,光源适当,可利用侧面来的光线。

4. 触诊腹部时评估者的手必须温暖、轻柔,嘱被评估者作缓慢腹式呼吸,使腹部肌肉放松,必要时评估者可一边与被评估者谈话一边评估,以分散被评估者的注意力。评估顺序:由浅入深,由下至上,由不痛到痛的部位。

(王　峰)

实践六　脊柱、四肢和神经系统评估

一、目　的

1. 能初步对脊柱、四肢与神经系统进行评估。
2. 能识别脊柱、四肢及神经系统的异常表现。

二、操作前准备

1. 用物准备　叩诊锤、棉签、异常体征图片、视频及多媒体设备。
2. 评估对象准备　正常人。

三、操作步骤

1. 观看脊柱、四肢及神经系统评估教学片。
2. 以一名正常人为被评估者,教师示教脊柱、四肢和神经系统评估的基本评估方法。内容如下:①脊柱评估:脊柱弯曲度、脊柱活动度、脊椎压痛与叩击痛;②四肢评估:注意有无关节畸形或肿胀、肢体瘫痪,肌肉萎缩,手指震颤,杵状指,反甲等;③运动功能评估:随意运动与肌力、肌张力、不随意运动、共济运动;④神经反射:浅反射(角膜反射、腹壁反射)、深反射(肱二头肌反射、肱三头肌反射、跟腱反射、膝腱反射)、病理反射(巴宾斯基征、奥本汉姆征、戈登征、查多克征)、脑膜刺激征(颈强直、凯尔尼格征、布鲁津斯基征)。
3. 学生两人一组进行互相评估,其间教师根据学生操作情况作指导。
4. 多媒体展示脊柱、四肢及神经系统异常体征,让学生识别。异常体征有:①脊柱异常弯曲及畸形(前凸、后凸、侧凸)、脊椎压痛与叩击痛阳性、脊柱活动受限;②关节畸形肿胀、肢体瘫痪、肌肉萎缩、杵状指、反甲、下肢水肿、下肢静脉曲张及膝内、外翻等;③瘫痪、震颤、共济失调;④深反射亢进、病理反射阳性、脑膜刺激征阳性。
5. 实验结束后记录本次对被评估对象的评估结果。

四、注意事项

1. 服装整洁,态度端正,光线适宜。
2. 评估脊柱弯曲度时,身体要求端正。
3. 评估脊柱活动度时,不能强迫被评估者运动。
4. 评估神经反射时,要求肌肉放松,被评估者注意力要转移,以免反射难以引出。

(王　峰)

实践七　静脉血液标本的采集

一、目　的

会针对不同检测项目正确采集血标本。

二、操作前准备

1. 备干燥注射器(5~10ml),7号针头,标本容器(按需要备干燥试管、抗凝管或血培养瓶),酒精灯等。
2. 碘伏、消毒棉球、镊子、止血带。
3. 血标本采集对象　正常人。

三、操作步骤

1. 教师示教,采集检测血钾的血液标本。具体步骤如下:备齐用物,贴好标签,核对无误后按静脉穿刺法采取所需血量,立即卸下针头,将血液沿管壁缓慢注入试管内,切勿将泡沫注入,避免震荡,以防红细胞破裂而造成溶血,并及时送检。其他常用检测项目血标本采集量及要求见实践表1。

2. 学生每两人一组,相互采集检测血糖的血标本。

3. 实验结束后,书写实验报告,记录血标本的采集过程。

实践表1　常用不同检测项目血标本采集量及要求

检验项目	采血量(ml)	标本容器	要求	备注
血糖	1~2	抗凝瓶	空腹抽血充分混匀及时送检	
尿素氮	2.0	抗凝瓶	空腹抽血充分混匀及时送检	
肌酐	3.0	抗凝瓶	空腹抽血充分混匀及时送检	
血细胞比容	2.0	抗凝瓶	空腹抽血充分混匀及时送检	
红细胞沉降率	1.6	3.8% 枸橼酸钠溶液0.4ml	空腹抽血充分混匀及时送检	
凝血酶原时间	1.8	试管内3.13%枸橼酸钠0.2ml	空腹抽血充分混匀及时送检	
谷丙转氨酶	1.0	干燥试管	空腹抽血严防溶血	合并检查采血4ml
谷草转氨酶	1.0	干燥试管	空腹抽血严防溶血	
胎儿甲种球蛋白	1.0	干燥试管	空腹抽血严防溶血	
乙肝表面抗原	1.0	干燥试管	空腹抽血严防溶血	
黄疸指数	2.0	干燥试管	空腹抽血严防溶血	合并检查采血3ml
总胆红素	2.0	干燥试管	空腹抽血严防溶血	
总胆固醇	2.0	干燥试管	空腹抽血严防溶血	合并检查采血3ml
胆固醇酯	2.0	干燥试管	空腹抽血严防溶血	
三酰甘油	2.0	干燥试管	空腹抽血严防溶血	
HDL-胆固醇	2.0	不抗凝	空腹抽血	
血清蛋白(A/G)	3.0	干燥试管	严防溶血	合并检查采血3ml
血钾	2.0	干燥试管	严防溶血	
血钠	2.0	干燥试管	严防溶血	
血钙	2.0	干燥试管	严防灰尘污染	
血氯化物	2.0	干燥试管	严防灰尘污染	
γ-谷氨酰转肽酶	2.0	干燥试管	空腹抽血严防溶血	

四、注意事项

1. 根据不同的检验目的,计算所需的采血量,选择标本容器。

2. 需空腹抽血时,应事先通知被评估者,避免因进食而影响检验结果(因清晨空腹时血液中的各种化学成分处于相对恒定状态)。

3. 采集血标本应严格执行无菌技术操作,严禁在输液、输血的针头或皮管内抽取血标本,应在对侧肢体采血。

4. 如需全血、血浆,可将血液如上法注入盛有抗凝剂的试管内,立即轻轻摇动,使血液和抗凝剂混匀,以防血液凝固。

5. 如同时抽取几个项目的血标本,一般应先注入血培养瓶,其次注入抗凝管,最后注入干燥试管,动作要准确迅速。

6. 取血后,应将注射器的活塞略向后抽,以免血液凝固而使注射器粘连并阻塞针头。

(王　峰)

实践八　心电图机的操作与常见异常心电图的识别

一、目　的

1. 能正确连接肢体导联与胸导联。
2. 能熟练操作心电图机。
3. 会初步识别常见的异常心电图。

二、操作前准备

1. 用物准备　心电图机、酒精棉球(或导电糊)、镊子、心电图纸、分规,常见异常心电图卡片。
2. 评估对象　正常人。
3. 操作前检查心电图机电量是否充足;机器及导线、附件(包括心电图纸)是否齐全、完整;心电图机描记笔及各个控制旋钮是否都在零或固定位置,若不在,要旋回规定位置;接好地线。

三、操作步骤

1. 教师示教为被评估者描记一份心电图。具体操作如下:①按规定接好导联线。肢体导联连接。先将被评估者的双侧腕部及两侧内踝上部暴露,并用酒精棉球擦洗脱脂(或使用导电糊),将电极夹按照左上肢(黄线)、左下肢(绿线)、右上肢(红线)、右下肢(黑线)固定好;胸前导联连接:暴露胸部,将电极吸球按 V_1(红:胸骨右缘第4肋间)、V_2(黄:胸骨左缘第4肋间)、V_3(绿:V_2 与 V_4 连线中点)、V_4(棕:锁骨中线第5肋间)、V_5(黑:腋前线与 V_4 水平线交点)、V_6(紫:腋中线与 V_4 水平线交点)固定好,固定前同上脱脂。导联连接完成之后检查一次,确保无错误。②校正心电图机的走纸速度、画笔的位置。③按导联旋钮开关顺序,逐个拨动开关,按次序记录Ⅰ、Ⅱ、Ⅲ、aVR、aVL、aVF、V_1、V_2、V_3、V_4、V_5、V_6 十二个导联的心电图。④检查完后再核对一遍,并在心电图上标好导联名称、受检查姓名、性别、年龄及检查时间。⑤将导联开关旋回到"0"位,关闭电源开关,然后撤除各个导线。
2. 分组描记心电图,教师巡回指导。
3. 各组将所描记的心电图进行各个波段、波形、心电轴、心率的测量,并熟悉其名称及书写方法。记录于实验报告。
4. 分发各组异常心电图卡片,讨论并记录每张卡片心电图诊断。异常心电图有:各种期前收缩(房性期前收缩、室性期前收缩、交界性期前收缩)、心房颤动、阵发性室上性心动过速、室性心动过速、心室颤动、各型房室传导阻滞、心肌缺血与梗死等。

四、注意事项

1. 检查心电图机电量是否充足;机器及导线、附件(包括心电图纸)是否齐全、完整;心电图机画笔及各个控制旋钮是否都在零或固定位置,若不在,要旋回规定位置;接好地线。
2. 请被评估者除去身上佩带的各种金属饰物及通讯工具;被评估者肢体避免接触床体的金属部分;嘱受检查者呼吸均匀。
3. 操作时要把心电图机上的去干扰按键打开。
4. 注意保温,避免室温过低引起肌肉颤动。
5. 被评估者的导联连接部位用酒精棉球擦洗脱脂(或涂导电糊)。
6. 正确连接导联,导联连接完成之后检查一次,确保无误。

(王　峰)

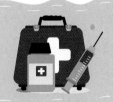
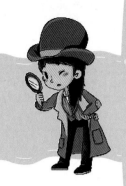

参 考 文 献

高健群 . 2012. 健康评估 . 北京:科学出版社 .

李欣 . 2005. 健康评估 . 西安:第四军医大学出版社 .

刘成玉 . 2008. 健康评估 . 第 2 版 . 北京:人民卫生出版社 .

刘成玉 . 2013. 健康评估 . 第 3 版 . 北京:人民卫生出版社 .

吕探云 . 2006. 健康评估 . 第 2 版 . 北京:人民卫生出版社 .

吕探云 . 2012. 健康评估学习指导及习题集 . 第 2 版 . 北京:人民卫生出版社 .

彭进,张洁 . 2015. 健康评估 . 北京:中国医药科技出版社 .

万学红,卢学峰 . 2013. 诊断学 . 第 8 版 . 北京:人民卫生出版社 .

王昆蓉 . 2011. 健康评估 . 西安:第四军医大学出版社 .

王昆蓉 . 2014. 健康评估 . 第 2 版 . 西安:第四军医大学出版社 .

魏武,许有华 . 2014. 诊断学 . 第 7 版 . 北京:人民卫生出版社 .

张功劢 . 2011. 健康评估 . 北京:北京出版社 .

张淑爱 . 2008. 健康评估 . 北京:人民卫生出版社 .

张颖 . 2013. 健康评估 . 武汉:华中科技大学出版社 .

张展 . 2014. 健康评估 . 北京:人民军医出版社 .

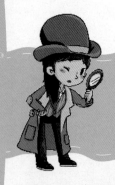

常用实验室检查参考值

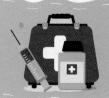

检查项目	参考值
一、血液检查	
红细胞计数（RBC）	男：$(4.0 \sim 5.5) \times 10^{12}/L$
	女：$(3.5 \sim 5.0) \times 10^{12}/L$
	新生儿：$(6.0 \sim 7.0) \times 10^{12}/L$
血红蛋白测定（Hb）	男：$120 \sim 160g/L$
	女：$110 \sim 150g/L$
	新生儿：$170 \sim 200g/L$
平均红细胞容积（MCV）	血细胞分析仪法：$80 \sim 100fl$
平均红细胞血红蛋白含量（MCH）	血细胞分析仪法：$27 \sim 34pg$
平均红细胞血红蛋白浓度（MCHC）	$320 \sim 360g/L$
网织红细胞计数（Ret）	成人：$0.5\% \sim 1.5\%$
	新生儿：$2\% \sim 6\%$
白细胞计数（WBC）	成人：$(4 \sim 10) \times 10^{9}/L$
	新生儿：$(15 \sim 20) \times 10^{9}/L$
	婴儿：$(11 \sim 12) \times 10^{9}/L$
白细胞分类	
中性粒细胞（N）	
杆状核（St）	$0 \sim 5\%$
分叶核（Sg）	$50\% \sim 70\%$
嗜酸性粒细胞（E）	$0.5\% \sim 5.0\%$
嗜碱性粒细胞（B）	$0 \sim 1\%$
淋巴细胞（L）	$20\% \sim 40\%$
单核细胞	$3\% \sim 8\%$
血小板计数（PLT）	$(100 \sim 300) \times 10^{9}/L$
出血时间（BT）	（6.9 ± 2.17 分钟，超过 9 分钟为异常）
凝血时间（CT）	试管法：$4 \sim 12$ 分钟
红细胞沉降率（ESR）	男性$<15mm/h$
	女性$<20mm/h$
二、尿液检查	
尿量	成人每昼夜尿量为 $1000 \sim 2000ml$
颜色及透明度	新鲜尿液呈淡黄色、透明

检查项目	参考值
气味	久置后可出现氨臭味
尿比重	1.015~1.025
酸碱反应	4.5~8,多数 pH 约为6,夜间尿较昼间尿为酸
尿蛋白质定性(PRO)	阴性
尿酮体定性(KET)	阴性
尿潜血试验	阴性
尿胆原(UBG)	定性试验阴性或弱阳性反应
尿胆红素	阴性
尿沉渣镜检	
红细胞	0~3 个/HP
白细胞	0~5 个/HP
三、大便检查	
颜色与形状	成人为黄褐色成形软便,婴儿呈黄色或金黄色
显微镜检查	无红细胞,不见或偶见白细胞
大便隐血试验(OBT)	阴性
细菌检测	可含大量细菌,多数为肠道正常菌群
四、肝功能检查	
总胆红素(TB)	3.4~17.1μmol/L
结合胆红素(CB)	0~6.8μmol/L
总蛋白(TP)	60~80g/L
血清白蛋白(A)	35.0~55.0G/L
血谷丙转氨酶(ALT)	速率法(37℃)0~40U/L
	终点法(Karmen 法):8~28 卡门单位
γ-谷氨酰基转移酶(γ-GT)	<50U/L
胆固醇(TC)	成人:2.86~5.98mmol/L
五、肾功能检查	
尿素氮(BUN)	3.2~7.1mmol/L
血肌酐(Cr)	男:53.0~106.00μmol/L 女:44~97μmol/L
内生肌酐清除率(Ccr)	80~120ml/min
六、血电解质及其他	
钾(k$^+$)	3.5~5.5mmol/L
钠(Na$^+$)	135~145mmol/L
氯(Cl$^-$)	95~105mmol/L
钙(Ca^{2+})	2.25~2.58mmol/L
镁(Mg^{2+})	成人:0.8~1.2mmol/L
	儿童:0.56~0.76mmol/L
血糖测定(空腹)	葡萄糖氧化酶法:3.9~6.1mmol/L

注:不同医院设备与试剂不同,正常参考值略有差别。

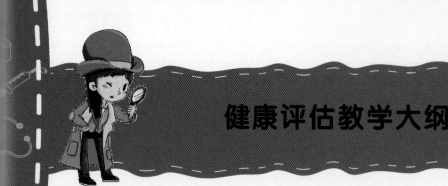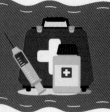

健康评估教学大纲

一、课程任务

健康评估是中等卫生职业教育护理、助产专业的一门重要的专业课程。本课程主要内容包括健康史评估、常见症状的评估、身体状况评估、临床常用实验室检查、心电图评估及影像评估等。本课程的任务是使学生系统地掌握健康评估的基本理论、基本知识及基本技能,并能灵活运用相关的基本知识和技能对护理对象的健康状况作出初步的科学判断。

二、课程目标

(一)知识目标

1. 能够理解健康史、症状、体征等基本理论,辨识临床常见的症状与体征。
2. 能够解释常见临床症状与异常体征的临床意义。
3. 能够说出临床常用实验室检查的主要项目、注意事项、常用检查项目参考值范围及其异常改变的临床意义。
4. 能够描述常见心电图的特点。
5. 能够说出影像检查的目的及检查前的准备事项。

(二)技能目标

1. 应用沟通交流技巧进行健康史的采集。
2. 会熟练运用身体状况评估的基本技能。
3. 会正确采集体液标本。
4. 基本会操作心电图机描记心电图。
5. 能熟练进行影像检查前的准备工作。

(三)职业素质与态度目标

1. 养成运用所学知识服务于人类健康问题的职业习惯,形成科学的临床评判性思维,践行"南丁格尔"的职业理念,养成献身健康事业的高尚情操。
2. 坚持以评估对象为中心的服务理念,形成积极的护理专业情感与态度,树立认真负责、严谨求实的专业思想,以及关爱、尊重服务对象的观念。
3. 通过实践教学环节,养成爱岗敬业、服务患者的使命感、自信心与爱心。

三、课程内容与要求

1. 教学内容选取依据　根据后续临床课程教学需要及完成基层医疗卫生机构职业岗位实际工作任务的要求,选取教学内容,并去除了与其他课程重复的部分。
2. 教学内容组织与安排(总学时:58 学时)

教学项目	工作任务	知识要求	技能要求	教学时数
绪论	健康评估的内容及学习方法	1. 阐述健康评估的基本内容 2. 记住健康评估的学习方法		1
健康史评估	健康史评估方法及注意事项	1. 解释问诊的概念 2. 熟记健康史评估的方法和注意事项	能正确运用问诊的方法和技巧采集到准确的健康史	1
	健康史内容	1. 描述健康史的内容 2. 解释主诉、现病史的概念	会完整记录患者的健康史	1
心理与社会评估	心理评估	1. 解释自我概念、认知、情绪和情感、个性特征及压力应对的定义 2. 理解心理护理的重要性	学会使用心理评估的各种量表	2
	社会评估	简述社会评估的内容、方法、文化、家庭及环境评估的要点	会社会、家庭评估的沟通技巧	2
常见症状评估	发热	1. 了解发热的发病机制 2. 简述发热的病因,说出其中最常见的发热原因 3. 解释稽留热、间歇热、弛张热的概念,记住其特点 4. 记住发热的分度标准	能举例说明感染性与非感染性发热的原因	1
	咳嗽与咳痰	1. 解释咳嗽与咳痰的概念 2. 阐述咳嗽与咳痰的病因和临床表现	1. 能根据咳嗽、咳痰的特点判断疾病 2. 会对咳嗽、咳痰的患者进行正确的护理评估	1
	呼吸困难	1. 解释呼吸困难的概念 2. 叙述呼吸困难的病因和临床表现	1. 能根据患者的表现判断呼吸困难的类型 2. 会对呼吸困难的患者进行正确的护理评估	1
	发绀	1. 解释发绀的概念 2. 阐述发绀的病因和临床表现	1. 会对发绀的患者进行正确的护理评估 2. 能根据患者的表现判断发绀的类型	1
	咯血	1. 简述咯血的病因及临床表现 2. 熟记咯血与呕血的鉴别要点	1. 能通过问诊了解患者咯血的特点 2. 会判断咯血的量	1
	呕血与便血	1. 解释呕血、黑便与便血的概念 2. 记住呕血与便血最常见的病因及临床表现	1. 能通过患者的呕血与便血的表现判断疾病 2. 会根据患者的临床表现判断出血量	1
	黄疸	1. 解释黄疸的概念 2. 阐述黄疸的护理评估要点 3. 简述黄疸的常见病因,理解其发病机制	1. 能根据患者的表现判断黄疸的类型 2. 会识别生理性黄疸及病理性黄疸	1
	意识障碍	1. 熟记意识障碍的临床表现 2. 阐述意识障碍的护理评估要点 3. 了解意识障碍的病因及发病机制	会根据患者的表现判断意识障碍的程度	1
	疼痛	1. 记住头痛、胸痛及腹痛的常见原因 2. 简述头痛、胸痛及腹痛的临床特点	会对疼痛患者进行护理评估	2

续表

教学项目	工作任务	知识要求	技能要求	教学时数
常见症状评估	水肿	1. 理解水肿的发生机制 2. 简述心源性、肝源性、肾源性水肿的特点	能识别常见不同原因的水肿	1
身体状况评估	身体状况评估的基本方法	1. 说出身体状况评估常用的基本方法 2. 简述身体状况评估常用基本方法的适用范围和评估要点	通过练习,掌握视、触、叩、听、嗅等方法的评估技能	3
	一般状况评估	1. 了解性别、年龄、生命体征的评估要点 2. 了解发育与体型、营养状态的评估要点 3. 描述临床常见典型面容的特点 4. 解释主动体位与被动体位的概念 5. 能模拟临床常见典型步态	1. 会测量基本生命体征 2. 能够识别临床常见面容、体位与步态	1
	皮肤、黏膜及浅表淋巴结评估	1. 说出皮肤颜色、温度、湿度、弹性的评估要点 2. 简述不同程度水肿的表现 3. 解释局部和全身淋巴结肿大的临床意义	会浅表淋巴结的评估方法	3
	头、颈部评估	1. 描述常见头颅畸形的特点,并说出其临床意义 2. 说出颈静脉怒张、搏动及肝-颈静脉回流征阳性的临床意义 3. 说出气管移位的临床意义	1. 会评估扁桃体,正确记录扁桃体肿大分度 2. 会评估甲状腺,正确记录甲状腺肿大分度 3. 会评估气管是否居中	3
	胸部评估	1. 认识桶状胸、鸡胸、漏斗胸、肋膈沟及肋骨串珠等胸廓畸形,说出其临床意义 2. 记住急性乳腺炎与乳腺癌的特征 3. 理解语音震颤的产生机制,简述语音震颤增强与减弱的常见原因 4. 记住肺上界的正常宽度、肺下界的正常位置及正常肺下界的移动范围 5. 记住三种正常呼吸音的听诊部位,简述异常呼吸音的临床意义 6. 理解干、湿啰音的产生机制,简述干、湿啰音的听诊特点及临床意义 7. 记住心尖搏动的正常位置及范围 8. 理解心尖搏动移位、增强与减弱的临床意义 9. 了解心音产生的机制及心音增强与减弱的临床意义 10. 说出梨形心、靴形心的临床意义 11. 说出各瓣膜听诊区的位置 12. 简述心脏杂音的产生机制与听诊要点 13. 说出周围血管征的临床意义	1. 能识别干、湿啰音,区别第一心音与第二心音 2. 会根据胸部评估的结果分析其产生的原因	8
	腹部评估	1. 描述腹部重要的体表标志;说出腹部的分区方法 2. 阐述腹部评估视诊、听诊的评估要点	1. 会腹部主要脏器(肝、肾)叩诊方法及移动性浊音的叩诊方法 2. 会腹壁紧张度、压痛及反跳痛的触诊评估方法 3. 会肝脏、胆囊的触诊评估方法	4

教学项目	工作任务	知识要求	技能要求	教学时数
身体状况评估	脊柱与四肢评估	1. 说出脊柱弯曲度及活动度的特点及临床意义 2. 理解脊柱压痛与叩击痛的检查方法 3. 记住四肢及关节的形态异常	1. 通过视诊、触诊、叩诊能够正确地对脊柱进行评估 2. 通过视诊、触诊能够正确地对四肢及关节进行评估	2
	神经系统评估	1. 记住上、下运动神经元瘫痪的特点 2. 理解肌力的分级标准 3. 阐述生理反射、病理反射及脑膜刺激征的临床意义 4. 了解脑神经损伤的常见原因及表现	1. 能对瘫痪的患者进行肌力的分级 2. 会正确进行角膜反射、腹壁反射、肱二头肌反射、肱三头肌反射、膝腱反射、巴宾斯基征、查多克征，颈强直等评估	2
常用实验室检查	血液检查	1. 记住血液标本的种类及检查项目 2. 记住血液常规检查的参考值 3. 了解血液实验室检查的内容及临床意义	1. 能正确进行血液标本的采集和处理 2. 能正确对血液常规检查的结果进行评估	2
	尿液检查	1. 了解尿液检查的项目 2. 记住尿液常规检查的参考值 3. 了解血液实验室检查的内容及临床意义	1. 能正确进行尿液标本的采集和处理 2. 能正确对尿液常规检查的结果进行评估	1
	粪便检查	1. 了解粪便检查的项目 2. 记住粪便常规检查的参考值 3. 了解粪便实验室检查的内容及临床意义	1. 能正确进行粪便标本的采集和处理 2. 能正确对粪便常规检查的结果进行评估	1
	肝、肾功能及血电解质检查	1. 了解肝、肾功能检查的目的及项目 2. 记住肝、肾功能检查的内容及临床意义 3. 了解肝、肾功能检查的内容及临床意义	1. 能正确进行肝、肾功能检查的标本采集和处理 2. 能正确对肝、肾功能检查的结果进行评估	2
心电图评估	心电图的基本知识	1. 记住心电图导联的种类及在人体上的连接位置 2. 简述心电图各波段的组成和命名及意义 3. 记住心脏传导系统的组成	1. 能独立完成12导联常规心电图的检查 2. 能在心电图纸上识别出心电图各波段	2
	正常心电图	1. 记住心电图上心率的简便计算方法与心电轴偏移的目测方法 2. 熟记心电图各波段的正常值	1. 能根据心电图纸进行心率的计算 2. 能用目测法进行电轴偏移的判断 3. 能判断心电图各波段是否在正常值范围	2
	常见异常心电图	1. 了解心房和心室肥大的心电图特点 2. 记住房性期前收缩、室性期前收缩、心房颤动、室上性心动过速、室性心动过速及心室颤动、房室传导阻滞等临床常见心律失常的特点 3. 简述心肌梗死的心电图特点	1. 能在心电图纸上识别出心肌梗死的心电图 2. 能在心电图纸上识别出常见心律失常的心电图	2

续表

教学项目	工作任务	知识要求	技能要求	教学时数
影像检查评估	X线检查	1. 简述 X 线的特性 2. 理解 X 线成像原理 3. 说出 X 线、CT 及 MRI 检查前的准备 4. 描述常见病变的 X 线表现	1. 能对 X 线进行自我防护 2. 能指导患者做 X 线、CT、MRI 检查前的准备	1
	超声检查	1. 说出超声检查的种类 2. 简述超声检查前的准备	能够指导患者作超声检查前的准备	1

四、大 纲 说 明

1. 本教学大纲主要供中等卫生职业教育护理和助产专业教学使用,总学时 58 学时,其中理论 42 学时,实训 16 学时。具体实施时可根据实际情况作适当调整。

2. 教学要求　本课程将教学要求分为知识目标与技能目标两个方面,采用行为动词加名字的形式进行描述,在实际教学中可操作性强,教学要求明确。

3. 教学建议

(1) 本课程的教学分为课堂理论教学和实践教学两部分。部分教学内容可实施"理实一体化"教学。

(2) 课堂理论教学可充分运用多媒体等现代化教学手段,结合讨论、情境模拟等教学方式激发学生学习兴趣,启迪学生思维,加深学生对教学内容的理解与掌握。

(3) 实践教学根据学校条件可按临床见习、运用标准化病人或角色扮演等形式进行,以增强学生动手能力、思维能力及人际沟通能力,注重学生能力与素质的培养。

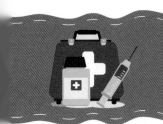
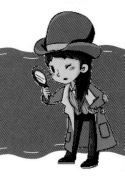

参考答案

第 2 章

第 1 节
1. A　2. C　3. B　4. E　5. D
第 2 节
1. D　2. E　3. D　4. B　5. D

第 3 章

第 1 节
1. D　2. D　3. E　4. E　5. E　6. E　7. B　8. B　9. D　10. B　11. B　12. D　13. C　14. A　15. D
第 2 节
1. A　2. E　3. D　4. D　5. D　6. E　7. E

第 4 章

第 1 节
1. C　2. A　3. A　4. C　5. A　6. B
第 2 节
1. B　2. D　3. A　4. B　5. A　6. B　7. C　8. A
第 3 节
1. C　2. B　3. D　4. B　5. B　6. D　7. D　8. C
第 4 节
1. D　2. D　3. A　4. B　5. A　6. C　7. B　8. A
第 5 节
1. E　2. A　3. B　4. B　5. D
第 6 节
1. D　2. A　3. C　4. A　5. E　6. D
第 7 节
1. A　2. D　3. A
第 8 节
1. D　2. D
第 9 节
1. E　2. E　3. C　4. D　5. D　6. E　7. E　8. A　9. E　10. D　11. A　12. D　13. B
第 10 节
1. C　2. D　3. A

第 5 章

第 1 节
1. A　2. B
第 2 节
1. D　2. C　3. B　4. E
第 3 节
1. D　2. D　3. A

第4节

1. C　2. A　3. B　4. C　5. D

第5节

1. D　2. A　3. A　4. D　5. B　6. C　7. B　8. D　9. C　10. B　11. A　12. D　13. C　14. B　15. B　16. B　17. C　18. A　19. C　20. D　21. C　22. D　23. A　24. D　25. C　26. B　27. B　28. D　29. A　30. B　31. E　32. E　33. E　34. A　35. C　36. E　37. C　38. A　39. C　40. B　41. D　42. C　43. D

第6节

1. D　2. B　3. A　4. E　5. E　6. A　7. B　8. D　9. C　10. C　11. B　12. C　13. B　14. B　15. C　16. C　17. C　18. E　19. B　20. B　21. B　22. B　23. D　24. D　25. C　26. B

第7节

1. C　2. D　3. A　4. D　5. B

第8节

1. A　2. E　3. B　4. B　5. A

第6章

第1节

1. A　2. A　3. C　4. B　5. D　6. B　7. A　8. B　9. A　10. C

第2节

1. E　2. D　3. A　4. B　5. E　6. A　7. E

第3节

1. B　2. C　3. B　4. A　5. A　6. D　7. C　8. A　9. C

第4节

1. E　2. C　3. C　4. B　5. C　6. B　7. A　8. B　9. B　10. B　11. A　12. B

第7章

第1节

1. B　2. A　3. B

第2节

1. B　2. C

第3节

1. D　2. B　3. D

第8章

第1节

1. E　2. A　3. B　4. C　5. A　6. B　7. B　8. B　9. A

第2节

1. E　2. E